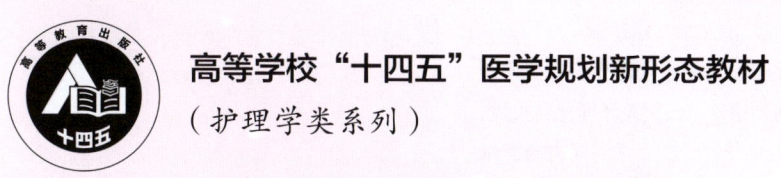

高等学校"十四五"医学规划新形态教材
（护理学类系列）

供本科护理学、助产及其他医学相关专业使用

护士人文修养

主　编：刘桂瑛　曹　珊

副主编：王　涛　黄　浩　岳　鹏

编　者：（按姓氏汉语拼音排序）

曹　珊（河南中医药大学）　　　　　　陈　英（贵州中医药大学第一附属医院）

郭记敏（北京大学）　　　　　　　　　黄　浩（四川大学华西医院）

黄求进（哈尔滨医科大学附属第一医院）刘桂瑛（广西医科大学）

卢咏梅（广州中医药大学）　　　　　　荣　燕（安徽中医药大学）

苏丽西（广西医科大学）　　　　　　　王　静（北京大学人民医院）

王　涛（佛山大学）　　　　　　　　　王　媛（广州医科大学）

杨　黎（山东第一医科大学）　　　　　岳　鹏（首都医科大学）

曾萍萍（广西医科大学）　　　　　　　詹雪梅（安徽医科大学第一附属医院）

张雨晨（四川大学华西医院）　　　　　赵　玲（南华大学）

郑　洁（山西医科大学）

中国教育出版传媒集团

高等教育出版社·北京

内容简介

　　本教材编写旨在打造符合时代要求的实用教材，为时代培养德才兼备的高素质护理人才。全书共九章，分别为绪论、人文关怀理论与实践、护士文化修养、护士美学修养、护士社会学修养、护士学习能力与思维能力修养、护士人际关系修养、护士人际沟通修养、护士礼仪修养等九个单元。

　　本教材图文并茂、内容精炼。教材以融合创新的思路，将信息技术与教材建设、课程建设融合。以数字链接的形式，展现"学习目标""思维导图""思考题""拓展阅读""微视频"等内容资源，以期展现"新形态"教材特色。本教材主要供护理学、助产及其他医学相关专业学生使用。

图书在版编目（CIP）数据

　　护士人文修养 / 刘桂瑛，曹珊主编 . -- 北京：高等教育出版社，2024.12 . -- ISBN 978-7-04-061853-2

　　Ⅰ. R192.6

　　中国国家版本馆 CIP 数据核字第 2024WD3012 号

Hushi Renwen Xiuyang

项目策划　吴雪梅　张映桥
策划编辑　张映桥　　　责任编辑　张映桥　　　封面设计　李小璐　　　责任印制　刘弘远

出版发行	高等教育出版社	咨询电话	400-810-0598
社　　址	北京市西城区德外大街4号	网　　址	http://www.hep.edu.cn
邮政编码	100120		http://www.hep.com.cn
印　　刷	天津鑫丰华印务有限公司	网上订购	http://www.hepmall.com.cn
开　　本	850mm×1168mm　1/16		http://www.hepmall.com
印　　张	12.5		http://www.hepmall.cn
插　　页	2	版　　次	2024年12月第1版
字　　数	328 千字	印　　次	2024年12月第1次印刷
购书热线	010-58581118	定　　价	39.80元

新形态教材·数字课程（基础版）

护士人文修养

主编　刘桂瑛　曹　珊

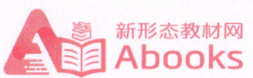

新形态教材网　Abooks

关于我们 ｜ 联系我们　　　登录/注册

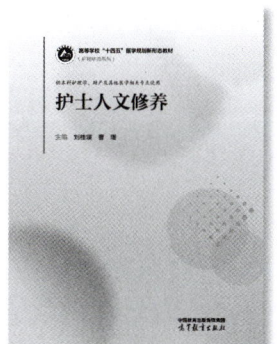

护士人文修养

刘桂瑛　曹珊

开始学习　　收藏

　　"护士人文修养"数字课程与纸质教材一体化设计，紧密配合。数字课程涵盖教学课件、拓展阅读等资源，充分运用多种形式的媒体资源，与纸质教材相互配合，丰富了知识呈现形式。在提升课程教学效果的同时，为学习者提供更多思考与探索的空间。

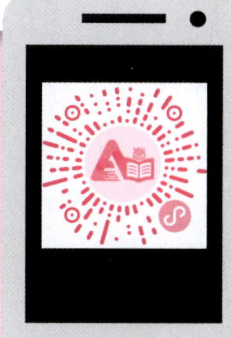

http://abooks.hep.com.cn/61853

"护士人文修养"数字课程编委会

主　编： 刘桂瑛　曹　珊

副主编： 雷泽斌　井晓磊　郑　洁　罗伟香

编　者： （按姓氏汉语拼音排序）

曹　珊（河南中医药大学）

陈　英（贵州中医药大学第一附属医院）

杜梦琦（山西医科大学）

郭记敏（北京大学）

黄　浩（四川大学华西医院）

黄求进（哈尔滨医科大学附属第一医院）

井晓磊（河南中医药大学）

刘桂瑛（广西医科大学）

刘　婧（哈尔滨医科大学附属第一医院）

雷泽斌（广西医科大学）

罗伟香（深圳市人民医院）

聂婉翎（哈尔滨医科大学附属第二医院）

卢咏梅（广州中医药大学）

荣　燕（安徽中医药大学）

申　敏（四川大学华西天府医院）

苏丽西（广西医科大学）

王　静（北京大学人民医院）

王　涛（佛山大学）

王　媛（广州医科大学）

杨　黎（山东第一医科大学）

岳　鹏（首都医科大学）

曾萍萍（广西医科大学）

詹雪梅（安徽医科大学第一附属医院）

张雨晨（四川大学华西医院）

赵　玲（南华大学）

郑　洁（山西医科大学）

前　言

为贯彻落实党的二十大报告对教材建设与管理作出的新部署、新要求，全面推进习近平新时代中国特色社会主义思想和党的二十大精神进教材，打造一批将信息技术与教育教学深度融合的护理学类专业本科新形态教材，实现医学院校优质护理教学资源的共建共享，充分发挥教材在人才培养中的基础性作用，更好地适应新时期医学教育改革发展要求，培养满足人民健康需求的高素质护理人才，在教育部高等学校护理学类专业教学指导委员会指导下，高等教育出版社于 2023 年启动了高等学校"十四五"医学规划新形态教材（护理学类系列）建设工作。系列教材含 30 余种新形态教材、数字课程。

受高等教育出版社委托，我们联合国内十多所医学院校长期从事护理教育教学工作的专家、学者，编写了这本《护士人文修养》新形态教材。

本教材以国家战略决策为依据，以工作任务为导向，突出职业能力要求，强调人文修养在护士职业行为中的重要性。

本教材图文并茂、内容精炼。教材以融合创新的思路，将信息技术与教材建设、课程建设融合；以数字链接的形式，展现"学习目标""思维导图""思考题""拓展阅读""微视频"等内容资源，以期展现"新形态"教材的特色。教材内容共九章，分别为绪论、人文关怀理论与实践、护士文化修养、护士美学修养、护士社会学修养、护士学习能力与思维能力修养、护士人际关系修养、护士人际沟通修养、护士礼仪修养。每章内容可作为独立的学习单元，也可以章章相扣进行系统全面的学习。本教材主要供护理、助产等医学相关专业学生使用，是护士人文修养培养的重要依据。

教材的编写得到了各参编单位以及出版社的大力支持，广西医科大学马克思主义学院陈会方教授为本教材作了认真的审核，在此一并表示衷心的感谢！由于编者水平有限，在教材编写过程中难免有所疏漏和不足，衷心希望广大读者批评指正。

刘桂瑛　曹　珊

2024 年 5 月

目 录

第 一 章
绪 论

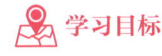
学习目标

思维导图

医学是极具人文精神的学科，医学的初衷是对人类生命的终极关怀。医者所给予患者的治疗是两方面的，既包括身体疾病的治疗，也包括心灵的抚慰。因此，人文精神始终是医学的重要组成部分。然而，随着医学技术的高速发展，在某种程度上医学进入了"技术至上"的误区，医学的人文精神被弱化。

微视频 *尚德精术　大爱无疆*

党的二十大报告指出："人民健康是民族昌盛和国家强盛的重要标志。把保障人民健康放在优先发展的战略位置，完善人民健康促进政策。"这是党和国家对我国医务工作者提出的要求。培养德艺双馨，为人民健康服务的医护人才是医学教育的重大使命。如何使医学科学精神和医学人文精神更好地协调发展，成为当前医学教育工作中不容忽视的问题。

第一节　人 文 概 述

人文强调以人为主体，尊重人的价值，关心人的利益。人文修养的程度是社会衡量个人品质的一把尺子，于群体而言，人文修养也是衡量这个群体的一项重要指标。

古罗马哲学家西塞罗（Marcus Tullius Cicero，前106—前43）说过，修养之于心地，其重要犹如食物之于身体。我国宋代文学家欧阳修（1007—1072）也说道，君子之修身也，内正其身，外正其容。足见人文与人文修养于个人和社会的重要性。

一、人文的相关概念

（一）人文、人文科学、人文学科

1. **人文**　人文一词在《易经·贲卦》中就有描述"文明以止，人文也。观乎天文以察时变，观乎人文以化成天下。"在《辞海》的解释是：①指人情事理；②旧时指诗书礼乐等。在《现代汉语词典》总结为人类社会的各种文化现象。

人文（humanity）源于拉丁文"humanus"，有仁道、仁慈、人性、人类等含义，主张以人为中心，注重个人的人生幸福及个人对社会群体应尽的责任。

东西方文化中"人文"都包含了这样的含义：人性应当得到尊重，个性化的人应"化成天下"，对社会群体尽到应尽的责任。

综上所述，人文可以定义为人类文化中的先进部分和核心部分，是先进的价值观及其规

NOTE

范，体现的是对人的重视、尊重、关心和爱护。

2. **人文科学**　人文科学（the humanities）源于拉丁文"humanitas"，是指人性、教养，也指有关人的利益的学问。中国古代学者所言"为己之学"，而非"逐物之学"也是指与人利益相关的学问。

《现代汉语词典》对人文科学的解释是：原指区别于神学的同人类利益相关的学问，后来一般指研究社会现象和文化艺术的科学。

人文科学的提出，主要是为了区别于曾在中世纪占统治地位的神学。在西方，由于在很长的时期内，极端的神本主义和宗教蒙昧主义统治着人们的精神和思想，15～16世纪欧洲提出了人文科学教育，以反对神学对人性的禁锢。

我们所学习的人文科学是指以人的社会存在为研究对象，探索揭示人的本质和人类社会发展规律的科学。主要任务包括：探讨人性的本质，建立适应时代精神的价值体系和塑造人类的精神家园。每个时代的人文科学都具有明显的时代特征。

3. **人文学科**　人文学科（humanities）泛指自然科学和社会科学之外的其他学科，是以观察、分析和探讨人类情感、道德和精神思想的各门学科的总称。

狭义的人文学科主要指文（文学）、史（历史）、哲（哲学）、社（社会学）等，也有学者主张将艺术纳入人文学科。广义的人文学科则包括语言学、考古学、人道主义内容和方法等社会科学。

人文学科与人文科学是有区别的，人文学科是人文类学科的总称，归属教育学教学科目分类。人文科学是指研究社会现象和文化艺术的科学，人文科学通过人文学科的教育形态将知识、技能、精神思想等文化成果进行了传承和发展，形成具有时代特征的价值体系和个人的内在品格、人文修养。

（二）修养、人文修养

1. **修养**　修养（cultivation）在《辞海》有两个层面的解释：①儒家指通过内心反省培养完善的人格。后亦指逐渐养成的在待人处事方面的正确态度，休息调养。②指在政治、思想、道德品质和知识技能等方面经过锻炼和培养而达到的一定水平，如政治修养、文学修养等。

综合现代人文科学研究的结论，我们将修养定义为在理论、知识、艺术、思想等方面所具有的水平和待人处世的态度，是一个人综合能力与素质的体现。

2. **人文修养**　人文修养（humanity cultivation）是指个人在人文思想、人文精神、人文知识和人文技能等方面的综合水平体现，是一个人的内在品质。人文修养的内涵包括人文思想、人文精神、人文知识、人文技能等。

人文思想是人文修养的灵魂，有思想方能区别于动物而成为人，之后才能言修养水平之高下。

人文精神是人文修养的核心，主张以人为本，重视人的价值，尊重人的尊严和权利。

人文知识是人文修养的基础，有了人文知识，才能具备人文修养所必需的底蕴。学习人文知识是我们提高个人修养，用"知识"来丰富"思想"的基础。

人文技能则是人文修养的具体呈现，通过物质和精神上的介入，实现对人的关心、爱护、尊重，最终体现人的尊严和价值。护理职业人员在从事护理职业行动中所展示的人文技能就是护士人文修养的具体体现。

（三）关怀、人文关怀、护理人文关怀

1. **关怀**　关怀（caring）一词在中国古代被解释为在意、操心，在英语中意为照顾、同

情、关心、帮助等。关怀是人的基本需要。美国哲学教授梅尔罗夫（Milton Mayeroff，1925—1979）1971 年提出了人文关怀哲学理论，之后更多的学者开始研究关怀理论，这些理论很快被广泛应用，美国护理学家华生（Jean Watson，1940–）在自己的关怀理论中强调"没有关怀就没有护理""人性关怀是护理学的本质"。美国护理专家韩德森、斯旺森等都从不同的角度对人文关怀做了深入的研究，并形成相关理论，关怀在护理领域的研究和应用成为护理的核心任务之一，人文关怀成为护理学不可或缺的组成部分。

2. 人文关怀 人文关怀（humanistic caring）是指对人生存状态的关注，对人的尊严、自由、权利的维护，对人类的解放与自由的追求。人文关怀的对象不仅指人类社会，还拓展到动植物和自然界，人文关怀的目的就是要体现万事万物的相依共生，营造一个充满关爱的整体，并在相互关系中达到和谐共处。

3. 护理人文关怀 护理人文关怀是一个复合概念，狭义的护理人文关怀是指在护理过程中，护士以人道主义精神，对患者的生命与健康、权利与需求、人格与尊严的尊重、理解、关心和帮助。广义的护理人文关怀不仅包括护士对患者的关怀，也包括护士的自我关怀，护士之间的相互关怀及管理者对护士的关怀。

我国从政策层面对护理工作的人文关怀作出了明确的要求，在《全国护理事业发展规划（2021—2025 年）》中提出强化护理人文关怀，优化护理服务流程，实现优质护理服务扩面提质，有效提升患者获得感，进一步说明人文关怀在护理工作中的重要性。

（四）护理人文、人文护理

1. 护理人文 护理人文（nursing humanities）有两个层面的含义：一指现代护理学强调的人文内核，解释护理学的人文性与人文化趋势；二指护理学与人文科学之间的联系，揭示护理学与人文学科的交集和互动关系，从社会、文化、认知及政治的维度思考健康、疾病与护理的关系，通过关注个体生物性与文化性的关联，在人文学科、社会科学与自然科学之间建立联系。

护理人文研究的主要目的是提高护理职业群体的素质和社会功能。

2. 人文护理 人文护理（humanistic nursing）强调以人文重视、尊重、关心和爱护人的精神，将人的生命和尊严作为护理工作中重点关注的因素，重视生物、心理和社会因素相互作用对人体健康的影响，用人文精神的社会价值观指导临床护理工作，将人文关怀贯穿于整个护理过程中。

人文护理进一步强调了对生命与健康、权利与需求、人格与尊严的关怀和照护，用专业化护理服务满足人的身心健康需求，体现出对生命的尊重，是自然科学与人文科学的融合。

🅔 **微视频** 人文修养的相关概念

二、医学与人文

（一）医学的科学属性

中世纪阿拉伯医学家阿维森纳（Avicenna，980—1037）在他的著作《医典》中描述"医学就是如何维护健康的技艺和健康丧失后恢复健康的技艺。"甄志雅主编的《中国医学史》中写道："医药知识，有如其他各门自然科学一样，从开始起，便是由生产所决定的。"《辞海》认为，医学是研究人类生命过程以及防治疾病、保护健康的科学体系。

现代医学认为，医学是诊断治疗疾病、保持健康的技艺和科学，是人们在各种社会条件下防治疾病、保持健康以及延长生命的科学知识体系。

NOTE

由此可见，无论是古代还是现代，无论是中华民族还是其他民族，都明确地界定医学是关于人类健康的自然科学。

（二）医学的人文属性

《辞海》对医学定义所说的"人类生命过程"包括了人的身与心成长的全过程，"防治疾病、保护健康"包括了所有的"社会人"。所以，我们说医学从本质上讲是人学，也关乎社会。医学的对象就决定了医学的人文社会属性。

1989 年，世界卫生组织（World Health Organization，WHO）更新了健康的概念，提出"健康不仅是没有疾病，而且包括躯体健康、心理健康、社会适应良好和道德健康"，将"道德健康"纳入健康的内容，更给医学的人文属性赋予了新的内涵，对从事医学工作的医生、护士等医务工作者的职业道德、服务能力和态度都有了更高的要求。

医学技术是为解除人的病痛而生，但在解除患者身体痛苦的同时，还要考虑患者作为"人"的精神需求，因此医学不仅是自然科学，还必须是具有人文关怀精神的人文科学。医护人员不仅要有优良的医护技术，还要具备人文关怀的技能，才能真正成为解救人类身心疾苦的"白衣天使"。

（三）医学技术与人文的关系

医乃"仁术"。仁指人心、人性、仁爱的简称，也包括了现代医学强调的人文精神。术是医术、技术、能力的概括，现代医疗技术也在"术"的范畴。

现代科学技术在医学领域的应用推动了医学技术的迅速发展，但医学技术本身只是人类谋求健康的工具和手段，在医学技术发展进步的过程中，无论在哪一个发展阶段，不管治疗技术进步到什么程度，都离不开以人为核心的医学人文精神。医学的目的是救治受病痛折磨的患者，医者应有"术"；但医学人文精神更是医者理性化医疗、人性化运用"术"的初心，医者要有"仁心"才能更好地应用技术。技术和人文是医学发展不可分割的两翼，医学技术促进人文精神更丰富、更健康，人文精神则使医学技术更合理、更有效地应用。这也是古往今来医学被视为"仁术"的原因。

医学科学与人文关怀是不可分离、相互依存的关系。

三、医学人文的流失与回归

（一）思考医学的初心

1. **医学的目标** 医学为解决人类疾苦而生，以促进人类健康为终极目标。医学是以自然科学知识和方法解决人类身体健康问题的科学，也是以人文关怀解决社会或个人原因产生的心理、精神问题的人文科学。

2. **医学发展的困惑** 随着现代科学技术的发展，自然科学越来越被人们重视并成为人们认识世界、解决问题的主要方法和手段，科学主义也应时而生。科学主义把科学绝对化，把科学视为解决人类所有问题的终极手段，排斥人文科学在人类社会和物质世界所发挥的作用。

医学作为自然科学的一个分支学科，在科学技术进步过程中同样得到极大发展，但也受现代科学主义的思维同化，一部分从业人员把医学仅仅理解为技术，不重视社会、心理等因素对疾病与健康的影响，引起了医学技术与医学人文的分离，导致医学人文精神的弱化、缺失。人们对医学技术进步的作用产生了一些怀疑和困惑，对以依赖技术为主要手段的医疗体系和医护人员也失去了信任，医学人文的流失引起人们对医学与健康关系的困惑。

（二）现代医学发展与人文精神流失的思考

1. 技术进步的挑战 随着社会的发展，科学技术进步对人类文明作出了巨大贡献。然而技术是把双刃剑，科学技术进步造福了人类，同时也挑战着人类社会伦理和人性的底线。如克隆技术对人类伦理道德的挑战，基因技术对人类生存繁衍的潜在威胁，过度技术干预造成医源性疾病不断增加，等等。在科学进步的进程中，现代医学的医学人文精神受到挑战，医学"技术至上"的发展与人文、人性、人类传统伦理道德观的分歧成为人们关注的问题。

2. 学科发展的不平衡 相对于突飞猛进发展的自然科学，人文科学在所有人类研究领域中的地位、受关注度明显处于弱势，发展很不平衡。有一些错误的观点认为，医学人文既不能治疗疾病，也不能提高专业技能，对医学人文的投入是资源的浪费。受到这种知识价值功利思想的影响，社会评价体系也不自觉地用科学的方法来衡量人文的价值，医学人文的作用受弱化。在这种情况下，医患双方都把身体健康寄托于医术，形成了"技术至上"的观念，医学的科学技术性与人文社会性被割裂，造成了医学领域中自然科学与人文科学发展的不平衡。

3. 人文精神的弱化 自从医学诞生以来，医学的目的就是治病救人，帮助人们从疾病的折磨中解脱出来，恢复健康。医学关注的不仅是身体疾患，还要关注引起疾病的社会问题、心理问题、道德健康，人文与技术是治愈疾病不可缺少的两个方面，医者既要懂科学知识和技术，还要有高尚的医德和人文情怀。

医学技术至上和交易型的医患关系，让医学原本固有的人文精神变得隐匿模糊，医学人文关怀流失，技术以一种独立的力量超越了医学治病救人宗旨本身，技术至上的结果是医学技术进步了，但患者的信任减少了，医患关系日益紧张，缺少人文关怀的技术执行，给医学可持续发展带来消极影响。

（三）医学人文精神回归的反思

1. 医学教育新理念 国家对医学教育一贯坚持"以德为先"以及"人文与科学并重"的要求，随着时代发展，还增加了人文与科学融合的教育理念。

国务院《关于深化医教协同进一步推进医学教育改革与发展的意见》强调，"把思想政治教育和医德培养贯穿教育教学全过程，推动人文教育和专业教育有机结合，引导医学生将预防疾病、解除病痛和维护群众健康权益作为自己的职业责任"。《中国本科医学教育标准》也将医学人文教育列为临床医学专业重点考查内容之一，把医学人文技能作为临床医学专业毕业生应具备的基本技能，对医学人文教育的具体要求也作出了明确规定，强调医学教育的人文属性和自然科学属性，坚持人文社会科学与自然科学并重的教育标准。

2. 医学人文精神的回归 爱因斯坦（Albert Einstein，1879—1955）曾说："单靠知识和技术并不会给人类带来幸福和尊严。人类完全有理由将高尚的道德和价值观置于客观真理的发现者之上。"医学技术必须与医学人文结合，医学才能向健康的方向发展。我们强调医学人文精神不是对科学的否定，而是为了让技术更精湛、效果更人性，使医学更有效地服务于人类健康和幸福。

人文的回归不仅仅是现代医学的责任，更是现代社会健康发展的呼唤。无论从人的个体健康还是人类社会的健康发展，医学人文精神的回归已然是全社会都不可忽视、必须重视的问题。

3. 医学科学发展需要人文精神 医学是研究人的科学，医学的宗旨是解除人的疾苦，促进人类健康。为人服务的医学科学必须具备人文精神，才能真正服务于人类的健康。医学科学与人文之间实质上是相互交融的，是相伴相行、互为作用的。科学精神赋予了医学科学以创新的生命力，人文精神则赋予了医学发展所必需的文化土壤和道德基础，医学科学发展需要人文精神的支持。

所谓"大医"乃始于心诚，而成于精湛。医学科学中蕴涵着医学人文的精神，医学人文在医学科学技术的进步中得到进一步彰显，医学的发展应兼具科学和人文视角，让医学人文成为医学科学发展进步的动力和催化剂。

第二节　护理工作中的人文修养

自从有了人类，就有了护理。人类在面对生、老、病、死时，为了解除或减轻自身痛苦及疾病，产生和发展了护理学。护理既是一门科学，也是一门艺术。从科学的角度，护理以自然科学与社会科学为理论基础，研究有关预防保健、疾病治疗及康复过程中的护理理论、知识、技术及其发展规律；从艺术的角度，护理涵盖各种护理行为及护理技术的应用。护理的内容及范畴也涵盖了影响人类健康的生物、社会、心理、文化及精神等各个方面的因素。

一、护理工作的核心内涵

（一）护理、护理学、护理专业

1. **护理**　护理（nursing）来源于拉丁文"nutricius"，最初的含义为哺育小儿，包含保护、养育、供给营养、照顾等，原始时期护理儿童的工作多由母亲或其他的女性担任，这种照顾方式之后逐渐扩展到对老人及患者的照顾。早期的护理，侧重看护或照护患者。随着护理事业的形成和发展，护理定义的内涵和外延都发生了深刻的变化。

1966年美国护理学家韩德森（Virginia Henderson，1897—1996）指出："护理是帮助健康人或患者进行保持健康、恢复健康或安宁死亡的活动。"

2005年，中华护理学会提出适合我国国情的护理定义："护理是综合应用人文、社会和自然科学知识，以个人、家庭及社会群体为服务对象，了解和评估他们的健康状况和需求，对人的整个生命过程提供照顾，以实现减轻痛苦、提高生活质量和健康的目的。"定义明确将人文科学作为护士必备的相关科学知识，充分体现了护理以"对生命的关怀照顾"为己任的人文精神。

2. **护理学**　护理学（nursing science）作为一门独立学科，有其专业本身的知识体系及理论框架、独特性及科学性。护理学的研究目标是人类健康，不仅是患者，也包括健康人；研究内容是维护人类健康的护理理论、知识及技能，包括促进正常人的健康，减轻患者痛苦、恢复健康，保护危重者生命及慰藉垂危患者的护理理论、知识及技能，还包括研究如何诊断和处理人类对现存的、潜在的健康问题的反应。

我国著名的护理专家林菊英（1920—2008）提出"护理学是一门新兴的独立学科，护理理论逐渐形成体系，有其独立的学说及理论，有明确的为人民健康服务的思想"。护理学的知识体系既包含护理学专业知识，还吸收其他学科如医学、社会学、心理学、美学等方面的知识。

综合各家研究的结论，我们给护理学的定义是，护理学是健康学科中一门独立的应用性学科，它以自然科学及社会科学为基础，研究如何提高及维护人类身心健康的护理理论、知识及发展规律的学科。

护理学从单纯被动执行医嘱和各项技术操作，到应用护理程序对患者实施身心、社会等全方位的连续性、系统性的整体护理，已经发展成为一门为人类健康服务的独立应用学科。

3. 护理专业　一个专业的形成往往从满足人的某种需要、为社会谋福利开始，先是职业活动，再演变为专业活动。护理学首先是一门技术性的职业。随着社会的不断发展、科学的日新月异，人们对健康及护理专业的要求越来越高，护理学逐渐建立了其科学的理论体系、正规的教育过程、独特的实践方式及特定的社会地位，不断向深度及广度发展，成为一个独立的专业，并进一步发展成为一门学科。护理专业有自己的专业组织，有自己的护理质量标准，并有执业考试及定职考核制度，有护理伦理及法律方面的要求。

护理专业教育也形成了多渠道、多层次的教育体制。西方国家有护理学士、硕士、博士、博士后等不同层次的教育方式，我国护理教育也跟上了国际护理教育发展的脚步，正逐步探索博士后教育。

（二）护士角色与专业素质要求

1. 护士角色　角色一词来源于社会心理学，指处于一定社会地位的个体或群体，在实现与这种地位相联系的权利和义务中，表现出符合社会期望的模式化行为。所有的角色都不是由个人决定的，而是社会客观赋予的。

《中华人民共和国护士条例》中对护士的角色定义是：护士是指经执业注册取得护士执业证书，依照本条例规定从事护理活动，履行"保护生命、减轻痛苦、增进健康职责"的卫生技术人员。

随着人们健康需求的不断增加，护士的角色范围也在不断扩展。由照顾者逐渐发展为受过专门教育、有专业知识的独立实践者，护士被赋予了多元化的角色。护士既是护理者、决策者、计划者、沟通者、管理者及协调者、促进康复者、教育者及咨询者，又是服务对象的代言人及保护者，同时又是护理研究者及著作者、护理领域的权威者。

2. 护士专业素质要求　由于科技的发展，人们生活水平的提高及对健康的重视，护士的角色及功能范围不断扩大及延伸，这就对护士素质提出了越来越高的要求。护士不仅要受过良好的专业教育，取得执业资格，具备扎实的专业知识、精湛的护理技术，还应在执行护理活动时具有高尚的职业道德，遵守护理伦理道德及法律的规范要求，具有良好的心理素质，以便应对各种复杂的护理环境，做好服务对象的身心康复护理工作，维护自己的身心健康，满足护理工作的各种要求。这就要求护士必须具备多方面的基本素质。

（1）专业知识及能力要求：①基于护理服务需要的知识体系及精湛技术；②基于审美意识的个人素养；③基于大数据时代的信息素养；④基于共同目标的团队合作能力；⑤基于发展的科研及终身学习能力。

（2）道德与法律素养要求：①良好的人生观及职业动机；②人文关怀理念；③专业责任心及法律意识。

（3）身心健康要求：①良好的身体素质；②良好的心理素质，具有敏锐的洞察及感知能力、精确的记忆力、良好的分析及评判性思维能力、稳定的情绪状态及积极的情绪感染力、坚强的意志力、良好的个性心理素质。

（三）护理的人文特征

尽管护理在近百年来发展迅猛，然而它所具有的基本内涵及护理的核心始终未变，照顾仍是护理永恒的主题。南丁格尔（Florence Nightingale，1820—1910）作为近代护理学的奠基人，她在《护理札记》一书中指出：护理的工作对象不是冰冷的石块、木头和纸片，而是有热血和生命的人类。其倡导的博爱、人道、奉献精神，折射出敬畏生命、关爱生命、以人为本的人文精神光芒，成为推动护理学不断发展的原动力。

NOTE

1. 护理——充满人文特征的专业

（1）护理学的本源——关爱生命：照顾老弱病幼，是护理最早的萌芽。从迎接新生命的诞生，到见证人生的落幕，护理贯穿于人生命全周期、健康全方位。追溯护理学发展史，面对忍受病痛折磨、承受心理压力的服务对象，护士的仁爱与技术从来都是并驾齐驱。护理的目的，不仅仅是去除病痛，还要帮助患者恢复生理和精神心理的完整性。护患关系中，护士不仅要关注技术操作的准确，还应考虑患者的感受和意愿，给患者以温暖。关爱生命，将专业技术与人文知识、人文精神贯通融合，一直是护理学的本源和本色。

（2）护理学的性质——自然科学与人文科学的结合：护理学是一门关于人的学科，其研究的是护士如何关怀和照顾患者。护理学不仅要在微观层面上，更要从宏观环境上，去揭示和把握生命、健康、疾病、衰老、死亡等基本现象的本质和相互联系，从个体、系统、器官、组织、细胞、分子等，到家庭、社会、生物界乃至地球、宇宙等，去揭示和把握生命、健康、疾病、衰老、死亡等基本现象的本质和相互联系。因此，护理学还应融合社会学、经济学、心理学、法学、哲学、伦理学等人文社会科学的内容，并将其作为实现护理目标的重要知识基础。

（3）护理学的目的——守护健康：护理的核心目的是守护健康，满足人对健康的需求，这是由护理学的本质属性决定的。健康不仅包括躯体健康，也包括心理健康和完好的社会适应能力和道德的健康。护理作为与人的生命质量密切相关的专业，特别强调关怀和照顾整体的人，这是护理学不同于其他专业和学科的根本所在。由此可见，护理学是关怀他人、发扬人道的科学。

（4）护理学的未来——人文精神领航：我国护理事业近年来快速发展，以人为本理念指引下的整体护理及优质护理服务取得显著成效。整体护理、优质护理服务是一棵大树，人文精神是这棵大树赖以生存的土壤，是护理内在发展的动力和灵魂。完善护理程序、提升护理品质、强化护士的人文关怀等都是护理向纵深发展不可缺少的促进要素，而贯穿这些要素始终的，正是人文精神这根主线。人文精神既可以体现在护理内部环境所需的人性氛围，也可体现在护士个体的品格和素养。在护理实践中，人文精神体现在对患者的生命与健康、权利和需求、人格和尊严的关心和关注。护理学的人文特征是自身内在的，其本身具有人文内核和人文追求。

2. 护士——最具人文精神的人

（1）护士角色的人文本底：鉴于护理专业的人文属性，从事这个专业的人——护士，也应是富于人文精神、善于人文关爱的人。工作中，护士不单单着眼于疾病和病症护理，更应从人的整体角度出发，满足人的生理、心理、社会、精神、环境等诸方面的健康需求；护士的角色也相应地从护理的实施者，拓展为教育者、咨询者、健康生活方式的倡导者等。护士是融知识技术和人文素养为一身的高素质专业工作者。

（2）护士角色的人文要求：科学与人文的交融，要求护士必须具有完备的知识基础、优秀的思维品质、科学的工作方法、和谐的人际关系与健康的身心状态。在护理过程中，护士要能全面整体地观察人、认识人、理解人、尊重人、关爱人，并在此基础上运用护理知识和技术去服务人，做到有"四性"，即仁性、理性、悟性、灵性。

（3）护士角色的人文践行：无论是护理专业的本质，还是护士的角色，都反映了护理学的人文属性。这意味着在护理实践中，一切护理技术手段与治疗、护理效果与评价、护理制度与政策、护理改革与方法，都要以对人的身心健康和生命质量的考量作为出发点和落脚点。因此，临床护理中要遵循两个原则。一是科学原则：针对病情——考虑疾病的病理、生理，决定治疗护理方法、技术手段；二是人文原则：针对人情——考虑患者的心理、意愿、生活质量，以及个人与家人需求。

二、护士职业精神的培养

（一）护士职业精神概述

1. 职业精神 职业精神的概念复杂而抽象，国内外学者对职业精神的解析不一。国外学者对职业精神的定义主要包括三个方面：①基于个人道德；②基于对服务对象可观察到的责任行为；③基于从业者职业价值观内化的过程。

中国学者认为，职业精神与其职业活动紧密联系，社会主义职业精神出多种成分构成，包括职业理想、职业态度、职业责任、职业技能、职业纪律、职业良心、职业信誉、职业作风等。

综合各家观点，我们将职业精神定义为个人在维持生活所需和实现自我价值的职业活动中所秉持的职业价值观、态度和精神风貌，也是从业者建立在职业道德基础上的高层次精神境界。

2. 护士职业精神 护士职业精神是护士在与患者的交往实践中所表现出的基本从业理念、价值取向、职业人格及职业准则、职业风尚的总和。

（二）护士职业精神的培养

2020 年，国务院印发《关于加快医学教育创新发展的指导意见》。文件明确指出，要培养具有仁心仁术的医学人才，强化医学生职业素养教育。对护士进行职业精神的培育，有利于提高护理服务质量、完善整体护理模式、促进护患关系和谐发展、促进医院的可持续发展。

1. 完善人才培养体系

（1）设计人才培养方案：注重顶层设计，从修订、完善护理人才培养方案开始，体现专业技能和职业精神的高度融合，改变护理专业重技能、轻精神的现状。

（2）建设课程体系：分析护理人才岗位的特点及护士职业素养要求，明晰职业精神培育的内涵，将情感、态度、价值观、职业观等职业精神要素融入课程建设中，构建从职业意识到职业能力、从职业态度到职业技能的全方位课程体系。

（3）改革教育考评方式：根据岗位需求，加强职业精神教育考评体系的建设。依据职业精神的构成要素，制定科学合理、可操作的考评体系，明确考核内容及标准，建立从课堂教学到课外实践、从教师考核到学生自评与互评等多位一体的动态考核方式。

（4）注重教育效果追踪：学校教育不仅对学生的学习成绩、知识技能进行考核评价，还要通过用人单位对护士职业精神教育效果的调查反馈等，促进护理培养人才体系的优化。

2. 营造良好育人环境

（1）构建特色校园文化：从学校规章制度、第二课堂、硬件建设等多方面入手，以文化育人，将中国传统文化、礼仪、抗疫精神等引进校园，提供向上向善的规范指引，突出职业精神融入，塑造学生的价值观。加强校园网、公众号等各类新媒体建设，推送学生乐于接受的职业精神内容，如校友先进事迹推介、祖国伟大成就展示等，增强岗位认同。

（2）发挥学生社团作用：学生社团是学生自己的组织，在学生中有很强的影响力，发挥学生社团的正向引领及榜样示范作用，对引导学生关心关注社会热点，增强学生社会责任感，培养学生勤学乐业、积极向上的职业精神，有很好的自我激励作用。例如，由学生社团组织学生参加走进福利院、养老院、义诊等志愿活动，培养关爱他人、关心社会的意识，体会护理工作的重要性，增强职业认同感，坚定职业信念。

3. 强化职场环境体悟

（1）建设职业体悟教学环境：为护理专业学生建设职业体悟良好的教学环境，将职业精神教育与日常教学有机融入。专业理论讲授中融入职业精神教育，让学生了解护理行业的特点、发展历史，明确责任和义务，强化职业认同感，培养职业情感。发挥课程思政、人文课程的渗透作用，职业生涯规划课程的引领作用，引导学生树立正确的职业观、劳动观。实训教学过程中，引导学生进入护士角色，了解、熟悉护理工作的内容、特点，学习技能的同时，让学生的职业行为得以规范，思想、态度得到提升。

（2）发挥实践基地培养作用：充分发挥实习基地的人才培养作用。医院是护理专业学生实践教学的重要基地，在护理人才培养中有着不可替代的地位和作用。在医院环境中教学是学生获得职场体验、感悟职场文化、验证理论知识、培育职业精神的主要方式。医院环境中学生良好的职业习惯养成、复杂人际关系的处理等，都是护理专业学生职业体悟最直接和最有效的场所，可加强意志磨砺，坚定职业信念。

4. 发挥榜样示范作用 榜样示范作用是传递无形影响力的有效途径，是建立职业精神不可或缺的部分，是建立和发展主人翁责任意识的核心。教师有良好的职业精神，热爱学生，热爱本职工作，就是最好的示范。学生骨干是与学生关系最密切，也最容易起示范带头作用的群体。学生骨干勇于创新、积极参加社会实践、勤奋学习、诚信待人、无私奉献等言行举止，可以有效地激励和影响其他同学，发挥榜样示范作用。同行示范是促使学生增强岗位认同的最好方式，用行业技术能手的英雄事迹、献身精神来诠释职业精神，对于感召青年学子具有重要意义。优秀带教老师的示范作用，又进一步帮助学生强化职业精神教育。

三、护士必备的人文修养

（一）护士人文修养的内涵

护士人文修养（humanity cultivation for nurse）是指护士具备的人文精神、人文素质、人文关怀以及人文科学等方面的修养。其中，人文精神是灵魂，人文素质是其重要内容，人文关怀则是其具体体现。

1. 中华传统文化中的护理 中医学是中华优秀传统文化的瑰宝，是医学的重要组成部分。中医学从一产生就伴随着护理的内涵。中医护理起源于中华民族优秀文化，是中医学的重要组成部分，具有强烈的人文属性。中医护理强调"人是一个有机整体、人与自然环境、社会环境统一"的整体观念，注意调整阴阳的平衡观，把人当作核心，注重以人为本。这些优秀的传统医学人文观念，与现代以人为本的护理理念相一致，其中蕴含的护士人文修养内涵可从以下几个方面体现：

（1）"莫贵于人""以人为本"：这是中国传统护理人文修养的基本出发点。产生于中国传统文化沃土之上的中医学认为"人"和"生命"有着至重的价值。荀子曰："人有气有生有知亦且有义，故最为天下贵也。"《黄帝内经》中"莫贵于人"的思想亦贯穿于全书。孙思邈说："人命至重，有贵千金，一方济之，德逾于此。"中国传统文化反复强调了医护人员一定要怀有高度的责任感，对人、对生命高度尊重、倍加珍惜，决不可等闲视之、草率从事。

（2）"医乃仁术"：这是对中国传统护理人文修养的高度凝练。我国的传统护理理念植根于传统医学思想之中，"医乃仁术"是对中国传统医学的定义。"术"即"方术"，指的是能为患者解除病痛的医疗技术；"仁"即"仁爱"，指的是对患者的恻隐之心、怜爱之情，是人道主义精神的体现。历代医家均认识到，医学不但是"救人生命、活人性命"的技术，还特别强调医

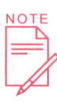

护人员要有一颗"仁爱"之心，同情患者，真诚地为患者解除痛苦，尊重生命，关爱患者，达到"仁心仁术"兼备。

（3）"推己及人"：这是中国传统护理人文修养的基本要求。古语有云"己所欲施于人、己所不欲勿施于人"，指换位思考。明代医家李天成说："吾济于人者，若济吾母。"元代朱丹溪（1281—1358）表示："四方以疾迎候者无虚日，先生无不即往，虽雨雪载途，亦不为止……虽百里之远弗惮也。"这些均体现了古代医家"见彼苦恼，若己有之"的推己及人之仁心，对他人的疾病痛苦感同身受，并由此产生严格的自律。

（4）"济世救人"：这是中国传统护理人文修养的生动体现。医学对生命和健康的维护、对人的关爱，其对象不只是个人，还应该包括整个社会的普罗大众。孙思邈在《大医精诚》中要求医者对患者"普同一等，皆如至亲之想"，即对所有患者都一视同仁，不分贵贱、贫富、长幼，把所有的患者当作自己的亲人一样去救治，用心皆一，施药无二，集中体现了博爱思想。"济世救人"是中国历代医家所追求的崇高理想人格，并以之作为行医的座右铭。助人于困难之际，救人于危急之时，是最具人性温暖和人文关怀的善行，是护理人文修养最直接最生动的体现。

2. 现代护士人文修养　人文修养不只是一种知识特征，更是一种性格特征和精神状态。现代护士要适应护理事业发展的需要，有效实施人文关怀，应具备的人文修养至少包括以下几个方面：

（1）伦理道德修养：日常工作中，护士要面对平等、公正、权利、信仰、尊严等伦理问题，要处理患者的健康价值、护理的道德价值及经济价值之间的冲突。提高护士的伦理道德修养，可以使其树立正确的人生观、价值观，增强道德责任感，理性面对护理过程中的各种冲突，有助于护士明事理、有信仰、有担当。

（2）文化传统修养：当今世界，多元文化交织共生，不同文化背景的人有着不同的服务需求。提高文化修养，有助于护士了解来自社会不同职业、不同阶层、不同地域、不同民族服务对象的社会关系、经济条件、政治文化背景和宗教信仰，提供跨文化护理；认识文化与生活方式、文化与健康的关系；理解医院文化的功能和表达方式、护理服务文化的内涵和外延，更新护理理念，提升人文关怀品质。

（3）美学艺术修养：这是通过审美活动逐步培养的，美学艺术修养的提高，有助于护士发现美、欣赏美和创造美，有助于护士学会观察人、认识人和理解人，有助于护士陶冶情操、丰富情感、健全人格、提升品位，领略生命的秀美，追求理想的壮美，打造职业的隽美，成为美的化身和美的使者，从而更好地关怀人和照顾人。

（4）社会学修养：护士服务的对象是人，人是社会的人。学习社会学知识，有助于护士了解护理与社会的关系以及护理工作的社会性，熟悉社会群体与社会组织的特征，了解社会分层、社会流动对护理领域的影响，并通过社会文化的内化和角色知识的学习，培养良好的社会适应能力。社会是护士工作的舞台，护士要与服务对象交往，要建立团队合作，社会学知识还有助于护士明晰自身的社会角色，进行职业规划，扮演好白衣天使的形象。

（5）科学思维修养：护士每天要处理纷繁复杂的临床情境，要对患者进行健康评估。能否准确地提出护理问题、有效地开展护理干预，这依赖于护士的科学思维修养。科学思维修养有助于护士在观察各种现象时善于发现事物间的内在联系，透过现象看本质；在思考问题时善于进行分析综合和推理概括；在解决问题时善于联想和思维发散，对护士发现护理问题、实施科学护理和创新护理实践非常重要。

（6）人际关系修养：良好的人际关系有利于提高人的健康水平和群体凝聚力，提高工作效率，达成工作目标。护士既要处理好一般人际关系，也要处理好专业人际关系，如护患关系、护士与护士的关系、护士与医生的关系等。提升护士的人际关系修养，通过运用移情、确认、分享控制和自我表白等沟通策略，在与服务对象交往及团队合作中表达出尊重、真诚和关注的态度，有助于护士维护自身身心健康，提升工作质量，提高工作效率。

（7）语言文字修养：这是护士最基本的修养之一。语言文字可以进行信息传递和人际交往。护士真诚的安慰可以给患者以心灵抚慰，让患者感受到关心和体贴；巧妙的告知使患者了解其病情进展、治疗护理措施、配合方法及注意事项等；合理的解答可取得患者的理解；恰当的鼓励可激发患者与疾病抗争的勇气和信心。此外，护士要准确记录患者的病情变化和治疗护理措施等，书写各种护理文书；要将自己的临床工作经验和科学研究结果进行总结、撰写论文；要开展健康教育，进行资料的收集、整理；要带教护理实习生及新护士，书写教案。这一切都要求护士具备一定的语言文字功底。

（8）礼仪行为修养：护士的礼仪修养不仅直接反映了护士的外在精神状态，更是护士内在思想素质、道德品质、敬业精神和自身修养的深层次体现。良好的护士礼仪使护士在护理实践中充满自信心、自尊心、责任心；端庄的仪表、热忱的态度、亲切的语言、优雅的举止，可使患者在心理上得以平衡和稳定，有助于融洽护患关系，消除患者由于陌生环境带来的紧张焦虑心理。良好的护士礼仪也无声地营造着和谐的医疗环境，彰显了"以人为本"的医院管理理念。

（二）护士人文修养的培养与提升

护理是最能体现人与人之间关怀情感的专业活动。人文修养的提高是一个终身教化的过程，需要护士自身不断注重人文思想的渗透、加强人文知识的学习、重视人文技能的掌握、注重人文精神的养成，将人文素养与专业知识技术融为一体，激发护士内在的关爱情感，引导护士形成持久稳定的人文关怀理念。

1. 注重人文思想的渗透 人文思想是支撑人文修养的基本理念及内在逻辑。护士只有深刻理解了人的关怀需要、理解了护理的人文关怀本质，建立起崇高的人性——利他主义价值体系，才能发自内心地愿意为他人排忧解难、减轻痛苦，将护理工作从"要我做"变为"我要做"，从"完成任务"变为"施予关怀"，使护患关系从"技术型关系"变为"人文关怀型关系"。因此，在护理教学和临床实践中，要注重人文思想的渗透，体现以人为本，宣扬尊重人性，理解个性；追求人格平等，反对等级观念；崇尚理性，反对蒙昧。

2. 加强人文知识的学习 人文修养的提升离不开人文知识的学习。人文知识可以通过选修人文课程、听人文讲座、读人文书籍等来积累。通过系统的学习，学生可以掌握人文学科的基本理论，奠定一定的人文功底。如果学生只学习专业知识，将会导致知识结构单一，引发知识分裂、文化分裂甚至人格分裂。因此，高等护理院校必须加强通识教育，进行文理交叉渗透，在专业教育中加强人文教育，培养高素质复合型人才。

3. 重视人文技能的掌握 对护士来说，人文技能与专业技能同等重要。如在进行护理操作练习时，不但要学技术，还要学会语言沟通和信息交流，学会尊重、关爱患者；在制定护理方案时，要学会分析判断和科学决策，学会协同合作和互帮互助；在开展整体护理时，要学会倾听患者讲疾病故事，学会共情同理，学会兼顾护患双方观点和立场，构建和谐护患关系。这些都有利于护士人际交往能力、科学思维能力及叙事能力的提高。

4. 注重人文精神的养成 人文精神作为人文修养的核心，其培养不同于一般的道德教育

和法治教育，它始于人性的自觉，着眼于情感的潜移默化。人文精神的养成不是强迫人要怎样，而是启发人从心灵深处明悟应该怎样。单纯的技巧是低级的，言行仪态只是人文精神的外在反映。内心没有的东西，外表就无法显露；内心有了，外在就能自然而然表现出来。慧中方能秀外，人的心灵美好，气质才会美好；人的内心卓越，行为才能卓越。

思　考　题

1. 谈谈你对医学人文的理解。你认为服务过程中人文能帮助到患者吗？
2. 结合生活经历谈谈你对护理人文属性的认识。
3. 护理专业学生应从哪些方面锤炼职业品德，培育职业精神？

（刘桂瑛、曹珊）

数字资源详见新形态教材网

🧍学习目标　　🗲思维导图　　📺案例分析　　🖨随堂测试　　💻拓展阅读

🏛思政元素　　🖥微视频　　📝自测试题　　🎬教学课件

NOTE

第 二 章
人文关怀理论与实践

学习目标

思维导图

随着人类文明的进步，人文关怀式的服务已成为现代医学文明和现代化医院的一个重要标志。因此，积极探索和构建以人文关怀为特点的护理思想并与实践紧密结合，为患者提供"灵性"照护与服务，将被赋予独特的使命和重要作用。护士团队应加强人文关怀素养的文化积淀、理念熏陶和经验积累，培养人文精神，构建充满关爱、与时俱进的护理团队文化；同时不断学习人文关怀的新理论，加强人文关怀思想与实践的结合，在临床实践中为患者提供适宜、温暖而深入人心的照护，才能真正体现护理学科应有的地位和价值。

第一节　人文关怀理论

国外人文关怀理论主要从人道主义精神出发，对患者的生命健康权利与需求、人格与尊严进行真诚关怀与照顾，无论服务对象来自哪个社会阶层，有何种背景，我们都应该尊重每一位患者，善待每一个生命；要关注患者，关心患者，重视患者的个性，满足患者合理的需求，尊重患者的隐私。

一、诺丁斯关怀理论

诺丁斯（Nel Noddings，1929—2022）是美国著名的伦理学家和教育家、美国斯坦福大学教育学院和哥伦比亚大学教师进修学院教授，在 20 世纪 70 年代她提出并建立了诺丁斯关怀理论（Nel Noddings' Caring Theory）。她以女性视角为切入点，从关怀的含义、结构、特征、动机、方式、对象等角度全方位对关怀理论进行了系统性的阐述。

（一）诺丁斯关怀理论的主要内容

1. 诺丁斯对关怀的定义　从字面上理解，关怀是全身心投入地对某一事物进行关心和照护。但关怀不是盲目付出，而是应当正确理解对方的需求；同时，关怀不是单方面付出，也需要被关怀方作出回应。因此，诺丁斯认为，关怀是一种关系，由关怀主体与客体共同努力组成，这种关系的建立并非单方努力的结果，需要由关怀者对被关怀者进行关怀，同时被关怀者对关怀者的关怀进行认可和回应，关怀关系才得以建立。

2. 诺丁斯关怀理论的结构　关怀者实施关怀行为之前，需要一个行动的动机。在诺丁斯看来，关怀是人的一种本能（自然关怀），在天生共情本能以及后天教育的影响下，可以发展为自觉自愿的关怀。诺丁斯通过对"本能恐惧"的剖析来说明伦理关怀的动机，她举例："小孩依偎在父母的怀里，其本能的恐惧就会消失。由此，他们联想到玩具娃娃或者宠物和自己一样也会感到恐惧，于是将其抱在怀里给予安慰。这时孩子就表现出个体最早的伦理性关切。"另外，道德理想（伦理关怀）是关怀的另一个动机，关怀行为是需要付出努力的，有的时候甚至需要做出牺牲，这就需要道德理想的支撑和作用。同时，关怀行为在某种程度上具有前后相继的连续性，此次关怀行为的结束意味着下一次关怀活动的开始，被关怀者对关怀者的承认与积极方面的回应，使得关怀者得到精神上的满足，其道德理想得以实现，从而督促自己积极进行下一次关怀活动。

在关怀的实施中，第一步是由行动动机推动关怀者全神贯注地去了解对方，接受了关怀客体，并依据客体的需求实施对客体的关怀行为；被关怀者在不同情境中有不同需求，关怀者应随机应变。第二步则是被关怀者是否感受到真诚的关怀，是否得到情感上的满足，标志着这段关怀关系是否真正建立。同时，被关怀者的回应不仅是关怀环节的一部分，被关怀者对关怀者的承认满足了关怀者的精神需求，从而为下一次的关怀活动提供了可能。

关怀关系中，包含了关怀者和被关怀者。这种关系应当是平等的，关怀者并不是处在主导地位，被关怀者也并不是处在从属地位，他们只是作为关怀活动的主客体，处在平等的关系中，并不是一方领导另一方。从表面上看，关怀行为是主体对客体进行关怀的实践活动，它有着某种"赠与"的色彩，并不像经济活动那样需要等价交换或者是要求得到物质或者金钱的回报。在社会上各种好人好事频频发生，而这些人之间未必认识，更别提要求给予回报了，这样看起来更像一种"赠与"。但是内尔-诺丁斯认为，关怀行为与赠与活动有着本质的区别。关怀是一种相互的活动，每个人都处在关怀与被关怀中，我们去关怀他人，获得了心灵上的满足，实现了道德理想，同时也受到来自其他人的关怀。关怀并不是赠与行为，而是一种互惠互利的关系。它不是经济关系，而是一种道德关系。

3. 关怀的对象　诺丁斯认为，关怀的对象从自我开始，到身边人，到陌生人和远方的人，到非人类的动植物、生态环境，到人类创造的物品和工具，到抽象化的知识，都可以接受人们的关怀。关怀从狭义到广义，可以影响到他人、社会的发展以及各类物种的存亡；同时对外界的关怀也能反过来影响我们自身的精神状态和道德修养，还能帮助我们抓住知识的灵感。

4. 关怀的特征

（1）关系性：关怀的本质是一种在二者之间建立的相互关系，这种关系的维系需要满足3个条件：①关怀者从内心接受被关怀者；②专注地向被关怀者发出关怀行为；③被关怀者认可关怀者对自己的关心并作出回应。不论哪一个环节出现失误，这种关系将会破裂。

（2）重视情感性与情境性：诺丁斯认为，直接的关怀行为是关怀的一种形式，除此之外，在意、关注也是表达关怀的一种形式，在意同样可以表达关怀，也可以建构和促进关怀关系。这种情感性贯穿关怀活动的始终。而情境性主要在于关怀要考虑不同的情境、不同的对象和不同的需求，包括周围环境和所处的人际关系的影响。

（3）多向性：关怀活动涉及我们生命过程中的每一阶段，是人与人沟通的桥梁，将我们最珍视的平等、需要和责任感等连接起来。关怀的多向性主要体现在关怀对象的多样性，同时关怀的多样性也可以实现多样的关怀目标，因此关怀可以在很多领域内发展。

（4）实践性：关怀关系的建立，需要通过实实在在的关怀行为和现实的努力才能实现，而不是在心里想想、嘴上说说就行。我们的实践能力，影响关怀行为的发生，影响关怀关系的建立。培养一个人的关怀能力，需要提高其实施关怀行为的实践能力。

（二）诺丁斯关怀理论的启发与局限

1. 启发　诺丁斯围绕着"关怀"进行了全面解释，她的理论贴近现实，可以直接衍生出大量的、具有实际意义的问题，给我们带来启发。比如说关怀是什么？我为什么会关怀？我该关怀谁？我这是在关怀吗？我该如何更好地关怀？这些内容都可以从诺丁斯关怀理论中凝练出来，并对实际的医护应用作出指导，同时也可以跨越到教育学、哲学、心理学、社会学、环保等各种领域，具有较强的实际意义。

2. 局限　诺丁斯强调关怀的具体情境，但她强调的首先是抽象目标对具体情境的优先性，情境的落实只不过是实现目标的具体途径。其次，诺丁斯强调关怀的连续性却忽视了关怀的"关键期"，人作为个体，在其生命历程中、身心发展过程中的"关键期"是非常短暂的。处在"关键期"的个体对外界的刺激异常敏感，关怀行为一旦错过"关键期"，便很难达到预期的效果，从而陷入一种尴尬境地。最后，诺丁斯的关怀理论偏重强调情感以及道德直觉的作用，而忽视了理性的作用。

二、人性照护理论

华生（Jean Watson，1940–）是美国科罗拉多大学护理学院资深护理学家。华生在 1979 年发表的著作《护理：关怀的哲学和科学》（*Nursing: the philosophy and science of caring*）中创立了人性照护理论（theory of human care），并于 1985 年发表理论著作《护理：人性科学和人性照护》（*Nursing: human science and human care*），对人性照护理论进行修订和正式发表。

人性照护理论由 10 个人性照护因素组成，旨在加强人文关怀在护理照护中的作用。华生认为，专业的护理活动是科学性和人文性的整合，这种整合在护患间的关怀照护过程中达到高潮，并能超越时间和空间。根据华生的人性照护理论，护理目标是促进个体达到"身体、心理、心灵的最高和谐境界，从而实现自我学习、自我尊重、自我康复、自我照护，同时容许个体存在差异。"该理论促使护士在实践中将艺术、人文科学、社会科学、行为科学整合到照护和康复过程中。

（一）人性照护理论的主要内容

1. 10 个人性照护因素

（1）形成人性 – 利他主义价值体系（formation of a humanistic–altruistic value system）：经由施予他人及扩展对自己的认识所得到的满足感。可以通过检查一个人的观点、信仰和与各种不同的文化互动以及个人的成长经历来完成。

（2）护理实践中为患者树立信心和希望（instillation of faith and hope）：表达护士在促进健康中的角色。协助患者寻求健康行为，正向鼓动、支持患者与护士建立有效的护患关系，以达到护理目标，这对护理和治疗过程是必须的。

（3）培养对自己及他人的敏感性（cultivation of sensitivity to self and others）：通过自我接受，以达到自我实现的目标，这对护士是很重要的。只有当护士可以表达自己的感情，他才能更好地帮助患者表达感情。

（4）发展助人 – 信赖的关系（development of a helping–trust relationship）：建立良好的人际关系和护患关系，可促进和接受个案正负向感受的表达。此关系包括一致性（congruence）、移情（empathy）、不占有性的温情（non–possessive warmth）以及有效沟通（effective communication）。

（5）增进并接受正负向感受的表达（promotion and acceptance of the expression of positive and negative feeling）：分享感受，可以是正向，也可以是负向。

（6）在解决问题时使用系统的科学方法做决策（systematic use of the scientific problem-solving method for decision making）：将科学解决问题的原则和理念运用于护理过程中，以做出最好的护理决策。这对于科研、界定专业和发展护理科学是很重要的。

（7）增进人际教与学的互动（promotion of interpersonal teaching-learning）：增进患者知识，提供其自我照顾能力，决定其个人需要，以达到自我成长。通过给予患者健康责任而区分护理和治疗，使患者能提供自我护理，决定个人需求和生长的需要。

（8）提供支持性、保护性及纠正的心理、生理、社会文化及精神环境（provision for a supportive, protective and/or corrective mental, physical, sociocultural and spiritual environment）：评估和增进患者的适应能力，以支持、保护和纠正其身心的健康，为患者提供舒适、安静、清洁及有隐私性的环境。

（9）协助满足人类的需要（assistance with gratification of human needs）：护士和患者两者都有身、心、社会及个体内在的需要。低层次需要满足后才能达到高层次需要的满足。

（10）允许存在现象的力量（allowance for existential-phenomenological forces）：运用现象学方法了解患者的生活经历，了解患者观点。个人的经历决定感知，护士以此方式可以更容易了解自己和他人。

2. 人性照护因素间的联系 每个要素都具有互动性护患关系相关的动态现象成分。人性照护必须是护士结合科学与人文知识在与患者的互动关系中按照人性照护的10个因素来完成的。护士按照这10个因素，达到人性照护的目标，也就是达到了护理工作的目标，即促进健康、预防疾病、照顾有疾病的人，并协助患者恢复健康，这与医疗系统里以治疗疾病为重点有很大不同。形成人文利他主义的价值系统、灌输信念和希望、培养对自我和对他人的敏感性，这三点华生称为"人性照护学的哲学基础"。

（二）人性照护理论的启发与局限

1. 启发 首先，华生提出了护理和照护的这种哲理，减少理论和实践的分割。人与人之间的关系通过护理程序解释了人性的秘密和在宇宙中可以激发的更大的力量、秩序或能量，反过来可以激发治愈过程和健康，促进自我治愈。其次，华生人性照护理论包含了人际照护治愈关系理论。人际照护关系表达了对一个人的内心生活的关心，通过照护和治愈过程寻求和拥有他人的精神世界，建立真正的信任关系。最后，华生人性照护理论注重照护时机的把握，这是内尔-诺丁斯关怀理论未能解决的问题。在临床护理中，人性照护理论被广泛运用于各种情境下，为各种患者提供人性化的照护，也为护士的实践活动提供了有意义的道德和理念基础。10个人性照护因素在不同的情境下可以各有侧重，适应更多的护理环境和满足不同患者需求，以及根据实际情况对患者实施针对性、个性化的专门护理措施。它强调沟通技巧、人际互动、关注护士和患者等人性化照护过程，以促进健康和康复。同时，这10个因素也可以运用于对护士建立人文关怀体系，提高护士工作满意度，更有助于护士对患者提供更加真情的服务。

2. 局限 该理论对10个人性照护因素之间的联系、上下统领关系、影响路径，尚无全面深入的解答，现今研究和应用多侧重于"促进人际的教与学、灌注信念和希望、促进并接受表达正性和负性的感受"等，而对"形成人文利他主义的价值系统、系统应用科学地解决问题的方法、培养对自我和对他人的敏感性"等要素的研究和应用还需进一步探讨。同时，当前基于人性照护理论的关怀实践存在未体现对不同生命阶段、不同人群的人性照护措施的动态变化，专科人性照护理论实践特色尚不突出的问题，如缺少临终患者、急危重症患者、心脑血管疾病患者的人文需求特点分析。

三、斯旺森关怀理论

斯旺森（Kristen M. Swanson）是英国著名教授，也是华生的学生，斯旺森的研究生涯深受其导师的影响。在华生提出涵盖 10 个照护因素的人性照护理论之广域理论后，斯旺森于 1991 年提出涵盖 5 个关怀过程的关怀照护理论之中域理论，师徒二人都表示这两个理论相容并且互相增进可信度。

（一）主要内容

1. 斯旺森对关怀的定义　斯旺森将关怀定义为"是个体为有意义的他人所提供的一种滋养方式，对于有意义的他人，个体感受到自己的承诺和责任"。在这个概念中，关键词包括：滋养（成长和促进健康）、有意义的他人（被关怀者）、个体（个性化的和亲密的）、承诺感（约定、契约或热情）、责任感（义务和责任）。此处"有意义的他人"指的是服务对象，可以是个体，如患者或护士自身，也可以是群体，如家庭、组织或社会。因此关怀可存在于护士与患者之间、护士与护士之间、护士与自我之间。

2. 理论结构

（1）了解（knowing）：包括避免先入为主、关注个体所关心的、充分评估、寻找线索、两者自我之间的承诺 5 个子维度。护士要努力去了解一件事对个体生命的意义，了解时避免先入为主的观念，聚焦于个体所关心之处与真实的渴望，不断寻找线索，对个体进行充分的评估，并用心参与整个过程，达到言行一致。当了解发生时，关怀的提供者和接受者之间的承诺就开始了。了解为"陪伴、帮助、使能够"3 个关怀过程提供了可能性，其效率和有效性取决于护士在经验、伦理、美学等各方面知识的广度。

（2）陪伴（being with）：陪伴比了解更深入一步，注重情感的陪伴，由陪在旁边、表达能力、分享感受、无负担等 5 个子维度构成。陪伴强调与他人同在，持续的情感表达，分享快乐或痛苦的感受，让个体享受无负担的陪伴，包括给予时间、陪伴、倾听及适度的回应等。在旁陪伴主要是为了向患者传递"护士已经准备好并且非常愿意为他们服务"的信息，让被关怀者感受到承诺、关心和关注。

（3）帮助（doing for）：这一过程分为舒适、预测、操作熟练、保护、维护尊严 5 个子维度，本着"如果个体有足够的力量、知识或决心时，他会为自己做什么"的态度，通过预测个体的需求，及时提供相应的服务，让个体感到舒适。在提供服务的同时，要有意识地维护个体的尊严。"为个体做些事"是护士的治疗性活动之一，这并不意味着替患者做所有事情，更不提倡过度干预，而是要求护士在评估和平衡个体的需求、受限制之处及现有资源之后，提供适度的指导与帮助，以促进个体尽快获得独立。

（4）使能够（enabling）：此过程涉及告知（解释）、支持（允许）、关注、生成备选方案（深思熟虑）、认同（给予反馈）5 个方面。一个专业的照护者会运用自己的专业知识帮助个体度过人生的转折点和不熟悉的事件。照护者通过为个体提供信息或解释，给予情感支持，帮助他们关注所关心的事，使他更有能力做选择和决定，从而提高个体自我照护的能力。"使能够"是护士的一种治疗性活动，通过护士的行动，使关怀的提供者和接受者的自我都得到一定的提升，使患者实现自我照护。

（5）维持信念（maintaining belief）：包括信任（推崇）、保持满怀希望的态度、提供现实的乐观主义和远距离 4 个维度。照护者要相信个体有能力度过事件或转折，并且能够去面对未来。照护者要保护个体自尊、信任并全程陪同他们，帮助他们去获得、维持或重获意义。维持

信念是对人（群体）或特定服务对象（个体）的一种哲学态度，虽然看似是最后一个步骤，但事实上是护理关怀实践的基础，这种信念激发和维持了护理关怀，并且激起护士对每个服务对象的承诺。护士只有相信个体具有度过事件和积极面对未来的能力，才能辨别对个体而言什么是重要的以及在何处开展关怀。

（二）斯旺森关怀理论的启发和局限

1. 启发　斯旺森关怀理论的启发有 3 个方面：①该理论强调护士是独立的个体，不是医生的助手，而是关怀的实践者。②该理论关注患者心灵层面对于个体的重要性，鼓励护士对此层面加以评估与了解，促进患者身心健康。③斯旺森认为只有护士自身的关怀需求得到满足，才能无负担地陪伴患者，更好地为患者服务，因此该理论着重提出要关注护士的自我关怀。

2. 局限　斯旺森关怀理论存在以下 4 个方面的局限性和不足：①该理论尚处于不断建构与实证阶段，有学者指出该理论的 5 个关怀过程是相互联系的，而非相互排斥，因此在运用时各个过程的子维度可能出现重叠、混淆不清等情况。②该理论的 5 个阶段呈现动态性变化，多数研究在应用过程中未呈现出动态性特点。③该理论临床应用对象多为患者，对家属的关怀需求考虑较少，而家属在患者的康复过程中具有不可或缺的作用。④该理论尚未体现应用于不同阶段、不同类型疾病患者的个性化人文关怀需求。

第二节　中华文化与中华文化中的人文关怀

一、中华文化的渊源

（一）"文化"的由来

"文化"这一词最初见于《易经》中的《贲卦·象》。《易经》是一部具有很高研究价值的中国古代经典文献，被儒家视为"六经之首"，道家推崇为"大道之源"。《易经》中写道："关乎天文，以察时变，观乎人文，以化成天下。"其中"文"原指占卜的各种纹理、图案或符号。"人文以化成天下"就是文化，"化"是文化的核心，表示变化、转化或形态的改变，包含有三层涵义（即教化、感化、风化）。日月星辰、春夏秋冬、寒暑昼夜构成了天文；男女老幼、君臣父子、夫妇兄弟，不同的社会关系及需求，构成了人文。文化的变化、转化、改变化成了天下，文化成就了天下。文化的形成使整个社会富有凝聚力与向心力，这就是文化的作用。

近代，随着中外文化交流的加深，中国人将"文化"一词用于翻译英语的"civilization"这个概念。这个概念在西方指的是人类社会在漫长历史进程中所创造的物质、精神和制度等方面的总和。

随着时间的推移，文化一词的含义逐渐丰富，涵盖人类社会的各个领域，如哲学、宗教、历史、科学和艺术等。这些领域共同构成了人类社会的文化体系，反映了人类对世界的认知和对生活的态度。从"文化"一词的起源和发展，可见其与人类社会进步的密切关系，它不仅代表了一个国家或民族的精神风貌和价值观念，也反映了人类对自身和世界的认知和探索。

（二）中华文化的发展

1. 人文关怀的追求　从古至今，中国人基于一种共同的文化基础，始终在追求人与人之间的和谐、人与自然之间的共生以及人的内在精神世界的升华。中华文化其中蕴含着深厚的人文关怀思想。在家庭、宗族、社群等不同层面，中华文化的价值观念强调人与人之间的亲情、友情和爱情等情感纽带，推崇仁爱、忠诚、孝顺、信义等品质。中华文化注重人的内在精神世

NOTE

界的塑造，追求内心的平静与安宁，倡导道德修养和品格的塑造。这些人文关怀的元素不仅是中华文化的重要组成部分，也是中华民族宝贵的精神财富。

2. 人与自然和谐的理念 在漫长的历史长河中，中华文化璀璨夺目，源远流长。从仰韶文化、龙山文化到良渚文化等新石器时代的文化遗址，这些古老的遗址见证了中华文化的起源。中华古代哲学思想中"天人合一"的理念强调人类与自然的和谐共生，这种和谐共存的思想，在道家、儒家等诸子百家和佛教等宗教中得到了广泛的传播与体现。这种人类与自然和谐共处的理念，不仅体现了中华民族优秀的传统文化与智慧，也充分展现了中国人民的创造力与想象力。这种充满智慧与创造力的文化，成为世界文化宝库中的璀璨瑰宝。

二、中华传统文化的价值观

（一）中华传统文化中的价值观

中华文化，作为世界上最古老的文化之一，蕴含着丰富的哲学思想和深邃的价值观念，内容丰富浩渺，历经数千年延绵不断。

1. 儒家 儒家思想强调仁、义、礼、智、信，以及孝道和人伦关系的重要性。儒家主张通过个人的道德修养和社会秩序的维护来实现人与社会的和谐。

2. 道家 道家倡导自然、无为、道法自然的生活态度和世界观。道家强调顺应自然规律，提倡简朴生活，反对人为的干预和社会的复杂制度。

3. 法家 法家主张通过严格的法律和制度来维护国家的权威和社会的秩序。法家强调以法为教育和治理的工具。

儒家、道家和法家三大哲学流派在价值观上既有交汇也有分歧，它们都从不同角度反映了中华文化中不同的价值观。

（二）社会主义核心价值观

随着社会经济的发展，文化和价值观念也在不断地发展变化。在现代的社会主义中国也形成了独具特色的社会主义核心价值观，即富强、民主、文明、和谐，自由、平等、公正、法治，爱国、敬业、诚信、友善。这种价值观既吸纳了中国传统文化的价值理念，又融入了现代社会发展的特点，引导着中华民族的文化，引领着社会不断地发展和进步。

中华文化以其丰富而博大的内涵、独特的魅力和智慧，对世界文化的多样性和人类社会的进步作出了贡献。

三、中华优秀传统文化的特征

中华传统文化是一个博大精深、历史悠久的文化体系，具有鲜明的特征和深远的影响。尊重传统、讲究礼仪、强调文化积淀、崇尚天人合一、尊重人文精神是中国文化的五大特征。

（一）尊重传统

尊重传统是中国文化的一项重要特征，它深刻影响着中国社会的方方面面，从价值观念到社会习俗，从教育体系到家庭生活，无不反映着对传统的尊重和传承。尊重传统这一价值观念从古至今如一条红线贯穿着中华文化的血脉，为人们的行为准则和思维方式提供了规范。中华文明之所以从未中断，正是中华文化尊重传统并在传统文化中不断进步发展的结果。

（二）讲究礼仪

中国素有"礼仪之邦"的美誉。讲究礼仪，作为中华文化的重要内容，自古至今一直扮演着至关重要的角色。中华文化的礼仪体系深刻反映了中华文化强调人与人之间的相互尊重，也

NOTE

维护了社会关系的稳定，同时代表着中华民族对自身文化传统的高度重视。

（三）强调文化积淀

中华文化自古以来一直以其深厚的文化积淀而闻名于世。中国文化的这种重视文化积淀的特征不仅仅是对过去的尊重，更是对内在智慧和精神境界的追求。

中华文化的积淀从很多特定的符号和象征可以得到证明，如汉字是中华文化的一个重要符号，每个汉字都有其独特的历史和含义，汉字的书写和书法艺术被视为一种精神修养的表现。中国的传统节日、仪式和礼仪也是文化符号的重要表现。这些传承数千年的"符号"正是中华文化的积淀。

（四）崇尚天人合一

天人合一强调人与自然的和谐统一。这一思想不仅影响了中国的哲学、伦理观念，也深刻地体现在中国的政治、经济和社会生活中。尊重自然、平衡生态、和谐人道的"天人合一"思想，也为护理工作打下了健康服务的理论基础，强调了人与自然的紧密联系。

（五）尊重人文精神

尊重人文精神是中国文化的一项重要特征，它强调人类的内在品质、道德观念，以及对美的追求。从孔子"己所不欲，勿施于人"的主张，可见中华传统中"由己及人"关爱他人的人文精神，这一思想对塑造中华文化的价值体系和社会结构产生了深远的影响。

四、中华文化中的人文关怀

（一）中华文化中人文关怀的含义

人文关怀或称为"仁爱""慈悲""同情"，是中华文化中的核心概念之一。它代表了对他人的关心、尊重和照顾，不仅仅是一种情感，更是一种道德责任。人文关怀强调理解、体谅和支持他人的需求和感受，以建立和谐的人际关系和社会秩序。

在中华文化中，人文关怀不仅仅是一种行为，更是一种信仰和生活方式的体现。五千年的中华文明沉淀出深厚的人文关怀精神，这种关怀贯穿于中华民族的生活与文化，体现了人们对道德、情感、价值观的独特理解与追求。在这个多元和复杂的文化中，人文关怀一直扮演着重要的角色，渗透到道德、伦理、教育和社会互动的方方面面。

（二）中华传统文化中的人文关怀

1. 仁　中华文化中的人文关怀，在传统的儒家思想中有比较深刻的体现。儒家注重道德、仁义、礼教，要求对人和善，孔子提出"仁"的概念，即仁爱之道，强调以仁心对待他人，培养良好的人际关系。子曰："夫仁者，己欲立而立人，己欲达而达人，己所不欲，勿施于人"。这是一种以仁爱之心对待他人的行为准则，它倡导在日常生活和人际交往中，以自省、自查为前提，尽量避免将自己不愿接受的事物强加给他人，从而达到人与人之间的和谐共处。这种强调以"仁"为基本要求的人文关怀精神已经浸透在中国人的日常生活中，成为一种独特的民族文化。

2. 慈　慈悲济世，慈心于万物，倡导人间"慈爱"精神，以"慈爱"为人类社会至上之真情。中国传统文化中的"慈爱"理念和人文关怀精神对医疗和护理产生了积极的影响和重要的启示。在古代，医生们坚定地认为医术并非只是治疗疾病的手段，而是关注生命和关爱心灵的慈爱之举。在治疗患者的过程中，医生不仅关注病情缓解，还积极关注患者的心理状态与精神需求。这种体现人文关怀的诊疗方式不仅有助于患者身体的康复，更能改善患者的心理精神状态。

（三）现代人文关怀的内涵

与传统的人文关怀相比，中国现代人文关怀展现出了全新的面貌。在继承传统文化的基础上，现代人文关怀倡导平等、尊重和包容，关注个体的全面发展和社会责任。这一价值观的转变，体现了现代人对个人权利和尊严的重视，也代表了对社会多元文化的包容，形成了具有中国特色的现代人文关怀体系。在全球文化激荡的海洋中，中国现代人文关怀思想展现了独树一帜的人文关怀视角，以其深厚的中华文明底蕴为基础，与多元的世界文化产生了深深的共鸣。透过人文关怀的视角，中国现代人文关怀思想既尊重世界多元的精神信仰，同时也致力于通过人文关怀的理念，构建和谐共处的精神家园，为全球社会的进步和发展提供理论智慧和创新思想。

中国现代人文关怀思想中，人文关怀被视为一种核心价值，强调了个体、社会和文化的全面发展。这种关怀是对人性、情感、精神和道德的尊重，超越了功利主义和物质主义的狭隘观，强调人际关系、社会公平、环境保护等多个领域的人文关怀，体现出对整个人类社会和自然界的关切。这种多元和包容的态度有助于促进跨文化理解与和谐共存，为构建更加和谐、公平和可持续的世界提供了有益的思考。

总之，中华优秀传统文化的特征是中华文化的独特魅力和深远内涵的重要表现形式。在护理工作中主要表现为尊重、关怀、和谐和道德的核心价值观。护士以尊重患者的个人尊严为基础，建立信任关系。中华文化的关怀和和谐观念强调了在护理中提供温暖、同情和患者中心的护理。中华文化中的伦理道德观念，在护理中推动着高尚的职业道德的形成和完善。

第三节　护士人文关怀能力的培养与评价

中华文化尊重人文的特征，决定了从事护理职业的护士应当具备必需的人文关怀能力。因此，对从事护理职业的护士，应当给予人文关怀能力提升的专业培养。对护理专业学生和临床护士进行人文关怀能力的培养教育，成为护理专业不可或缺的重要部分。

一、人文关怀能力概述

（一）人文关怀能力、护士人文关怀能力的概念

1. 人文关怀能力　人文关怀能力（humanistic caring ability），是指尊重人的主体地位和个性化差异，关心人丰富多样的个体需求，激发人的主动性、创造性、积极性，促进人的自由全面发展的能力，是个体职业素养和能力的直观反映。人文关怀能力不是与生俱来的，是个体通过环境、教育和实践习得的。

2. 护士人文关怀能力　护士人文关怀能力是护士的核心能力之一，是护士秉承人性、德行，融体力、知识、观念、态度、情感、意志为一体的内在修养，外化为自觉地服务于患者的实际工作本领与才能。包括运用语言和非语言的方式与护理对象沟通思想、情感，采取符合护理对象文化需求的人文关怀方式，有效解决其身心需求的解决问题的能力。

（二）护士人文关怀能力构成要素

护士人文关怀能力是一种由多种能力要素组成的内在素质，国内外学者对其构成要素给出了不同解释，可总结归纳为以下 7 种。

1. 价值判断能力　指在与患者护理服务的过程中，能够尊重患者的主体地位和个体独立性，从患者的最大利益出发，做出最有利于患者疾病康复、身心健康的护理举措，由此获得满足感和成就感。

2. **情感交流能力** 指在情感方面采用有效且适当方法与对方沟通交流的能力，包括爱心及施爱能力、对患者的尊重与理解、情感调控能力、情感了解能力、情感语言与表达技巧等。

3. **身心调适能力** 指护士自身要有积极、正面良好的身心状态。能运用心理学理论和方法，调适自我心理，缓解工作、生活、社会环境各种压力，排除心理障碍，达到适应环境、身心健康的能力。

4. **精神支持能力** 指护士在倾听患者倾诉，了解患者的生活工作经历、文化背景等，与之产生共情，鼓励和支持他人树立信心，帮助其树立恢复并保持健康的信念，对各种应激充满美好设想和希望的能力。

5. **健康帮助能力** 指护士运用专业的知识技能，及时、准确评估与患者健康相关的需要，并采取恰当的照顾行为和健康指导，提供生理、心理、精神和社会环境上的帮助，满足患者各种健康需要的能力。

6. **解决问题能力** 指护士运用科学理论分析和解决实际问题的能力，做出最佳决策，有效地解决健康问题的能力，包括观察力、预见力、专业力、思维力、沟通力、决策力、协调力和执行力等。

7. **共情同理能力** 指护士处理问题时能站在他人的立场，设身处地感受和理解他人处境和情感的能力，主要体现为倾听观察、换位思考、情绪自控和共情表达。

（三）护士人文关怀能力的影响因素

1. **社会人口学因素** 护士的人文关怀能力与其年龄、性别、学历、工作年限、职称、婚姻状况等有关。随着年龄、工作年限、职称、社会阅历的提升，护士人文关怀能力也随之提升。

2. **护士个人因素** 包括护士的家庭关系、人格特征、情绪智力及心理因素、共情能力、人际沟通能力、个体社会资本等。

3. **专业认知因素** 包括职业认同感、人文关怀重要性的认知、工作满意度、自我评价等。

4. **人文关怀教育和关怀体验** 通过人文关怀方面的培训，人文关怀课程、感知他人关怀行为有助于提高护士人文关怀能力。

5. **职业环境因素** 舒适的物理环境和关怀氛围、护理人文关怀实践、医院人文关怀文化建设等构成的职业环境，有助于促进人文关怀内化为信念和价值观念，从而对护士人文关怀能力的提升产生影响。

（四）护士人文关怀能力的重要性

随着医学模式的不断发展，护理模式也同样发生着变化，现代护理模式已从功能制护理逐步向整体护理转变，"以健康为中心，以人为本"的整体护理服务理念，要求护士不仅要具备扎实的护理技能，还要具备能为患者提供心理、社会、精神、文化等全方位的关怀与照护的能力。这是对护士的新挑战，对护士的人文关怀能力提出了更高要求，护士的人文关怀能力已成为护理专业发展的需要，是为患者提供全面的优质护理服务的有力保障，在提高医疗质量、促进患者康复和塑造良好医疗形象等方面具有非常重要的意义。

《新入职护士培训大纲（试行）》指出，临床护士要加强人文关怀能力的培养。护士要具备一定的人文关怀能力，才能真正地把人文关怀理论付诸临床实践工作中，从而更好地为患者提供全生命周期的健康照护，构建和谐医患关系，提高患者满意度，实现个人、社会的双重价值。

二、护士人文关怀能力的培养

护士作为医疗团队中不可或缺的一员，承担着照顾患者身体和心理健康的重要责任。护士对患者的人文关怀主要表现在与患者建立有效沟通、提供情感支持以及尊重患者的个人尊严等方面。护士具备较强的人文关怀能力，提供人性化的健康服务，在快节奏和高压力的生活环境中显得尤为重要。护士人文关怀能力不仅体现在对患者身体健康的关注上，更体现在对患者心理和社会需求的关注上。

@ 案例分析 惧怕插胃管的患者

（一）护士人文关怀能力培训要求

1. 良好的人文关怀培训环境 良好的工作和学习环境可以提高护士学习的积极性、工作满意度和对他人的情感投入，从而在工作中更好地关怀患者。无论是学校还是医院，在开展人文关怀培训课程前，均应建立良好的培训环境，营造良好的关怀氛围。良好的人文关怀环境包括舒适的物质环境、丰富的精神环境以及和谐的人际环境。

（1）舒适的物质环境：提供良好的学习生活环境能让护士在舒适环境中更安心和努力地工作、学习、生活，并培养高尚的人文情怀。物质环境包括改善住宿条件、丰富食堂饮食、及时更新学习和工作设备设施等。

（2）丰富的精神环境：精神培养是人文关怀培训的重要内容。学校和医院努力创建精神文化建设的环境和氛围，开展高质量护理人文关怀活动，展现促进健康的深厚文化内涵，如在科室设置"人文关怀"展板，为护患交流提供平台，开展人文讲座、科普比赛等，推动人文精神内化，拓展人文实践外延。

（3）和谐的人际环境：制订人性化的管理制度，在医院推行"零惩罚"的质量安全管理。护理管理者从思想、工作、学习、生活上关心尊重护士，在护士与他人之间构建牢固的人文关怀"传递链"。

2. 丰富的人文关怀培训师资 拥有丰富的护理人文关怀培训师资是提供高质量护理培训的基础。护理人文关怀培训师资不仅要有医疗护理的知识和技术，还要深入了解人的心理和情感需求，拥有广泛的人文关怀专业知识和经验，能够为学员提供全面的培训。

（1）专业、文化素质好：培训师资除具备扎实的专业知识和专业技能外，还应具有较深的文化底蕴，能将人文关怀的理论与实践相结合，将关怀意识内化为外在实践行动，在授课过程中充分融合和展现专业的关怀行为，引导和发掘护士的关怀感知。

（2）发挥教师示范作用：高年资护士在任教过程中表现出的对专业的热爱、对患者的关怀，以及对低年资护士的爱护和指导，可起到强有力的榜样作用，低年资护士及护生通过对带教老师关怀行为的观察、感知和模仿，将逐渐形成自身的人文关怀意识，并将其外化于行。

3. 系统的人文关怀课程设置 护士人文关怀能力的培养是提高护理服务质量和患者满意度的关键。护理教育应将护士如何与患者建立良好的沟通和关系，如何尊重患者的隐私和尊严，以及如何提供情感支持等人文关怀技能和知识纳入护理教育系统课程的核心内容，形成系统的护士人文关怀专项培训课程。

（二）护理人文关怀能力培养体系

人文关怀课程将理论和实践紧密连接，直接影响着关怀型护理人才结构的形成和关怀型护理人才培养的质量。护理人文关怀课程最早于1953年由美国韦伯州立大学基于南丁格尔理论设立，由于受到医学教育以技术为核心偏向的影响，直至21世纪，护理人文关怀课程才开始受到业内的关注。

1. 培训内容 护理人文关怀培训课程的内容，国外多以诺丁斯的关怀教育理论和华生的关怀科学理论等为重要指导，在培养沟通技巧、情感支持和心理辅导等方面的知识和技能的同时，更注重培养护士的同理心、自我反思能力和情感智慧，根据培训对象的特点设置专项性的课程内容。我国的护士人文关怀课程进一步结合了中国国情和中华传统文化的内涵，对课程内容做了更为广泛的扩展和凝练，形成了具有中国特色的护士人文关怀课程，并对不同性质的对象开展具有针对性的培训教育。

（1）学历教育课程内容：学历教育课程的护士人文关怀课程应包含社会学、美学、哲学等人文社科类课程，护理伦理学、护理心理学、护理礼仪、护理美学、沟通学等人文科学，人文关怀理念在护理专业课程中的渗透，人文关怀知识、技能的学习与实践应用等。

（2）临床护士培训课程内容：临床护士的人文关怀培训内容应包括人文关怀相关知识和理论、医院文化、共情能力、沟通能力、叙事能力与合作能力、专业知识中的人文科学、职业伦理道德、优质服务理念与实践、关怀性护理操作的流程等。

（3）护理教育者课程内容：护理教育者应不断提高自身的人文素质，经常接受与护士相关的人文关怀的内容培训。课程内容包括崇高的职业意识、关爱生命的强烈信念、教育学与心理学知识、专业的关怀知识、关怀行为和关怀言语的使用以及临床关怀能力培训等。

（4）护理管理者培训课程内容：护理管理者是领导和实施人文关怀的重要角色，其具备人文关怀的理念和能力显得尤其重要，接受人文关怀的培训是护理管理者的重要任务。培训内容包括文化理念、组织与管理理论、人文信念、人文教学能力、人文研究、沟通能力、人文关怀护理管理等。

2. 培训目标 根据护理人文关怀课程的不同培训对象设置不同的培训目标。学校和医院对护理人文关怀进行一体化培养，从护理专业学生教育到入职后继续教育，使护士人文关怀能力在全服务流程、全职业周期得到同质、统一、系统的提升。

（1）学历教育课程目标：应根据学校人才培养方案确立的人才培养目标，通过科学设置护理人文关怀课程，对护理专业学生进行系统规范培训，使护理专业学生具备较好的人文关怀意识，掌握相应的人文关怀知识，拥有一定的人文关怀能力，在日常生活、学习中可表现一定的人文关怀行为。

（2）临床护士培训目标：医院通过对护士的人文关怀能力的继续教育培训，进一步强化护士在工作过程中对患者的关怀责任，提升临床护士和管理者的人文关怀能力，将医院关怀仁爱文化内化为护士的行为文化，建立充满关怀的诊疗氛围，促进医护技术以及和患者的合作，提高护理服务质量。

3. 培训对象 护理人文关怀课程的培训对象不仅包括护理专业学生，还包括护理教育者、临床护士以及护理管理者。

4. 培训方法 在护理人文关怀课程中融合多种教学方法，构建多维教学模式，灵活呈现教学内容，让护士在情境中产生人文关怀感知，激发护士的内在情感，从而提高护士人文关怀能力。

（1）体验式教学：通过情景模拟、角色扮演、实地实习等方法，体验感悟护理服务过程，从而激发护士人文知识、情感、关怀行为等方面的潜能与素质，让护士从亲身体验中锻炼和提升人文关怀能力。

（2）案例教学：通过人文关怀经典案例，引导护士积极思考和探索其中的人文关怀内涵，以提高护士分析解决问题的能力，进而提升护士的团队合作能力。

（3）反思教学：建立反馈机制，让护士能够及时了解患者对护理服务的评价和建议。在整个护理服务过程中贯穿自我反思，包括回顾事件经过、描述个人感受、研究患者感受、分析存在的问题、提出有效的改进措施等，从而加强护士对人文关怀的理解。

（4）叙事教学：通过小说、诗歌、绘画、摄影等文艺的方法，叙述医疗护理过程中的人文关怀故事，让护士领悟故事中人物的感受，触发护士的同理心，激发护士与故事中的人物产生共情，自然地表达出人文关怀。

（5）基于问题的教学：护士在工作中常常面对患者的痛苦和困扰，需要有足够的情感智慧来应对这些挑战。学校或医院在进行人文关怀能力培训中，强调以问题为基础，以受众为主体，要求护士应用人文关怀思想解决问题，反思其行为对患者的影响，帮助护士认识和理解各种情感状态，培养护士处理情绪的能力，以不断改进和提升自己的人文关怀能力。

（6）巴林特小组：组建同理心培训课程和案例讨论会，由小组成员讲述发生在个人身边的真实案例，各小组成员站在患者的立场自由表达个人观点，案例提供者通过小组成员的发言，发现自身在护患沟通中的认知盲点，对护患关系产生新的认识，从而提高个人的人文关怀能力。

5. 培训形式 人文关怀教学培训分为现场教学和线上教学两种形式，在日常教学中，可采用现场教学和线上教学相结合的途径。

（1）现场教学：通过现场理论授课、小组讨论、角色扮演、临床观摩、实习实践等学习活动，让学员充分、深度参与体验护士人文关怀服务的具体情景和流程。

（2）线上教学：通过在各网络教育平台开展微课或线上讲堂的形式，充分利用网络教学在时间、空间、形式多样性等方面的新形态，拓展人文关怀教育的方式，可很好地照顾到护士倒班、学习时间不集中的问题。

护士人文关怀能力的培养是一项重要而复杂的任务。除了学校和临床重视对护士人文关怀能力的培养外，个人应主动参与学习，积极探索提高个人情感智慧和综合素质。只有在关怀的基础上，护士才能真正成为患者信赖的伙伴，为患者提供更加有温度的护理服务。

三、护士人文关怀能力的评价

案例分析 临终关怀，让人生终点也有暖阳

护士不仅是诊疗技术的执行者，更是患者在医院期间接触最多、提供专业照护最多的人。护士的人文关怀能力是评价其综合素质的重要标准，是护士在秉承仁爱人性的基础上，在一定的人文文化环境中，融合人文观念、知识、态度、情感以及意志等内在修养，外化为自觉地全心全意服务于患者的专业照护能力。护士人文关怀能力评价体系，对护士人文关怀能力进行多方位、全维度的测评，是人文护理落实的关键和保障。健全的护士人文关怀能力评价体系可以将主观复杂的关怀现象转化为客观层面的数据，有利于管理者对护士人文关怀能力进行评价。

当前，国内外都有相关护士人文关怀能力的评价量表，在临床和护理教育培养中，可根据实际需要选择相应量表进行评估。

（一）国外评价护士人文关怀能力的相关量表

1. 关怀行为评价量表 该量表主要用于评估临床护士的关怀行为，采用 Likert-4 级评分，共包含 5 个维度 42 个条目。该量表可用于护士对自我关怀行为进行评价，也可用于患者对护士关怀行为进行评价。

2. 关怀能力评价量表 该量表在目前临床应用最为普遍，主要用于评估护士的关怀行为，采用 Likert-7 级评分，共包含"理解""勇气"和"耐心"3 个维度 37 个条目。该量表用于护士对自我人文关怀相关理念和行为进行评估，间接评价护士的人文关怀能力。

（二）国内评价护士人文关怀能力的相关量表

1. 人文关怀行为评价量表　该量表主要用于对护士的人文关怀行为进行评价，采用 Likert-5 级评分，共包含 6 个维度 53 个条目。该量表可用于患者对护士关怀行为进行评价。

2. 人文关怀品质评价量表　该量表主要用于评估护士的人文关怀品质，采用 Likert-5 级评分，共包含理念、知识、能力、感知 4 个维度 29 个条目。该量表可用于护士对自我人文关怀品质进行评价。

3. 人文关怀职业能力评价量表　该量表主要用于评估护士的综合职业能力，采用 Likert-5 级评分，共包含护理沟通、心理适应、护理审美、法律运用和关怀实践 5 个能力维度 26 个条目。该量表可用于护士对自我综合职业能力进行评价。

4. 基于儒家思想的护士人文关怀能力评价量表　该量表主要用于对护士的人文关怀能力的评价，采用 Likert-5 级评分，共包含仁、礼、信、和这 4 个维度 59 个条目。该量表可用于护士对自我人文关怀能力进行评价。

5. 护生人文关怀能力评价量表　该量表主要用于对护生人文关怀能力的评价，采用 Likert-5 级评分，共包含人道利他价值观、促进情感交流、灌输信念和希望、帮助寻求精神力量、帮助解决问题、协助满足基本需求、提供良好环境、促进健康教育 8 个维度 45 个条目。量表可用于护生对自我人文关怀能力进行评价。

6. 临床护士人文关怀能力评价指标体系　该指标体系主要用于护理管理者对临床护士人文关怀能力进行综合评价，指标体系以诺丁斯关怀理论为理论基础研制，体系分为住院患者、护士长、临床医生 3 个模块，共包含 4 个一级条目、12 个二级条目、92 个三级条目。

护士人文关怀能力的评价对提升患者体验和医疗服务质量具有重要意义。通过科学地构建和应用护士关怀能力评价工具，及时对护士的人文关怀能力进行全面、客观、系统、综合的评估，及时发现护士在实施人文关怀过程中的薄弱环节，予以改善，营造更加有温度的医疗环境。

第四节　护理人文关怀的实践

对"文化"理解我们可以分而析之，"文"是文脉积淀，包含历史沿袭、传统归属与价值诉求、精神气质、生命境遇、人生与事业追求；"化"是教化养成，包含着滋养人、激励人、塑造人、提升人、改造人，催生出高尚、纯粹、良善、厚道的人生与职业精神。护理人文关怀实践中的"文化"，正是这一概念的具体体现。

一、医院文化与人文关怀

（一）医院文化的基本内涵

医院文化是医学群体长期形成的理想信念、思想观点、行为准则、价值观念与道德规范的总体反映，其本质就是人文关怀。

广义的医院文化是医院主体和客体（即医院的服务对象）为人类的健康和防治疾病，在长期的社会生产实践和医疗实践中创造的、特定的物质财富和精神财富的总和。

狭义的医院文化是医院主体在医院这种特定的环境中形成的文化心态、观念和行为规范，包括政治理念、思想意识、精神信仰、价值观念、心理态势、思维方式、职业意识、医德修养、行为规范和生活方式，特别是医院群体意识中的价值取向、医院精神、医院风尚、医院制度、行为模式等。

（二）医院文化的组成

1. 医院物态文化 医院物态文化又称外显文化，即"看得见"的医院文化的浅表部分。医院物态文化是由医院主体和客体在社会生活和医学实践中，为适应人类本身获取健康和抵御疾病的特殊需要，进行物质加工所创造的各种物质财富的总和。它是由医院各种物质条件要素构成的，如医院的建筑、环境、设备、设施、交通道路、科技资料等。

2. 医院科技文化 医院科技文化是人类社会在医学实践中创造的医院主体所具备的医学科学理论、技术及其外显形态，主要包括医务工作者的文化素养、医学科学技术素质、检测和防治疾病的能力、医疗仪器设备的科技含量等。

我国的医学科技文化有一个显著特征，即传统医学、现代医学、中西医结合3种医学体系并存。由于历史和现实的原因，这3种医学体系各有特色、各有优势。3种医学体系中的文化并存、竞争和交汇融合，使我国的医学科技文化不断地重塑和再造，丰富和发展着具有中国特色的医学科技文化。

3. 医院意识文化 医院意识文化是由医院主体在医务活动、社会生活和社会交往等过程中形成的，是对医院主体独特的社会生活、社会地位和社会实践的反映，涵盖了价值观念、政治意识、职业意识、伦理道德、思维方式、心理态势等。医院意识文化是医院物态文化、科技文化、管理文化在意识观念上的反映，是社会不同群体的意识，特别是社会主导意识在医院和医务人员的内化过程中所形成的深层的文化积淀和浅层的医院心理的总和。

4. 医院管理文化 医院管理是医院主体按照医院工作的客观规律运用有关理论和方法对医院工作的计划组织和调控。医院管理文化是医院主体在医院管理实践中形成的物质手段、管理技术和观念形态，主要包括管理理念、管理制度、管理体制和管理艺术。

（三）医院人文关怀文化建设

医院人文关怀是指在医院中，除了医疗服务外，医务人员对患者的身心健康、尊严和权益等方面所给予的关注和关怀。医院人文关怀是现代医疗服务不可或缺的一部分，它强调以人为本，尊重患者的人格和人权，关注患者的身心健康，提高医疗服务的质量和效率。

1. 人文关怀精神文化建设 精神文化指在医疗服务中长期形成的人文关怀的意识和信念，包括基于人文关怀的办院宗旨、服务理念和价值观，是深层次的文化建设，也是医院人文关怀文化建设的终极目标。

2. 人文关怀物质文化建设 物质文化表现为服务患者和员工的特色人文建筑风格、布局构造、医疗环境、设施设备等，为患者和员工提供舒适、放心和安全的关怀性环境。

3. 人文关怀行为文化建设 行为文化是医院人文关怀精神的具体展现，指医疗活动和医院管理中的人文关怀行为，以动态形式存在。

4. 人文关怀制度文化建设 制度文化指明确规定医院管理者和医务人员在工作中遵循人文关怀行为准则及风俗习惯。完善的人文关怀制度能为医院人文精神的发展提供良好的土壤，使精神文化有更具体的载体。

医院文化建设可促进医务人员将医院人文关怀理念内化于心、外化于行，提升患者满意度，增加员工幸福感，深化优质服务理念和内部人文精神。

二、护理人文关怀组织管理

人文精神和职业修养都是直接反映在护理实践中的。护理人文关怀的推进离不开科学有效的组织管理。护理人文关怀的组织管理是在人文精神指导下的一种管理，其鲜明的特征就是以人为本，以文化育人，通过建立管理组织结构，明确职责，建立护理人文关怀流程来实现。

（一）管理组织

1. 建立管理组织体系 护理人文关怀实践，需要成立有效的管理组织，引领和指导医院护理人文关怀建设。如建立"院领导－护理部－科室"的三级护理人文关怀组织体系，形成自上而下的管理组织。

2. 完善标准和制度建设 通过制定护理人文关怀管理制度、常规标准和规范工作流程，定期修订完善并实施培训、组织落实。

3. 营造氛围和环境 营造良好的人文关怀氛围，如设立宣传栏、人文关怀展板、人文护理交流活动等；创造优美的就诊环境；设置人性化、清晰、醒目的引导及安全警示标识标牌；配备方便患者生活、活动且功能完好的基础设施；改善患者就医体验、为住院患者提供更好的就医氛围和环境。

4. 建立人文关怀链 关爱员工，制定人文关怀管理政策，实施柔性管理。建立同事间的人文关怀链，团结合作，使人文关怀无处不在。

（二）明确职责

护理人文关怀职责是从制度规范层面要求不同岗位、不同层级的护士在工作中运用人文关怀知识和技能为患者实施照顾护理，并不断学习以提升自身人文关怀能力，同时进行护理人文关怀教学与研究，促进护理人文关怀的进步发展。

1. 护理部人文关怀职责

（1）制订护理人文关怀的年度规划和计划，目标明确，措施具体，并部署实施。

（2）制订护理人文关怀管理制度及规范，组织培训实施，并定期修订。

（3）制订人文关怀培训计划，组织人文关怀培训，进行人文关怀培训考核。

（4）组织开展人文关怀相关研究，运用循证方法促进护理人文关怀发展。

（5）运用质量管理工具，持续改进护理人文关怀质量，定期或不定期到临床了解人文关怀实施情况，指导评价相关工作。

（6）关心关爱护士，畅通其职业生涯发展道路，通过不同途径了解护士的心声，采纳合理化建议，对有困难的同事提供帮助，营造关怀氛围。

（7）拓展关怀活动，组织护士成立医院爱心志愿小组或爱心小分队等，多渠道、多形式开展各种爱心活动；积极进行人文关怀宣传，充分利用各级各类媒体报道人文关怀的先进人物和事迹，传播弘扬正能量关爱护士，扩大人文关怀护理的社会影响力。

（8）汇报工作，听取指导，与相关部门沟通联系，获取支持和配合。

2. 护士长人文关怀职责

（1）制订本科室具体工作计划，合理安排工作进度，建立护理工作督查表，及时点评总结，确保计划实施。

（2）在科室积极宣传、倡导人文关怀理念，如通过制作人文关怀宣传册或宣传栏，组织不同形式的活动营造人文关怀的氛围，调动护士的积极性和创造性。

（3）检查科室人文关怀护理的实施情况并及时给予指导；开展人文关怀护理查房，促使护士为患者提供安全、有效的人文关怀护理服务；定期进行患者及家属对护理服务满意度及关怀满意度的调查，不断改进和完善人文关怀护理工作。

（4）主动向患者及家属介绍自己的身份，与其建立关怀性关系，了解患者情况，对特殊患者实行个性化人文关怀。

（5）尊重、关爱护士，了解并关心护士的思想、工作、生活和家庭等情况；对有特殊困难、问题或心理压力者及时提供相应帮助，必要时报告上级，获取支持；特殊情况应告知其亲属，共同为护士提供支持和帮助；主动征求护士关于排班及病区管理的意见，合理安排休假等。

（6）促进护士职业生涯发展，引导护士进行职业生涯规划，为护士提供培训、成长和晋升的机会；安排与其特长或能力相适应的工作任务，充分授权及信任，提供参与决策的机会；及时肯定业绩，给予鼓励；批评时注意场合和方式，避免伤及自尊等。

（7）根据科室专科特点，定期开展人文关怀护理经验交流会，组织并鼓励护士积极申报关怀护理相关课题并撰写论文，以提升护士人文关怀科研能力；对临床护理实践中的关怀瞬间、感人事迹进行发掘并撰写相关稿件，促进关怀护理科研与实践，扩大关怀护理的社会感召力。

（8）拓展人文关怀爱心活动，通过爱心志愿小组等组织开展各种爱心活动，为社区老年和儿童提供心理辅导、专科护理、生活关怀等，将人文关怀延伸到社区和家庭。

3. 临床护士人文关怀职责

（1）树立利他主义价值观和人文关怀理念，强化关怀的意识和责任感，具有人文精神、人文素质、人文关怀及人文科学等人文关怀知识。

（2）积极参加医院及科室组织的人文关怀相关培训，掌握观察分析、理性判断、人际交往、沟通协调、心理支持等人文关怀技能。

（3）具有责任心、同理心、爱心，维护患者的隐私权和知情权；具备主动服务意识、礼貌服务行为等人文护理精神。

（4）执行人文关怀举措、制度及规范，实施责任制整体护理。在护理服务的全过程中坚持"以患者为中心"，关怀、尊重患者及其家属，与患者建立关怀性关系，评估患者的关怀需求并及时提供个性化的服务。

（5）积极参加志愿活动，关怀他人，服务社会。

（6）积极参加关怀护理经验交流会与同事分享，共同感悟关怀的魅力，提升关怀意识及能力。

（7）与同事建立良好的关系，团结互助，形成良好健康的生活方式；对自我进行关怀，促进身心健康。

（8）参与护理人文关怀相关研究，撰写报道稿件分享经验与成果。

（三）护理人文关怀流程

建立护理人文关怀流程，为患者提供全过程、全方位的人文关怀护理服务。

1. 评估　评估患者人文关怀需求。可直接询问患者的需求与不适，也可采用心理痛苦评分筛查表、灵性需求评估表等获取患者人文需求，为护理计划的制订和实施提供依据，并辅以开放式问题。

2. 计划　以关怀理论为依据，专业及人文知识技能为基础，根据患者人文关怀需求的具体内容，制订切实可行的护理计划。

3. 实施　在护理工作全流程，运用人文关怀护理技巧来满足患者的人文需求，及时观察患者人文关怀需求的动态变化并调整护理人文关怀服务。

4. 评价与改进　护理管理者通过走动式督查、患者满意度调查、第三方满意度测评等评价关怀实践效果，发现问题及时分析原因，持续质量改进。

三、护理人文关怀措施

护理人文关怀措施是在护理过程中，护士为患者提供温暖、关心和体贴的护理服务。关怀是护理的本质和核心，而人文护理需要通过富含人文关怀的具体措施来实践和体现。护士应该掌握基本的护理人文关怀措施，并在护理服务中熟练应用，从而达到尊重人、关心人、爱护人的护理目标。

（一）沟通

沟通是人与人、人与群体间感情和思想相互传递、反馈的过程，分为语言性沟通和非语言性沟通两种方式，两者相互配合、相互渗透。护士在为患者提供护理服务时，除了需要娴熟的护理技术外，还需要熟练运用良好的沟通艺术，才能构建和谐的护患关系。关于沟通的具体内容在本教材人际沟通章节将作详细介绍。

（二）尊重、保护患者隐私

尊重他人隐私是人文关怀的主要表现形式之一。护理工作中应遵守相关的伦理准则，确保患者的隐私和尊严得到充分尊重，采取合适的隐私保护措施。询问患者病情时，态度应该严肃诚恳，不嬉笑嘲弄；在进行涉及隐私部位的护理等操作时拉上围帘、关闭门窗、拉上窗帘、妥善遮蔽，或将与操作无关的人员请离现场等，若为异性患者应有第三人在场；不在公众场合或向无关人员谈论患者的病情、生理缺陷、身世、生活及与本次疾病有关的特殊生活经历等；凡使用患者相关的图像视频、病历资料等用于学术交流，应获得患者知情同意或者屏蔽关键信息。

（三）注重照护细节

关注患者的个人健康需求，如安排舒适的床铺、提供干净的环境、确保足够的休息时间等，以提升患者的舒适感；向患者和家属提供必要的健康教育和护理指导，帮助他们更好地管理疾病、正确地使用药物和器械，恢复健康并维持生活质量，除常规的卫生宣传教育外，还可开展心理咨询辅导，健康教育讲座等；帮助患者保持与家人、朋友和其他患者的联系，促进社交互动，减轻他们的孤独感；重视患者的疼痛等主观感受，及时评估并进行症状管理，确保患者在舒适的状态下接受护理；提供延续性护理服务；保持文化敏感性，尊重患者的宗教信仰、饮食习惯、礼节习俗、观念差异、语言差异、审美习俗等，做好文化需求评估和护理。

（四）打造人文关怀环境

1. 物理环境 各类标识标牌简洁清晰，减少患者因标识不清而来回奔波；就诊环境应安全、整洁、安静、舒适、美观，地面防滑、楼梯间及卫生间等有扶手，可避免患者跌倒；配备足够的医疗设施和必要的生活设施，提供便民服务；设计人文关怀宣教区、图书角等，全方位营造人文关怀氛围和环境。

2. 社会环境 护理服务中以患者为中心，关注患者的需求和期望，营造人文关怀社会环境，根据个体差异提供个性化的人文关怀服务；鼓励患者参与决策，尊重他们的选择权；护士严格遵守各项规章制度、工作严谨、业务娴熟、着装规范、遵循礼仪、态度友善、互相尊敬，努力为患者营造安全、舒心、放心的心理及社会环境。

（五）关怀护士

尊重护士人格，关心关爱护士是人文关怀的重要组成部分。保护护士的合法权益不受侵害，避免护患纠纷和暴力事件；合理弹性排班；合理科学安排科室布局，减少和避免职业损害的发生；组织团建活动，减轻护士工作压力，提高团队凝聚力；定期开展座谈会，交流科室建设相关问题和建议等，并采纳合理化建议；建立科学的、公开透明的绩效考核机制；充分发挥榜样先锋作用，为护士树立正确的价值观，提升整体素质等。

思 考 题

1. 医院或学校应开设怎样的课程，采用怎样的形式对护士人文关怀能力进行培养，才能帮助护士良好地表达和应用人文关怀技术？

2. 请分享一个你认为有效改善护理人文关怀质量的经验或故事，以及你从中学到的重要启示。

3. 护士在临床实践工作中要具备哪些人文关怀能力才能很好地帮助患者解决实际问题？

（王涛、黄浩）

数字资源详见新形态教材网

⚙ 学习目标　　✦ 思维导图　　🖥 案例分析　　🖨 随堂测试　　🖳 拓展阅读
📊 思政元素　　🖥 微视频　　📄 自测试题　　🎞 教学课件

第 三 章
护士文化修养

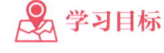 学习目标

思维导图

在护理工作中，护士不仅需要掌握扎实的专业知识和专业技能，还要具备一定的文化素质和文化修养，才能真正地理解患者、关心患者，更好地为患者服务。文化修养可以帮助护士培养独立的人格和独特的品位，使其拥有丰富的精神世界，勇于去追求自己的目标，享受理想人生。

第一节　文 化 修 养

一、文化与文化修养

文化与人类的历史发展和日常生活紧密相连。世界之地域辽阔，受不同的地理环境、气候变化、血缘种族等因素的影响，每个区域聚居的人群因其历史、政治、生活习俗等不同自然而然形成了丰富多彩的灿烂文化。

（一）文化

"文化"（civilization）是一个不易界定的概念，内涵非常丰富、外延十分广阔，既高深又通俗。学术界对"文化"这个概念还没有一个公认的定义。我国学者梁漱溟在《中国文化要义》一书中写道："俗常以文字、文学、思想、学术、教育、出版等为文化，乃是狭义的。我今说文化就是吾人生活所依靠之一切，文化是极其实在的东西。文化之本义，应在经济、政治，乃至一切无所不包。"《辞海》（1999 年版）对文化所下的定义是："从广义来说，是人类社会历史实践过程中所创造的物质财富和精神财富的总和。从狭义来说，是社会的意识形态，以及与之相适应的制度和组织机构。"

因此，广义而言，文化是人类生活的总和，它包括精神生活、物质生活、社会生活等极其广泛的方面。狭义而言，文化是人的全部精神创造活动，是意识、观念、心态和习俗的总和。一般而言，我们更多的是在狭义文化意义上使用文化的概念。

（二）文化的结构

文化的结构，从不同的角度有不同的分层学说。以下介绍文化的四层说。

1. 物态文化 物态文化是人的物质生产活动及其创造产品的总和，是具有可感知的具体文化事物，是构成整个文化的基础。物态文化以满足人们衣、食、住、行等生活需求为目标，直接反映人与自然的关系，反映生产力的发展水平，比如饮食文化、服饰文化、建筑文化等。

NOTE

2. 制度文化 制度文化是人类在社会实践中建立的各种社会规范、社会组织，包括社会经济制度、婚姻制度、政治法律制度等，以及科教、艺术等组织和政治经济团体等。通常，制度文化会以各种规章、条例、标准等形式表现出来，是管理文化的有形载体。

3. 行为文化 行为文化是在人际交往中约定俗成的、社会的、集体的行为，以礼俗、民俗、风俗等形态出现，是具有鲜明地域特色和民族特色的生活行为模式，所谓"百里不同风，千里不同俗"。

4. 心态文化 心态文化也称精神文化，是文化的核心部分，其包括社会心理和社会的意识形态，是指在人类社会实践和意识活动中长期孕育出的价值观念、审美情趣、思维方式、道德情操、宗教信仰，以及由此产生的哲学、文学、艺术作品，等等。

（三）文化的特征

1. 共同性 文化是人类共同创造的社会性产物，它必须被一个社会或群体的全体成员共同接受和遵循，才能成为文化。文化的诸多领域，如哲学、道德、文学、艺术、教育等包含着人类相通的思想、审美和情感。具有永恒生命力的文化艺术作品，比如古典音乐、世界名画、世界名著等，会受到全世界人民的普遍欢迎，对人们的精神生活产生非常深远的影响；科技成果的发明和应用、先进工艺和理念的推广等，也会被广泛应用于各行各业，改变着人类的生活。

2. 时代性 文化是在人类进化过程中随着历史发展进程不断创造出来的，不同的时代有着不同的特色文化。文化反映着不同时代人们生活的样貌，有着不同的内涵。作为重要文化符号的汉语言，经历了象形文字、甲骨文、古汉语、白话文等不断地更替与演变。当今社会年轻人在不同场合穿汉服穿唐装，可以看作是一种文化回归，也包含了对优秀传统服饰文化审美上的发扬和传承。而"cosplay"（角色扮装游戏）则是人们对外来文化的接受和呈现。

3. 民族性 从文化的产生和存在来说，文化的民族性让文化具有了显著的差异，从而让世界呈现出丰富多彩的图卷。由于地理环境和历史社会的影响，不同的自然气候和地理环境孕育出不同的文化，塑造出不同的民族性格，也孕育了不同的心理认知和审美，他们因此有着共同的经济生活和语言文字，并遵循着共同习俗。这些文化元素体现在民族文化的各个层面，比如在服装、语言、饮食、建筑、生活习性乃至婚姻制度、宗教信仰等方面，不同的民族有着截然不同的文化呈现。就语言而言，从文字的形态到发音，就具有鲜明的民族性。

4. 传承性 传承性也称作继承性。文化一旦形成，就会薪火相传地延续下去，任何一个民族和国家，如果没有文化传承和文化积累，自己的文化传统就会逐渐湮灭。因此，今天的文化都是建立在对传统文化的传承基础上发展而来的。中华民族由于受到几千年传统儒家文化的影响，形成了强烈的民族风格与个性，历史愈长，文化积淀越厚。"天行健，君子以自强不息"这种自强不息的精神，"修身、齐家、治国、平天下"这种家国情怀，"仁、义、礼、智、信"的人格品性，在历史长河中历经朝代的更迭、岁月的淬炼，依然流淌在中华民族的精神血液里，成为支撑起中国人脊梁的稳定精神内核。

（四）文化修养

1. 文化修养 文化修养（cultivation）是指人们掌握科学知识和人文知识，对社会科学、自然科学、宗教信仰、文化艺术等方面拥有了解、研究、分析、掌握的技能，可以独立思考、剖析、判断、总结，并塑造为自己世界观、价值观的一种能力。文化修养常常体现在对文学、艺术、历史、哲学等领域的理解和欣赏能力，和对社会、人性、价值观等问题的思考和探索能力，以及很好地认知世界、感悟世界、创造生活的综合素质。

文化修养，所谓"修"，是汲取、修习，为的是打下知识体系的基础。所谓"养"，是在

"修"的基础上提炼、批判、反思、升华。一个人的文化修养不是一朝一夕形成的，一定是经受了文化环境中长久的浸染和熏陶，接受文化教育，研习文化知识，参与文化活动、体验社会生活，通过积累和沉淀，所具备的审美能力、思维能力和创造力。文化修养可以帮助人更好地理解社会，融入社会，拓宽视野，扩展思维格局。文化修养的终极目标是协调人与人、人与社会、人与自然的和谐发展。

2. 文化修养的内容

（1）文化知识：丰富的文化知识积累不仅包括一定水平的专业学科知识，能够解决相应的专业问题，有学习能力和创新精神；也包括对世界文化、传统文化、宗教信仰、社会现象等方面有一定的理解和判断能力，具有独立意识和思辨精神。人们通过学习可以培养良好的文化修养，对优秀的、健康向上的文化心存钦慕和向往；对阻碍社会发展、违背人伦和自然规律、愚昧腐朽的落后文化，能够自觉抵制和摒弃。

（2）艺术鉴赏：艺术是人类对某种高于我们日常存在的事物的信仰与爱，是让人相信生命有着某种意义而认真活下去的理由和依据。艺术鉴赏是文化修养很重要的一部分。艺术的鉴赏力需要先天的感知力、细腻敏感的心理特质和后天的训练培养。学会以艺术的眼睛认识世界和观察生活，以艺术的心灵感悟世界和体验生活，以艺术的态度创造和驾驭生活，在艺术中获取坚持的力量，从而保持自我。

我们在阅读文学作品时，不管有没有和主人公相似的经历或体验，都会不由自主代入自己的思想和情感，会随着情节被带动情绪，会愤懑压抑、会伤心落泪。独自听一支曲子，或者是众人聚集的音乐现场，会被音乐旋律牵引而忘我，或激昂或低沉，古人说：余音绕梁三日不绝于耳，便是一种美好的持久的享受。看一幅画，会感知到色彩、线条、构图、笔触所表达的视觉冲击力、美的感受，以及作品的意境。在懂得欣赏之余，会分辨出美的、好的，好在哪里，为什么好。在见到美景、美物、美好的人性之时，会欣喜、会心安。虽然在很多时候"只可意会，不可言传"，但心灵会被打动，会产生感官的愉悦和精神的满足。

（3）道德修养：在中国传统文化里，做人应如"君子"，君子是儒家的理想人格。儒家的"修身养性""反身而诚"就是厚德的表现。它体现在以下4个方面。

1）自省："吾日三省吾身"，自省是一种理性的智慧，即审视自己，并通过时时内省反思，逐步完善修养以成就高尚道德情操。

2）克己：指严格要求、约束和克制自己的欲望和言行。人要有能吃苦、隐忍、坚韧的品行，方能成就事业。

3）慎独：指不靠别人监督严格控制自己的自觉性，尤其是在个人独处时更是如此。慎独是一种人生态度，彰显了一种襟怀坦荡的人生境界。

4）宽人：指的是严于律己，宽以待人。孔子曰"躬自厚而薄责于人"，说的是多责备自己，少责备别人。"己所不欲勿施于人"意思是自己不想要的结果或不情愿被这样对待，就不应该让别人遭受同样的结果或同样的对待。君子对自己要求严格，讲诚信，重义轻利，言行一致，以"言必行、行必果"为荣，以"知行合一"为善，以"言过其实"为耻。要推己及人，将心比心，设身处地为他人着想。

（4）言谈举止：是一个人文化修养的外在表现，古人云"胸藏文墨虚若谷，腹有诗书气自华"，饱读诗书，学有所成，举手投足间气质才华自然外溢，在人际交往中进退有度，谦恭有礼，落落大方，散发独特的个人魅力。为人处世光明磊落，真诚以待；衣着打扮遵从公序良俗，大方得体，符合自己的身份和场合；与人交谈，亲和有礼，语言清晰，表达流畅；仪表体态不拘谨、不张狂，站有站相，坐有坐相；遇事沉着冷静，豁达清醒，不易受困难摇动。

文化修养是做人和做事的需要，是个体在社会生活中求得更好生存与发展的需要。人总是以真、善、美为目标，不断充实和完善自己，以实现时代所赋予的历史使命和人生理想。

二、文学与文学修养

（一）文学

文学（literature）是一种社会现象，是一种社会意识形态。文学作品是人创造的，是人的意识活动的产物。文学是对社会生活的审美反映，社会生活是文学的源泉。文学是以语言文字为媒介的艺术，语言所塑造的形象不是视觉的，而是想象的。文学通过作家的感受、体验和理解得以反映生活。

高尔基（Maxim Gorky，1868—1936）认为"文学就是人学"。朱光潜（1897—1986）认为"远在文字产生以前，人类就有语言，有了语言就有文学"。老舍认为"文学是心灵的产物。文学的真面目是美的，感情与美是文艺的一对翅膀，使人心悦是文学的目的，把人带起来与它一同飞翔才能使人欣喜。感情、美、想象，是文学的三个特质"。

读者从文学作品中能看到"同情与怜悯"，文学可以滋养一颗慈悲和善良的心。美、善良、同情，这些正是护士应该具备的品质与初心。

（二）文学的作用

1. 审美功能　文学的首要功能是审美功能，文学作品唯有具备审美功能，才能成为好的作品。文学的审美功能，主要表现为艺术感染力。由于作品已经把一定的社会生活进行了审美的转换，哪怕是最悲惨的故事、最忧伤的情感都会变得可以带来审美快感，可供精神享受。文学作品有非常广阔的想象空间，总伴随有一定享受性、愉悦性、精神补偿性和心灵慰藉作用，从而完成审美过程。

2. 认识功能　文学的认识功能体现在它能通过感性具体的方式，全面而真切地认识生活。一方面是对生活知识和现象的认识，因人生命时长有限、生活空间有限，因此人对社会生活的认识总是局限的。文学艺术对社会生活的描写让人感觉身临其境，眼界大开。

（1）认识社会：人们可以从一部文学作品中认识到当时的社会心理、时代风貌，还能从作品中认识到所涉及的风土人情，得以极大限度地扩展人生阅历。除了这层表层的认识，文学更高的认识是对真理、真相的认识。在优秀的作品里，总是不同程度渗透着某种深邃的理性意识成分，会超越具体描写，上升到哲理的高度，揭示人类生存的真实，显示社会发展的本质。文学作品揭示人的灵魂深处极为复杂的心理过程和心理机制，让人得以深刻而细致地理解人的情感思想，领略生命的意义。

（2）反省人生：另一方面，文学的认识功能还表现在对人类自身的认识。黑格尔（1770—1831）认为欣赏就是在艺术作品里重新发现自己。文学不仅可以帮助读者认识别人的灵魂，更重要的是可以照映出自己的灵魂。文学对于心灵的描写恰好给读者提供了最好的镜子与参照，通过书中人物的情感、思维，来审视自己的内心与品格。

3. 教育功能　文学的社会教育功能，具有整体性和综合性特征，它从整体上建设和改造人的灵魂，促成人的政治思想、道德境界、文化趣味、人生态度、人格意志和性格禀赋的改变，向更高的境界升华。通过精神境界指导实际行动，作用于社会实践。

（1）伦理道德教育：文学借助鲜活的悲欢离合的故事，将善恶美丑淋漓刻画，达到震撼心灵的效果，自然而然地将崇高和卑下、扬善和惩恶印入人的道德意识里，起到移风易俗，归顺教化的社会作用，从而实现文学的伦理道德教育功能。

（2）文化教育：在日常生活中，文化和习俗支配着人们的思想和行为。文学作为文化现象的载体，精神生活的智慧结晶，担负着文化传承和交流的重任，优秀的经典文学作品可以跨越四海纵横古今，广泛地为世人传诵，经久不衰，散发着永恒迷人的魅力，发挥文化教育的独特功能。

（3）审美教育：文学艺术是人类审美经验和审美才能的集中体现，是进行美育的最佳教材。艺术培养观众，人类在作品的启发和引导下积累了丰富的审美经验。美渗透到人类生活的方方面面，提高着生活质量，改善着思维方式，升华着人的生存境界。

（三）文学修养

文学修养（literature cultivation）通常是人的生活经验、思想与道德品质、写作技巧和文学知识的综合体现。

朱光潜在《谈文学》一书中对文学修养做了这样的阐释：一是人品的修养，言为心声，文如其人，培养文品须培养人品，当然也不应从作者的生平事迹推论他的艺术人格。二是一般学识经验的修养。例如，要拥有丰富而正确的学识经验，定是要读书，而且要持恒，还要有哲学的高瞻远瞩。而实地的观察体验，对于文艺创作或比读书还更重要。生活愈丰富，对于人性的了解愈深广，作品自然愈有真实性。三是文学本身的修养，"工欲善其事，必先利其器"。文学还要能善用语言文字的技巧，这事看似容易，但实则极难，因为文学要用平常的语言文字产生不平常的效果。

文学修养是个人的素质构成中的重要元素。具备一定的文学修养是护士职业所必须的基本要求，有"文"方能"化"人，有"学"才能成事。在护士人文修养的历练中，提升文学修养是一条长路，正是在这条长路上，护士的人生得到升华，护理这一职业变得伟大。

三、护士文化修养的培养

世上没有无根之木、无源之水，任何一种职业文化修养的形成，都要基于其专业知识。有了专业作基础，才有了专业文化修养的特色。护士的文化修养也一样。护士文化修养的培养，可从以下方面进行。

（一）医学专业知识的积累

学好专业理论，提升专业技能，是护理专业学生的首要任务，也是从事护理职业的立身之本。通过学校教育打下坚实的理论基础，通过临床阶段进入实境的训练，将理论与实践相结合，在干中学，在学中干，不断钻研不停思考，直至具备初步的执业能力。学校的学习只是职业教育的起点，医学和护理是需要终身学习的职业。无论护士将来的职业规划是护理管理者，或是临床护理专家，或是从事护理教育，丰富的专业知识储备和卓越的学习能力是促使个体走向更高更远的必备条件。

（二）文化艺术欣赏能力培养

1. **"多读"** 朱光潜在《谈文学》中指出，文学是一般人接近艺术的一条最直接简便的路，也因为这个缘故，文学是一种与人生最密切相关的艺术。文学是人情、人性的最真实写照，而护士面对的是人的生老病死、人生百态，多读文学作品可以帮助护士适应社会，认识人性，理解人生。

2. **"多看"** 这里的看，包括对生活的观察，在身边人和身边事中，通过观察与思考，发现善与美，发现缺陷与不足，感悟人生，修炼品行。这里的看，还包括在现实生活中观赏优秀文化作品，如参观博物馆、艺术展、舞台表演等，通过观赏文学艺术的美，品味文化的内涵，用美好的文化滋养心灵，提升修养品位。

3.**"多听"**　听文化可以是听音乐，还可以是听"人生"。音乐是情感的艺术，是想象的艺术，是时间的艺术。优秀的音乐作品能给人一种诉之不尽的意蕴和审美感受，并能从中寻求到慰藉，所以听音乐是一种文化的修炼。这里的听，还可以是听"人生"，听听前辈、师长、同行、家人所分享的人生经历、感悟、专业经验等，也是个人修养提升的有效途径。

4.**"多写"**　要想下笔如有神，需是千锤百炼破万卷，多写多说，就是要学会用语言文字来表达所思所想，要能写出胸中万语千言，要经历无数的写作练习，无论是写论文、写报告、写方案、还是写小说散文，要行文流畅、观点清晰、文韵感人，这样的能力不是一蹴而就的，需要持久而大量的练习，当我们写破万卷时，心中自有神来之笔。

（三）个人道德品质的提升

护理职业面对的是人的生老病死，每个生命从呱呱坠地，到默默离去，都是护士在守候，这份职业神圣又伟大，因而被世人称为"白衣天使"。作为"白衣天使"，护士既需要有科学的理性和冷静，又需要感性的同情与共情，必须具备崇高的道德品质。这种品质的养成，是这个职业的使命，护士个人道德品质的提升成为当代护士的基本职业要求。

（四）言谈举止的训练

护士言谈举止的训练相关内容，本教材的护士礼仪修养章节将做详细介绍。

第二节　护　理　文　化

文化构成了人类社会的一部分，人类社会发展进一步成就了人类的文化。护理文化是社会文化在护理领域中的体现，它能够调动护士的积极性、主动性与创造性，团结和凝聚力量，发挥护士团队最好的服务能力。

一、护理文化概述

（一）护理文化的概念

护理文化（nursing culture）是在一定社会文化基础上、在特定的护理环境下逐渐形成的具有护理专业自身特征，为护理群体所遵循的共同价值观、基本信念、行为规范、职业形象，以及与之相适应的制度载体的总和。护理文化是护理管理的重要内容，是医院文化建设的一部分。

（二）护理文化的构建

1.**物态文化**　物态文化是护理表露在社会上的外界形象，包含医院环境和护士形象两方面。医院的建筑、工作环境、设施、设备等外部硬件条件，须满足患者就诊和康复的基本需求，体现安静、舒适、安全。工作区域的划分和合理设置、智慧护理的设施设备、护理管理和护理文书的信息化程度等，要满足护理高效便捷、省时省力的工作需求。而护士在工作中展现的仪容、仪表、仪态和护理技术水平等行为文化，反映一个医院的文化、精神风貌、人际关系。

2.**制度文化**　制度文化是在长期的护理实践中形成和发展起来的各类规章制度，用以执行护理管理，提高护理质量，约束和规范护理行为。护理组织的管理体制、组织架构、法律法规、规章制度、质量标准、流程预案等是护理制度文化的重要组成部分，有力保障着护理工作的有效和有序运行。例如，《护士条例》、护士行为规范、医德规范、护理技术操作规范等，制度文化既包含主管部门制定的，也包括医院或组织自行制定的。

3. 精神文化 精神文化是护理文化的核心层，是护理哲学、护理精神和价值观的集中体现，包括独立精神和创新精神。独立精神反映了护理的独立人格，是护理的自身特点，体现了护理的主体意识。创新精神则是指护理的多方面、多层面的创新精神，包括护理管理、护理技术、教学科研、护理用具、互联网＋服务等内容的不断创新。一个团队的护理精神是护理团队经历代代护理人的传承，凝练而成的护理理念与价值观，是医院护理文化的灵魂。

（三）护理文化的内容

1. 护理宗旨 保护生命、减轻痛苦、增进健康，为人类的健康服务，这就是护理宗旨。它是护理组织的目标和基本信念，是护理职业所限定的，在护理活动中应该遵循的根本原则，它规定了护士行动的指向和护理发展方向。护理宗旨具有强大的导向和激励作用，护理宗旨明确了护士事业具有的崇高的价值和意义，能使组织成员获得持久而巨大的精神动力。

2. 护理理念 护理理念又称护士的共同价值观，它是组织全体成员在长期的实践活动中形成并通过实际行动表现出来的共同信仰的一种价值体系，是护理文化的核心和基石，是组织的灵魂，也是维系组织生存、发展的精神支柱，如"以人为本，以患者为中心""有温度的护士"等。护理理念是被全体成员内化了的价值体系，是护士在实施护理行为时所秉承和奉行的理念。

3. 护理道德 护理道德就是护士应当遵守的职业道德，泛指医德。因为护理职业直接关系到人，关系到人的健康和宝贵的生命，因此社会对护理职业有很高的职业道德要求。由于地域、文化、宗教信仰、国家体制的不同，不同国家对护士的职业道德要求也存在差异，在中国"文明礼貌，同情关心""尊重患者的人格与权利，对待患者一视同仁""实行保护性医疗，不泄露患者隐私与秘密"等，都是护理道德的基本准则。护士要严守护理道德，全心全意为患者服务。

4. 护理制度 护理制度是各项护理工作应当遵循的法则，它包括各项管理制度和管理程序，也包括书面和非书面形式，如各种标准、程序、规则等。"制度管人"，可以使护理管理走向更加规范化、精细化、科学化的道路。护理制度是实现护理工作预期目标的管理手段，是评价护理质量的标准，是防范护理差错事故的重要措施，是维护正常工作秩序的重要保证。

5. 护理作风 护理作风是指护理群体在达成目标时表现出来的行为方式的个性特征。作风通常反映的是某组织具有的普遍性的、重复出现的、相对稳定的行为方式，是区别于其他组织的最具特色、最突出的和最典型的工作风格。"胆大心细，踏实严谨""反应迅速，争分夺秒"等是护理人的优良作风。

6. 护理形象 护理形象是护士在各类护理相关工作中展现出的整体形象，也是公众感知到的对护理行业的认识，以及产生的综合印象。在护理实践中，每一个护士的言谈举止和行为规范都是十分重要的。护士整洁的着装、温暖的语言、温和的笑脸、得体的举止、精湛的技术，可以温暖和疗愈患者的身心，同时也在向患者和外界社会塑造着良好的职业形象。

（四）护理文化的功能

在长期的护理实践中形成的护理文化，具有稳定性、特征性和持久性，在日常的管理和实践中起着非常重要的作用。其主要功能有以下几方面。

1. 导向功能 护理文化重在塑造护理职业形象，是护士的行动指南，对护士的根本信念和价值观起着重要的导向作用，帮助从业者坚定正确的职业信仰，秉持职业操守和职业精神。

优秀护理文化潜移默化地影响和熏陶，可促使护士自觉识别和判断荣辱、善恶、美丑，自觉抵制和远离不良诱惑，将"救死扶伤、爱岗敬业、精益求精"等服务宗旨和理念内化于心，外化于行，对护理事业的坚守赋予神圣的使命感和意义。

2. 凝聚功能　优秀的护理文化渗透到护理职业的各个领域和具体实践，将分散的、个体的能力，整合成集中的、团队的合力。"心往一处想，劲往一处使"，人人都是主人翁，都为团队的发展贡献自身力量，荣辱与共，这种合力是做好护理工作、促进护理专业发展的强大动力。

3. 激励功能　护理文化是激励护士奋发的精神动力，通过组织强化、榜样引领和激励措施，让护士清楚认识到自己的职业价值和人生理想，可以有效地调动和激发护士的积极性、创造性和社会责任感，从而坚定对护理事业的热爱，坚定为人类健康服务的信念。

4. 规范功能　严格规范护士执业行为，严肃纪律，奖罚分明，有效地防止和纠正与护理文化价值观念相悖的护理行为，确保护士自觉地强化服务意识，端正服务态度，改进护理作风，提高护理质量。

除此以外，护理文化还可以在护患沟通、提高效率、协调各种人际关系、院际交流、宣传教育等各方面发挥积极的作用。对内可以稳定护理队伍，优化护理生态环境，调节工作氛围，增强团队成员的认同感、归属感与向心力；对外可以扩大护理品牌的影响力，提升区域内的行业地位。

二、中华传统文化与护理

中华传统文化博大精深，上至治国安邦，下至个体生命健康，无不包含。其中，关于人的生、老、病、死等生命健康的护理文化，更是形成了其独特文化观点。我们从生死观、养生观、人生观等几个方面来阐述中国传统文化与护理的关系。

（一）中国传统文化中的生死观与护理

1. 顺应自然，淡看生死　生死问题是人类终极关怀的一个重要问题。护理的工作就是对人"生、老、病、死"全生命周期的照护，生死之事是护士无法回避且必须面对的问题。

在儒家看来，生死是宇宙化的产物，死亡是每个人的必然归宿。《礼记.祭文》中孔子说："众生必死，死必归土"。死亡是人生的自然阶段，对死亡要坦然待之，乐天知命。儒家从死亡本体出发，强调人们将全部精力和心血放在"现世生命"上。生而有涯，当"立德、立功、立言"。《论语·卫灵公》中孔子指出："君子疾没世而名不称焉"，人的生命总有完结的一天，人生在世，就要奋发有为，学而不倦，创造出光鲜的人生价值。

道家将生命看作自然运行并按"大道"法则逐渐完善的过程，从自然大道原则出发，面对死亡更为豁达。老庄认为，人的生死是大自然万千变化之一种，人的生死存亡如同飘风落雨一样，完全是"来不能却、去不能止"的自然变化。人应该顺应这一普遍的自然规律，对生死不必过于挂念，做到生不足喜，死不足悲，顺之而已。

佛家的核心思想是认为人生皆苦，生死无常，不要贪念世间诸相，懂得现实世界一切皆是虚妄，大慈大悲，积德行善，走出人生纷扰的困境，超越人生痛苦。

儒、释、道的生死观都表达了生死乃是自然规律，人们应当顺应自然，淡看生死，敬畏生命，珍惜人生，提高生命质量。

2. 安宁疗护，维护尊严　树立正确生死观，对护理专业的工作有重要意义。一是帮助护士树立正确的人生目标，珍惜生命，提高工作的技能，为患者做好生命终极的安宁疗护，维护生命的尊严。二是在面对死者亲属的丧亲之痛，能运用专业知识和技能帮助他们正确调整面对

疾病和死亡的心理。中国传统文化中的生死观常常成为护士安抚患者和家人的重要精神思想，能帮助走到生命尽头的患者满足身心的需求，引导亲属陪伴度过最后的时光，走出丧亲之痛。这样的文化修养成为护士学习的重要内容。

（二）"天人合一"思想中的养生观与护理

天人合一是中华传统文化的一种哲学思想。前人在探讨人与自然的关系时，有"天人同源、天人同构、天人同性"的阐释，推崇的是"天人相应"，强调的是人与自然的和谐统一。《黄帝内经》指出"人与天地相参也，与日月相应也"。老子在《道德经》中说"人法地，地法天，天法道，道法自然"。前人很早就意识到人与自然关系的密切，人的生命活动都与大自然息息相关。人若能顺应自然生息，人体与外界阴阳即可达到平衡协调，身体得以保持健康；若不能顺应自然，无法适应自然环境的变化，人体内外的阴阳则会失衡，人体的健康便会受到威胁。所以中医养生首先强调的就是"天人相应"。这种养生观对护士指导患者治疗、康复有很好的治护价值，也是中华文化的中医学对人类健康的贡献，对护理工作有重要的指导价值。

（三）"修身养德"的人生观与护理

"德者，本也"，要有德须"修身"。崇德向善，据德而行，仁爱之心，是从事护理工作者做人的根本。

1. **守诚** 《礼记》中说"欲正其心者，先诚其意"，"君子诚之以贵"，"诚者天之道也，诚之者人之道也"，诚是一切道德的本源，有诚才有德。真诚，诚信，是发自肺腑的，真心实意去履行自己的责任和义务。一个人必须出于诚信，才能对人对事尽心尽力，戒骄戒躁，踏实肯干。有诚信，才能日积跬步以至千里。护士对工作要诚，事关生命无小事，要仔细认真；对待患者要诚，尊重患者，说真诚的话，做有益的事，实事求是，不倨傲，不虚言，不虚伪；对待同事要诚，学无止境，以诚待人，同事和同行才愿意与之传授、切磋、合作，才能从他人身上学到优秀的品质和知识技能。

2. **仁爱** 孔子说"仁者爱人""夫仁者，己欲立而立人，己欲达而达人""能行五者（恭、宽、信、敏、惠）于天下，为仁矣"。孟子说"仁义"，"仁"可以理解为人心，即人人皆有恻隐之心、仁爱之心。仁是中华传统文化和道德的最高境界，内涵极为丰富。仁爱，"仁"可理解为宽仁，慈爱。仁爱的基本含义就是人对生命的基本同情和关怀，仁就是爱人，与人相处时，常怀一颗爱人之心，与人为善。提倡仁爱，也就是以人为本，人在生命价值上是平等的，每个人都是值得被尊重的。如果缺少对人性和生命的同情与关怀，就是"麻木不仁"，虚伪就是不仁。护士每天面对的是由疾病和痛苦带来的残缺、异味、血腥的场景，以及焦灼、愤怒、悲伤、无助的情绪，人性的复杂在医院里体现得淋漓尽致，如果没有博大宽厚、温柔慈悲的仁爱良善之心，就无法理解患者的苦痛，也就做不好护理工作。

3. **有礼** 林语堂先生在《孔子的智慧》一书中对《礼记》的"礼"解读为，礼绝不可只看作遵守礼仪，礼是理想的社会秩序和社会法规的哲理，万事万物各得其宜，包括宗教礼法，也包括生活的规范以及一般社会交往的礼俗。礼之目的，是将社会地位与明确的义务进行清楚而简明的阐述，使之构成道德秩序，以为国家政治秩序之道德基础。首先，礼可理解为意义分明的社会关系，彼此以适当的态度相对待。礼是一种诚挚的心境，是互相敬爱之道，是行为的道德纪律，为人行事皆有礼有节。其次，作为社会原则理解时，礼意为"物皆有序""万物各得其所"，是礼仪，是遵守法规制度。最后，礼是风度、是礼貌。在护理工作中，"有礼"包括应当遵守国家、行业的法律法规，医院的规章制度；在医护、护患、师生、上下级等各种人际关系中行止有度，长幼有序，所作所为符合自己的职责和身份，体现个人素质和文化修养；护士的仪容仪表、言谈举止皆应符合护理职业的行为礼仪规范。

4. 慎独　《礼记·大学》所云"此谓诚于中，形于外，故君子必慎其独也"，慎独是指人们在独自活动无人监督的时候，凭着高度自觉，按照一定的规范行动。据朱熹（1130—1200）解释，所谓"独"就是"人所不知而己所独知之地也"，要做到真诚，最重要也最考验人的便是"慎其独"，慎独知耻是"正心"的方法和途径。慎独是一种修养、一种自律、一种担当，更是一种为人之道，规范自身行为，于细微处见实效。在护理工作中，慎独尤为重要，护士常常一个人面对患者，值班时独自处理问题，无人陪伴、无人监督；在单独执行操作时、配置药物时是否剂量准确查对无误；患者反应迟缓没有亲属在场时是否一样温和有耐心；对待意识不清卧床的患者是否也能按规章制度和技术流程一丝不苟去完成操作。慎独，考量的是护士必备的职业素质，以及对救护生命的责任担当。

三、现代护理文化

现代社会科技和经济的发展日新月异，整体社会环境的影响促使人们对现实生活和精神心理的需求都有着很大的提升。同样，一方面人们对医院环境、诊疗技术、护理服务水平的要求逐渐增高；另一方面，护理从业人员对医院的管理模式、工作环境、护理文化也有着更高的需求。

（一）护理服务文化

1. 护理服务文化概述　护理服务文化是医院的护理群体在为人类提供护理、保健服务的实践中所创造的全部物态服务文化和意态服务文化的总和。随着现代医学模式的转变和优质护理服务的开展，人们对护理服务文化有了新的要求。

2. 现代护理服务文化的特点

（1）创新性：现代护理服务文化强调"以人的健康为中心"，要研究服务的内在规律、理念、管理的全方位创新。创新体现在护理实践的方方面面，比如护理器具的发明创新、护理管理模式的创新、护理教学方法的创新、对患者和群众宣教形式和知识内容的创新等。

（2）情感性：现代护理服务文化是一种情感文化，护士要发自内心地理解患者、尊重患者、关心体贴患者，与服务对象建立良好的关系，以换来服务对象的认可与赞誉。

（3）实践性：现代护理服务文化是一种实践文化，护士是与患者接触最多的人。现代护理服务文化注重人的价值和人的心理，注重质量，注重服务。护士在为患者提供服务时，需要研究服务对象的不同文化需求，以取得对方心理上以及文化上的认同与配合。

（4）协调性：现代护理服务文化是一种管理文化，整个医院的运行体系是由多部门组成的复杂的庞大系统，护理工作是系统中的一环。随着信息产业的快速发展，以及服务手段的快速更新，服务整体协调性越来越突出，护士必须与其他部门的专业人员密切配合，才能确保服务系统的高效运转。

（5）社会性：现代护理服务是一个开放系统，社会文化为护理文化提供了依托和引导。护理服务文化不仅在医院主体内发挥着特定的功能，同时对其他社会文化也起到辐射和推动作用。

3. 现代护理服务文化的内容　新时代、新需求、新举措，当代护士应将护理文化融入日常护理工作中。为患者提供系统的、多元化的健康服务是现代护理服务的核心内容。

（1）提供专业化服务：是指应用整体护理理念，结合循证护理思路，采用护理程序步骤，针对患者需求，将高水平的医学护理知识、技术及严谨的职业品质融入护理服务，如糖尿病患者的饮食和用药指导、骨科手术患者的康复指导等，突出专业技能和专科特色。这也是目前着力培养临床专科护士的目标所在。

（2）提供标准化服务：是通过对服务标准的制定和实施，达到服务质量目标化、服务方法规范化、服务过程程序化，从而有力保障护理服务的质量和水平，如静脉穿刺操作、吸痰吸氧操作，办理出入院流程等。

（3）提供人文服务：营造温馨的物理环境，在整个护理实践过程中重视并满足服务对象合理的生理需求和心理需求，尊重和理解患者，提高患者的舒适感和安全感，注重隐私保护，如病房的防滑防跌倒设施、各类安全警示、私密的母婴候诊室等。

（4）提供个性化服务：护士应从细微处关心服务对象，关注、理解并支持他们的个性需求，以促进健康为前提，准确提供适宜的服务，如为少数民族患者的饮食习惯合理配餐、调适术后患者病房灯光和环境、危急重症患者的安全转运、自杀患者的心理疏导和安全防范等。

（5）提供便捷化服务：在保证护理质量的前提下，简化工作流程，为服务对象提供各种便捷的服务，满足需求，减少安全隐患。随着互联网科技的高速发展，智慧医院、智慧护理、互联网＋服务等如今已广泛应用在患者就诊的全过程，如预约、检查检验、身份识别、健康宣教等不同环节。

（6）提供延伸化服务：护士扩大护理服务范围，将在院期间的护理服务内容延伸到患者出院之后，如通过患友会、专病微信群、电话随访、云随访、上门随访等方式，护士继续为出院患者提供饮食指导、功能锻炼、用药指导、心理疏导等护理服务。

（二）患者安全文化

1. 患者安全文化的背景 患者安全文化是指医疗机构为实现患者安全而形成的员工共同的态度、信念、价值观及行为方式。

随着现代科学的飞速发展，医学技术也取得了长足进步，各种新的检查方法和治疗手段不断应用到临床，有效提高了患者疾病的治愈率，人类的预期寿命不断延长。但医疗负性事件的发生率却没有明显降低，这也引起了医学界以及许多国家政府和国际组织的高度关注。世界卫生组织将患者安全定义为"将卫生保健相关的不必要的伤害减少到可接受的最低程度的风险控制过程"。

在全球重视患者安全的背景之下，围绕患者安全问题，了解并推行患者安全文化建设，是医疗机构改进和提高患者安全状况的重要措施。医疗机构着力构建患者安全文化，最终形成"以患者为中心、领导重视、全员参与、信息共享、持续改进"的多元患者安全文化。

2. 构建新时期护理安全文化

（1）护理安全文化理念的更新：面对日益复杂的护理环境，需要对护士进行护理安全文化的培训，树立共同安全理念。①提高护士对护理服务安全重要性的认识，树立安全第一的观念，增强安全维系生命健康的意识。②转变对"人误"的偏见，抛弃"人不应出错"的传统观念，接受"人皆会犯错误"的事实，敢于正视安全问题。③转变安全管理思路，明确个人差错多与系统有关，要从管理系统角度查找原因。④建立并完善非惩罚的不良事件报告系统。⑤变"苛责文化"为"缺陷分享文化"。新时期的护理安全文化更注重对错误的原因分析、改进措施及其整改效果。

（2）护理安全文化氛围的营造：营造护理安全文化氛围，可以从安全文化的三层面着手。

1）物质层：急救设备仪器保持正常使用状态，药品在有效期，规范和完善各类安全警示标志牌，提供必要的安全设施。例如，床头、走廊、悬挂防跌倒警示标识；治疗室操作台上方张贴查对制度；专人负责专项内容。

2）制度层：建立健全一系列保证护理安全的规章制度，如护理质量安全核心制度、护理技术操作手册、护理突发事件应急预案、护理风险告知制度等，使护士在每一个工作环节中都能够规范执行。

3）行为层：安全的护理行为是更新安全文化理念、建立安全制度的落脚点，使安全的行为和意识渗透到护理工作的方方面面。例如，通过"安全月、安全日"等主题活动，加强安全知识培训，强化安全意识。日常工作中严格在每个环节执行查对制度，并完善自查、互查、督查等措施，尽量减少安全隐患，防范安全事件的发生，降低对患者造成的伤害程度。

（3）护士的患者安全意识促进：促进患者安全行动，并以患者安全文化建设为基础，加强护士的患者安全意识，进一步拓展患者安全文化外延，向患者家属、家庭、基层医疗机构、社区、社会延伸，广泛传播患者安全文化。确保"安全的人员"在"安全的环境"中执行"安全的医疗"，才能创造出高品质的安全医疗环境，从而让老百姓享受到"放心"的医疗服务。建设和传播患者安全文化，对推动全民健康，建设健康中国具有重要意义。

第三节　多元文化与跨文化护理

"求木之长者，必固其根本；欲流之远者，必浚其泉源。"文化是一个部落和民族在长期生活的过程中形成的风俗、习惯、传统的总称，也影响着人们对于健康、生命、临终和死亡的认知和应对。因此，如果想提供真正具有抚慰意义的照护和护理，就需要扎根于当地文化，落实于真实世界的日常生活。

一、多元文化概述

经济全球化是文化多元化的基础和前提，每一文化都有其存在的社会历史和现实基础。世界的一体化会让我们清楚地看到文化的多元化，多元文化有以下特点。

（一）各美其美的多元共存

"各美其美"，不仅是指世界上各民族、各文化、各国家皆有各自优点，要发挥各自长处，而且内含分享的智慧，即善于把自己的优点和长处分享于不同的民族、文化、国家。"各美其美"的多元共存是指各种文化都有平等的生存权利和发展空间，互相之间应该平等共处、和谐发展。自20世纪80年代以来，随着经济全球化的不断发展，世界文化多元化已成为历史发展趋势；同时，每一种民族文化都具有其他文化所没有的优势因素；因此，"美人之美"也是多元共存的重要体现，即要善于学习他人的优点长处，借鉴人类文明的优秀成果，不论这些美好的东西是谁原创的。多元共存为各种文化的相互交流、取长补短提供了条件，各种文化在彼此借鉴优势、共同发展和繁荣的过程中产生了互相依存的共生性，从而形成了多姿多彩、魅力无穷的人类文化景观。

（二）和而不同的求同存异

"和而不同"是《论语·子路》中的一句名言。这一思想认为，世界上的各种文化和民族之间应和谐而又不千篇一律，彼此不同而又不相互冲突；和谐以便于共生共长，"不同"以利于相辅相成。按照这一思想，世界各种文化应在和平竞争中取长补短，在求同存异中共同发展。因为每一种文化都蕴含着一个民族特有的价值观念和行为方式，凝聚着一个民族的精神实质。和羹之美，在于合异。人类文明多样性是世界的基本特征，也是人类进步的源泉。

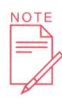

（三）美美与共的融合创新

文明没有高下、优劣之分，只有特色、地域之别；文明差异是人类文明进步的动力。多元文化中，处在同一时代、同一文化体系中的多元文化各自具有鲜明的民族特色，但各种文化彼此之间时刻不停地进行着相互交流和融合，文化在任何时候都是一个动态的、开放的、不断变化着的系统，它的发展、壮大，永远离不开与其他文化的交流、沟通和传播，终于形成"我中有你、你中有我"的多元一体格局。

中华文明拥有与其他文化交流互鉴的丰富经验，在今后越来越广泛且深入融入世界的过程中，能为重构全球化和不同文明的关系作出贡献。

二、文化与民族

文化与民族是人类社会不可或缺的重要组成部分。它们相互依存、相互影响，共同塑造了人类世界的多样性和丰富性。多元文化是随着不同民族的产生而形成的。每一个民族在其漫长的繁衍和发展历程中为适应各自的生存环境，从一开始就生成和发展出了自己的一套价值观念和生活方式，即各自的民族文化。民族文化有以下特征。

（一）长期性

一个民族的文化是这个民族悠久历史的积淀，是民族生命与民族精神的发展产物和不竭源泉。它是在该民族长期的生产、实践与交往过程中逐渐形成的，并不断发展壮大。因此，从某种意义上来说，人类的发展史就是多种文化长期并存、交流、创新和发展的历史。因此，多元化的文化具有长期性特征。中国历史上至华夏的原始民族，下至近代社会，上下五千年，优秀传统文化在长期的发展中逐渐成熟。

（二）相对稳定性

每一个民族的传统习俗、宗教信仰、思维方式和价值观念是适应本民族的一种文化形态，而且是在本民族的社会生产和生活实践中逐渐形成和发展起来的。这种文化形态一经产生就会在该民族的发展过程中长期存在并起作用，它具有相对的稳定性。中国优秀的传统文化也是因其具有相对稳定性，有自己独特而丰富的魅力，才能顺应社会生活的日新月异，不断满足人们日益增长的精神需求。

（三）特异性

民族文化，能够呈现各个地区的特色，造就各个地区的民族文化性格。正所谓"一方水土养一方人"，就是民族文化对当地人情性格培养的生动写照。中华民族坚韧不拔、刚正不阿、勇于奉献、团结奋斗的性格，就是深受中华传统文化的影响，深受传统精神品格的影响。一辈又一辈的中国人汲取中华文化优点，学习继承优秀文化，把优秀的精神品德镌刻在骨子里，彰显中华文化的魅力。

我国是一个统一的多民族国家，拥有56个民族，每个民族都有自己独特的文化和传统，共同构成中华优秀传统文化。

三、中华优秀传统文化

中华优秀传统文化是中华民族在五千多年历史发展中积累下来的宝贵财富，是中华文明的智慧结晶和精华所在，是中华民族的根和魂，构筑起中华民族共有的精神家园，是中国人安身立命之所，深刻影响着我们的性格特征和思维方式。中华优秀传统文化展现了多个突出的特征，这些特征包括连续性、创新性、统一性、包容性与和平性。

NOTE

（一）连续性

中华文明具有突出的连续性，从根本上决定了中华民族必然走自己的路。如果不从源远流长的历史连续性来认识中国，就不可能理解古代中国，也不可能理解现代中国，更不可能理解未来中国。

（二）创新性

中华文明具有突出的创新性，从根本上决定了中华民族守正不守旧、尊古不复古的进取精神，决定了中华民族不惧新挑战、勇于接受新事物的无畏品格。

（三）统一性

中华文明具有突出的统一性，从根本上决定了中华民族各民族文化融为一体、即使遭遇重大挫折也牢固凝聚，决定了国土不可分、国家不可乱、民族不可散、文明不可断的共同信念，决定了国家统一永远是中国核心利益的核心，决定了一个坚强统一的国家是各族人民的命运所系。

（四）包容性

中华文明具有突出的包容性，从根本上决定了中华民族交往交流交融的历史取向，决定了中国各宗教信仰多元并存的和谐格局，决定了中华文化对世界文明兼收并蓄的开放胸怀。

（五）和平性

中华文明具有突出的和平性，从根本上决定了中国始终是世界和平的建设者、全球发展的贡献者、国际秩序的维护者，中国不会把自己的价值观念与政治体制强加于人，坚持合作、不搞对抗，不搞小圈子。中华文明是一种追求人类和谐、世界和平的文化。

四、跨文化护理

跨文化护理（transcultural nursing）是一种护理实践方法，它强调在护理过程中关注并尊重不同文化背景下的个体、家庭和社区的需求、价值观和信念，提供与之相适应的护理服务。跨文化护理的核心原则包括文化敏感性、适应性和灵活性。这意味着护士需要了解跨文化护理的发展脉络，具备跨文化沟通的能力，了解不同文化背景知识，以及掌握应对不同文化情境的技能，提高护理服务的针对性和满意度，满足不同文化背景患者的需求。

（一）跨文化护理的发展历史

以美国为例，20世纪初，从事公共卫生的护士就在对意大利裔、俄罗斯裔等移民族群的照护中面临着如何应对文化多样性的问题，由于健康观、疾病观和生死观不同所带来的价值取向和健康行动，也发现了文化视角的重要性。

第二次世界大战期间，面对着大量来自不同文化的患者以及多种多样的护理需求，部队护士掌握的跨文化知识就显得尤为重要，而且他们也在这个过程中了解到不同地方的传统文化和医疗知识，积累了丰富的相关知识。在北京冬奥会医疗保障工作中，有众多护理天使奋战在一线，与医生、医技等医务人员组成了一个个强有力的医疗保障团队。他们掌握精湛的护理技术，具有文化敏感性，提前学习各国的文化习俗，掌握跨文化护理的精神和理念，用专业的护理精神保障着冬奥赛事的顺利进行。

（二）原因探索

一方水土一方人的文化疗愈。多元文化背景下，不同民族对于疾病的解释常常与当地环境及特色文化有关，不同的民族有自己的风俗和信仰，影响着他们的疾病观、健康观和生死观。在不同的文化背景下，人们对于疾病起因的解释各异，据此所采取的治疗手段也不同，这导致人们对于疾病的反应也大不相同，甚至一种文化中行之有效的治疗实践可能在另一种文化中毫

无意义。因此，患者对很多疾病的认知和治疗手段，成为护士理解患者的契机，也成为影响护理过程中依从性的关键要素。所以护士应当在充分尊重当地人文化的情况下努力地去尝试理解，以求更好地进行跨文化护理。

跨文化护理涉及多个领域，如跨文化沟通、文化评估、文化适应等。护士在跨文化护理实践中，需要掌握有效的沟通技巧，了解患者的文化背景和价值观，以便更好地理解和满足他们的需求。同时，跨文化护理还需要评估患者的文化适应程度，提供个性化的护理方案，确保患者能够在不同文化环境中得到适当的护理。

（三）护理路径

文化相对论视角下的疾病阐释和照护应对。文化是整体性的，也是相对性的。文化塑造了有别于生物医学意义上有关疾病和健康的认知，不同文化背景下的患者，对疾病和健康有不同的理解、不同的敏感性和各自适合的护理方式。例如，有学者在对某些特殊妇女妇科疾病就医依从性的研究中发现，这个群体患病女性不愿意接受妇科病的诊治和护理，是因为他们的民族文化存在的乱伦禁忌、性禁忌、近亲回避等内在的文化因素，支撑着"女性污名化"的就医逻辑。所以，在跨文化护理中，就需要真切地聆听他们的身体、心理和社会文化的疾苦，在理解、尊重其文化属性的前提下，提供有效、舒适的照护方案。

跨文化护理面临的挑战包括文化差异、语言障碍、宗教信仰等方面的挑战。为了应对这些挑战，护士需要具备跨文化沟通的能力，尊重患者的文化信仰和价值观，提供适当的护理服务。此外，还需要加强国际合作与交流，促进不同文化背景下的护理实践经验的分享和学习。

（四）跨文化护理的未来发展

随着全球化的推进和医疗服务的国际化，跨文化护理将越来越受到重视。未来，跨文化护理将成为护理服务的重要组成部分，为不同文化背景下的患者提供更加全面、个性化的护理服务。同时，跨文化护理实践的深入发展，也将促进护士的专业素养提升和国际交流与合作的加强。

五、莱宁格的跨文化护理理论模型

莱宁格（Madeleine Leininger，1925—2012）在 20 世纪 60 年代，首先使用了"跨文化护理（transcultural nursing）"的术语。跨文化护理学是运用护理学中关爱、照顾的理念和护理程序，并在此基础上融合了人类学、社会学和生物学的相关知识所形成的一门独立学科，旨在立足于服务对象的文化背景和社会文化环境，提供与其文化相一致的高水平、多体系、多层次和全方位的有效护理。

（一）核心思想

跨文化护理，又称多元文化护理，其核心思想为"文化照顾"，即针对每位患者从特有文化中习得到的、共享的和世代延续下来的价值观、信念、规范和生活方式，护士采取符合其相应文化传统的措施对其进行照护。它主要强调文化照护的差异性及共同性，即强调护士应该为不同或相同文化背景下的人们提供与其文化一致的、安全的、有益的护理。

（二）理论框架

跨文化护理理论的框架为"日出模式"，该框架阐述了具体的理论构成成分及各概念间的关系，护士可以通过该模式理解不同文化背景下个体、家庭、群体的健康如何被相应因素影响（图 3-1）。

"日出模式"主要包括 4 个层次：

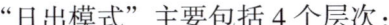

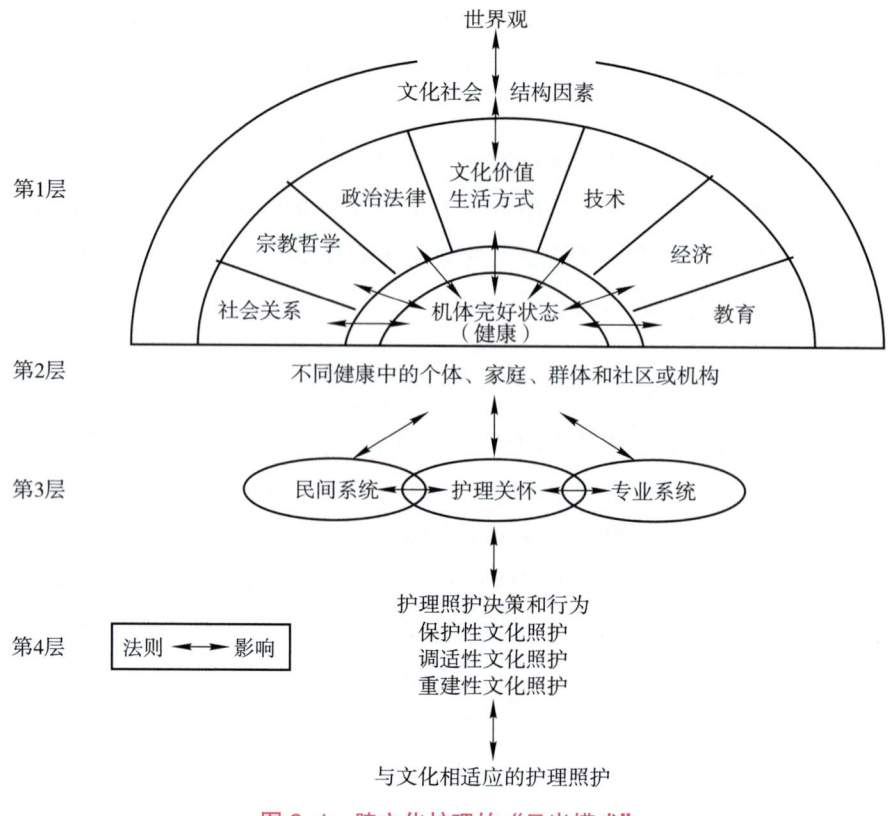

图 3-1 跨文化护理的"日出模式"

第 1 层（最顶层）即世界观和文化与社会结构层，主要指个体不同的世界观与特有的生活方式，即人类照护与个体的背景、信仰、价值观和实践方式有关，护士应该重视被照顾对象的观念与经验，而不能将自己的观念强加于被照顾对象。

第 2 层为服务对象层，该层次提供了特定文化的人们有关照护和健康的形态、意义及表达方式。

第 3 层为保健系统层，该层次蕴含特殊的民间照护系统，可理解为被照顾对象可能会隐瞒一些文化和社会结构因素，而往往是这些特殊的信息需要护士仔细甄别，才能为护理对象提供全面的护理。

第 4 层为护理照护决策及行动层，该层次是比较具体的行动层。当护士获取到与被照顾对象相关的前 3 层信息后，提供被照顾对象文化需求相一致的护理照护活动就在第 4 层得以实施，实施方式可采取文化照护的保存（维持）、文化照护的调整（协商）或文化照护的重塑（重建）等，即采取相应措施满足被照顾对象，为其提供护理。

思 考 题

1. 谈谈你对文化修养的理解。你认为护士的文化修养在护理工作中有什么作用？
2. 谈谈文学在你成长经历中有过什么样的影响，说出三部你印象最深的文学作品。
3. 谈谈如何在生活中提高个人的审美能力？
4. 多元文化的特点是什么？
5. 如何理解针对患者的多元文化背景实施跨文化护理？

（詹雪梅、岳鹏）

数字资源详见新形态教材网

📱 学习目标　　⚡ 思维导图　　👥 案例分析　　🖨 随堂测试　　🖥 拓展阅读

📊 思政元素　　🖥 微视频　　📄 自测试题　　📽 教学课件

数字资源详见新形态教材网

📱 学习目标　　⚡ 思维导图　　👥 案例分析　　🖨 随堂测试　　🖥 拓展阅读

第 四 章

护士美学修养

 学习目标

思维导图

　　美学是从人对现实的审美关系出发，以艺术作为主要对象，研究美、丑、崇高等审美范畴和人的审美意识的学科。随着经济的快速发展，人们对美的要求也越来越高，对美的研究也越来越深。美学修养，是以修养为基础，以审美活动为中心，是人们欣赏美、追求美、创造美和享受美的一种社会实践活动。它可经过后天长期的涵养和训练培养而成。

　　护理美学是站在护理的角度运用美学的基本原理、基本理论，研究护理领域中美的现象和审美规律的一门新兴的交叉性应用学科。这一新兴学科的形成不仅是护理学科发展的需要，也是社会进步发展的必然，护士美学修养的培养也成为护理工作的职业要求。

第一节　美 学 概 述

　　大千世界中，美无时不在：从自然到社会，从历史到现实。罗丹（Auguste Rodin，1840—1917）说："美是到处有的，对于我们的眼睛，不是缺少美，而是缺少发现"。社会的进步，就是人类对美追求的结晶。要想正确地看待美，我们不仅需要理解美的概念，还需要先从认识什么是美开始。

一、美与美学

（一）美的概念、本质及特征

　　1. **美的概念**　"美"是指人们对客观事物好的、正常正确、向上、进步、趋善属性的感觉、认识和评价。另外，它还可以指一些令人愉悦的现实存在。例如，蓝天白云、蓝天高远、白云飘逸，让人心旷神怡。在这里，蓝天的高远、白云的飘逸是蓝天白云美的属性，同时也是人们对这种美的属性的认识。令人心旷神怡是蓝天白云让人产生的美的效果，这种效果是一种现实存在。

　　2. **美的本质**

　　（1）客观论：在客观论看来，美存在于客体之中，是客观对象所具有的一种内在属性。

　　（2）主观论：主观论认为，美在心。主观论的合理性在于强调了主体的能动性、创造性，其片面性是把审美对象的存在看成可有可无的东西，把审美活动当成了一种封闭的主体内心活动。

　　（3）主客统一论：按照主客统一论的说法，美既不在心也不在物，它是主客相遇、彼此契合而形成的一种特殊性质。马克思主义美学观主张主客统一论。

3. 美的特征

（1）客观社会性：美是一种客观和现实的社会性存在，是一种社会性的价值体验，具有公认的判断标准。

（2）具体形象性：美的内容要通过特定的声音、线条色彩等感性形式体现出来，使之成为具体、直观的形象。

（3）真挚感染性：美能令人喜悦、同情、爱慕、追求，能在感情上感染人、激动人、愉悦人，是因为美具有真挚的感染性。

（4）自由开放性：美在发展着，美在创造着，美是自由开放的。

（二）美学的概念、起源及思想沿革

1. 美学的概念　美学（aesthetics）是关于"美"的抽象和概括的学问。该词源于希腊文，词根含义为"感觉""感兴趣""感性的"。美学是一门教我们感受美、欣赏美、收获美、创造美的学问，它可以驱使我们把美的人生与美的世界融为一体，去领略生命的唯美，追求理想的壮美，打造职业的秀美。

2. 美学的起源　人类艺术审美观念可以追溯到原始社会，原始先民已有朴素的审美观念和对美的期望与追求。生产力的发展、生产工具的变革，将人类从繁忙的日常劳作中日渐解脱出来，人类便萌发出了原始的审美观念及美学思想，以及最初的艺术活动。在石器时代，人们在生产和加工石材过程中形成了最初的美感。生产工具的对称、平衡、完整的形式，反映了人类早期先民在直接实用观念中的审美意识；均匀、整齐、灵巧和完整的石器及其他装饰品，已经潜藏着原始人所独有的观念性的想象、理解，具有初步的美感性质和意义；充满仪式感的"图腾"崇拜等，体现了原始人的观念想象，同时也可反映出原始人的审美观念、审美理想和审美趣味。

3. 美学的思想沿革

（1）西方文化中的美学：德国的鲍姆嘉通（Baumgarten，1714—1762）在其《关于诗歌的哲学默想录》（1735）一书中首次明确提出了"美学"的定义。他认为，在柏拉图《理想国》著作所揭示的知、情、意三分的传统中，研究"知"即理性认识方面的学问有逻辑学，研究"意"即道德活动方面的学问有伦理学，而研究"情"即感性认识方面尚无一门相应的学问。因此，他提出有必要建立专门研究感性知识的科学，并以"美学"为之命名。1750年，鲍姆嘉通出版了《美学（第一卷）》，详细阐述美学学科建设的提纲。他提出美学是感性认识的科学，其目的是使感性认识本身得以完善，并且还应避免感性认识的不完善，即"丑"。美学的任务在于"教导人怎样以美的方式去思维"，即教导人们学会怎样审美，建立良好的审美思维。因此，"美学是以美的方式去思维的艺术，是美的艺术的理论"。鲍姆嘉通的美学是以人类能力中的"感性"为研究对象，以研究人的感性能力、感性活动为主的一门学问。随着研究的深化，"美"这种人的生存属性，也不再仅被认为是一种"认识能力"，"美学"也不再仅仅是一门"感性学"，而是呈现出更加丰富多彩的学科面貌。

（2）中国文化中的美学：中国美学则植根于特定的社会形态和文化形态。由于我国历史上是一个以宗法血缘关系为纽带的农业社会，它强调人伦关系，哲学的中心是探讨人际问题，在许多情况下就是人生哲学。受此影响，先秦诸子许多著作中有关"美"的论述，或是以道德规范为准绳，如儒家所推崇的"中和之美"，既是一种道德修养，也是美的尺度；或是以人生的自由、超越为尺度，如道家反对礼仪束缚，要求在自由开放的人生境界中达到"至美至乐"的

NOTE

境界，它是一种人生哲学，也是美的标准。这两种学说与东汉后期传入中国的佛教，特别是禅学中的人生哲学所包含的与美有关的思想，成为我国后世美学的发端。中国是一个艺术的王国。特别是自魏晋南北朝起，随着庄园经济的发展，作为封建地主阶级精神生活的一大部分的文学艺术得到了相对独立的发展，并结合艺术创作、艺术鉴赏研究审美现象和现实中美的事物，研究艺术规律，内容丰富，见解精辟，形成了自己独特的民族风格和古代的文艺美学思想。但由于中国文化的整体性与浑朴性，中国古代美学始终附着于哲学、政论、宗教或文论、诗学、画论等艺术学体系之中，未能取得独立的形态。尽管如此，我们还是应该充分承认中国古代美学思想的深刻性和丰富性。

二、美的形式和基本范畴

（一）形式美的概念、特征及构成要素

1. 形式美的概念　形式美是指自然、生活、艺术中各种形式因素及其组合规律等所呈现出来的审美属性，它是一种具有相对独立性的审美对象，具有抽象性、普遍性、民族性、时代性。

2. 形式美的特征

（1）抽象性：形式美是对生活形象的高度概括，使得原本属于某些事物的形式，变成了点、线、体、色彩等有规律的组合，从而使得形式具有了更加自由的表现和不确定性。例如，万花筒中千变万化的彩色结晶具有抽象的美。

（2）普遍性：形式美普遍存在于美的所有领域，是任何美的对象不可缺少的基本属性。自然美以形式美为主，社会美中富有线条的身姿、形体，优雅举止以及艺术中富有表现力的结构、造型、质地、韵律、节奏等均属形式美之列。

（3）民族性：不同民族的生存环境、文化传统、心理因素等影响着其对形式美的选择。就色彩而言，朝鲜族喜爱白色，女子一身雪白衣裙，淡雅飘逸；佤族男子头缠黑包头，身穿大襟短衣，女子耳坠大银环，颈挂银项圈。此外，不同民族和国家对色彩象征意义的理解也存在差异，西方文化中白色象征纯洁和美好，在汉民族的情感生活中白色却象征着死亡和悲哀；我国传统文化中黄色象征皇权和高贵，而在以色列黄色则被看作不吉利的象征，受到人们的憎恶。

（4）时代性：形式美体现时代的旋律，它的表现并不是凝固不变的，它总是随着时代的变化而更新。例如，在音乐类型上，从古典交响乐的一统天下，到爵士乐的风靡，再到个性鲜明的现代流行音乐的盛行，不难发现时代的烙印；在建筑风格上，以帕提农神庙为代表的古希腊的"Doric"式建筑厚重、静穆，以巴黎圣母院为代表的中世纪欧洲哥特式建筑高耸峭拔、直刺苍穹，而现代建筑在外观上则明快简洁、实用简约，等等。

3. 形式美的构成要素

（1）色彩：色彩是能引起我们共同的审美愉悦的最为敏感的形式要素。是视觉感官所能感知的空间性的美。在美的感受中，色彩几乎是不可缺少的因素。艳丽的彩虹、碧绿的原野、红红的太阳、金黄的稻田、蔚蓝的天空，很难想象五彩缤纷、争奇斗艳的大千世界，如果失去了色彩，将会是什么样子。

1）三基色：红、黄、蓝是3种基本色，这3种基本色可以调出各种各样的色彩，如黄和蓝可以调出绿色，红和黄加在一起可以调出橙色，红和蓝能够生成紫色。

2）色彩审美的独特性：色彩的审美可以冲击视觉，并在人的心理、生理上产生影响。不同的色彩会给人以冷暖、轻重、宽窄、大小、薄厚、远近和动静等感受。红色和接近趋向红色的色彩具有温暖热烈的感觉效果，被称为暖色。蓝色和接近趋向蓝色的色彩具有寒冷、沉静的

感觉效果，被称为冷色。红、黑、沉给人以重的感觉，白、绿、蓝给人以轻的感觉。一般来说，深颜色使人感到大、厚、近；浅颜色使人感到小、薄、远。色彩的刺激还能使人产生某种心理或生理的反应，从而影响到人的情绪和感情。一般来说，红、橙、黄给人以兴奋、热烈、光辉、活跃、喜悦、忠诚之感；蓝、深绿、紫给人以深远、幽静、明朗的感觉。

3）有联想作用：通过联想，色彩还获得一定的象征意义。我国古代以青、赤、白、黑、黄分别象征东、南、西、北、中五个方位，以及木、火、金、水、土五种物质。黄色在我们古代是帝王之色，象征着王权的威严和高贵，在西方则是下等的。绿色常使人联想到春天、青山碧水，所以常用于象征和平、青春、繁荣；红色常使人联想到火和血，所以常用它象征革命、象征斗争，但有时恐怖和危险也用它象征。黑色象征悲哀，白色象征投降，这是在世界范围内普遍流行的。

（2）形体：指事物的具体可感知的外在形态。形体也是视觉感官所能感知的空间性美，构成美的事物外的在形态。他的基本元素是点、线、面、体，这些元素各有不同的审美特征。

1）点：是形体要素中最基本的元素。几何学中的点是一个没有长、宽、厚和大小的抽象概念，而在可视的图形中，一个点有收纳集中的效果，成为画面的焦点，像万绿丛中一点红似的将视线全部吸引过来，点的聚散可产生散光的视觉效果。

2）线：是点的运动轨迹。在构成物体形式美的主要元素中，线的流动、起伏、波折、停顿、平行、垂直等往往决定物体的基本构造、结构和风貌。线分为直线、曲线、折线三类，这三类线各具表现力，也各具审美特征。直线具有刚劲、正直、挺拔、稳定、生气等特征，给人力量的感受。曲线具有柔美、柔和、活泼、流畅等特性，给人运动感。折线表示转折、突然、断续，其形成的角度给人以上升、下降、前行、倾斜等方向感。我国绘画及书法艺术就是利用线条来进行造型和传情，其线条中的特点具有鲜明的民族性。

3）面：其功能主要是用来表现物体的形状。比如圆形或由圆形转化而来的图形给人感觉是温和、柔软、富有弹性且充实，因而被看成柔性美。方形或由方形演化而来的图形，一般给人以平实、方正、安稳、刚强的感觉，因而被看成一种刚性美。三角形的不同形态也会对人的心理产生不同的情感反应，如斜三角形会造成运动感或方向感、倒三角形具有倾危感、立三角形具有稳定感等。在人类的视觉艺术中，利用面的各种不同的审美属性是极为广泛的。

4）体：是点、线、面的一种有机组合，它同面的关系极为密切，面的移动、堆积、旋转就成了体。人们观察一个物体，直接作用于视觉上的是面，但是凭借以往的经验却可以感知或确定整个物体的形状。因此，体所给予人的视觉效果和心理反应大致上同面是相似的，只是体给予人的感觉比面更强烈、更具体、更确定。面与体的审美特性在建筑、工艺、绘画、雕塑、摄影等造型艺术门类中有着广泛的应用。

（3）声音：声音又称音响，是由听觉器官所能感知的时间性的美。声音通过高低、快慢、强弱等不同的信息进行传递。例如，强音令人振奋，轻音柔和细腻；高音高亢激昂，低音凝重深沉；缓慢的声音显得舒展，急促的声音显得紧张；嘈杂之音令人不快，纯正音圆润悦耳。此外，声音的表情性特征还来自它和人的生理、心理机制之间一定的对应关系。不同的幅度、声波和频率的声音及其延续变化，可以引起人低沉、昂然、轻松、热烈、悲哀、恐惧、欢乐、愉悦等各种情绪反应。正因为这样，声音成为人类表达思想感情的工具，成为以音响为自然媒介的音乐艺术。

（二）美的基本范畴

美根据存在的领域可分为自然美、社会美、文学美、艺术美、科学美等。不同的社会文化环境孕育出不同的审美文化，也孕育出不同的美学范畴。西方传统美学的审美范畴主要有优美、崇高、喜剧、悲剧等。中国传统美学主要有沉郁、飘逸、空灵等。以下作详细介绍。

1. 优美　优美具有审美价值和美的特质，能引起人们愉悦、赏心悦目的感受。

（1）优美的含义：优美是主体与客体处于一种和谐统一的状态中所呈现的一种审美品格，主体与客体之间没有直接的矛盾冲突。优美是对人的本质的直接肯定，使人获得一种直接的愉悦，是简单的令人愉悦的感情。

（2）优美的本质：优美的本质是和谐，是主客体的和谐统一，是美的最一般的形态。狭义的美，指的就是优美。优美的审美对象一般具有小巧、轻缓、柔和等的形态特征，对于优美的对象，常常以清新、秀丽、柔媚、娇小、纤巧、精致等加以描述。优美是理想人生境界与人生存在完满统一的呈现和展示，是和谐统一的人生存在至境。

（3）优美的特征：①优美侧重活动结果的展示，在本质上是静态的，很少有矛盾冲突和审美张力的痕迹。②优美往往以"和谐""完满"作为本质性的特征。③优美以感性特点为主，理性特点较少，主要以第一直观感觉为主。④优美更多体现在以艺术和自然为代表的形式美中，而在社会美中一般多以较为抽象的感悟方式为主。

2. 崇高　崇高是一种间接的愉快，一种受到阻碍后产生的愉悦。

（1）崇高的含义：崇高的实际是审美的主体与客体处于一种对立冲突后而趋于和谐统一的美学形态，它是更侧重于内容的一种审美品格，是人的本质力量经过对象的震撼和压抑而获得的显现。

（2）崇高的本质：崇高侧重展示人的本质（实践劳动及其自由性）对象化（规律与目的相统一）实现的曲折过程。在此阶段，主体与客体处于矛盾、对立的激化状态，人的本质尚未实现对象化，主体还未得到现实的肯定，看不到胜利的成果，甚至还处于被压抑的地位。但崇高审美关系的质的特性，不断激励主体力争统一和征服客体，以取得最终胜利。崇高蕴含的动力及矛盾斗争状态，可推动实现主体巨大的精神力量的无限生成与提升。

（3）崇高的特征：形成感官印象和产生心理感受。

1）形成感官印象：崇高的事物和现象会使人在感性上形成一种高大、庄严、神圣的感官印象。这种印象使人产生一种心理的崇拜和美感。

2）产生心理感受：崇高让人的心理感受到一种巨大力量和伟大精神，是一种摧枯拉朽、粉碎一切已有的人为形式而重新建构一种新秩序的力量。由此唤醒人们的理性、使命，勇气、理想和自尊，使人心理上对崇高产生一种美的感受，给人心灵以震撼，催人奋进。

3. 悲剧　悲剧是美的一种存在形式，现实中美与丑的矛盾冲突之后，美受到了毁灭打击，丑暂时赢了胜利，但在精神上却引起了人们对美的同情、怜悯和激愤的结果。

（1）悲剧的含义：悲剧是一种通过引发接受者的怜悯与恐惧等感受的戏剧表现形式。悲剧通常是具有令人悲惨、悲伤、悲叹、悲悯、悲酸、悲切的事件，事件愈是撕心裂肺，悲剧就愈是出色；悲得愈深，哀得愈甚，愈能产生悲剧效果，进而引发人们对美的追求和抗争。

（2）悲剧的本质：是指本质内容上、在矛盾斗争的总体形势上，主体被客体压倒，合乎人类本质发展方向的目的性愿望被严酷的客观规律所否定，体现人的本质的劳动——实践的能动性、创造性和自由性受到损害乃至丧失。

（3）悲剧的特征：具有矛盾与冲突、存在必然结局、获得精神胜利。

1）具有矛盾与冲突：悲剧通常展现的是一种强烈的矛盾冲突，这种冲突通常来自外在的非正义力量与主体之间的斗争。

2）存在必然结局：悲剧的常态是人物的失败或毁灭，这种结局通常是对主人公所遭受的苦难的象征，同时也揭示了生活中的某些必然性和无法逃避的命运，引发人们的同情和悲悯，产生一种悲凉的美感。

3）获得精神胜利：悲剧的主人公在物质或肉体上可能遭受了毁灭或失败，但他们在精神上常常取得了胜利。他们的精神力量和抗争精神往往能够给予世人振奋和鼓舞，使得他们的精神得以长存。这正是悲剧之所以成为一种美的形态的核心内涵。

4. 喜剧　喜剧是用夸张的特征，变形的角色映射出最真实的现实，以幽默、愉悦或讽刺的方式展示生活中的美，让人们在开心中感悟人生的真谛和美好。

（1）喜剧的含义：喜剧是一种以对反派人物的折磨来换取观众的喜悦，以反派人物的低姿态引起正派人物优越感的戏剧类型。

喜剧的表现形式主要是讽刺和幽默。其中，讽刺以对象倒错、自相矛盾、悖理等形式表现出来，从而引起人们发笑，讽刺大多用于否定性的内容，人们从否定和贬斥丑的事物中获得精神和情感愉悦。幽默是把内容和形式中美与丑的复杂因素交合为一种直率而风趣的形式外化出来，幽默所引发的笑，常常带有轻微的讽刺意味。

（2）喜剧的本质：喜剧的实质是事物的内容与形式之间的一种透明的错位。其内容与形式的不和谐及表面与实质的悖谬常常带来滑稽可笑的效果，从而引导人们否定丑，肯定美，给人精神上的满足，并从中获得某种美的享受，以欢快愉悦又发人深省的形式让人们感悟生活的真谛和美好。

（3）喜剧的特征：引人发笑的表演形式、错位反差的反向表达和娱中有肃、寓庄于谐。

1）引人发笑的表演形式：喜剧遵从滑稽的艺术规律，运用各种引人发笑的表现方式和表现手法，把戏剧的各个环节，诸如语言、动作、人物的外貌及姿态、人物之间的关系、故事情节等均加以可笑化，使得本质与现象、内容与形式、愿望与行动、目的和手段、动机与效果相悖，引人发笑又寓意深刻。

2）错位反差的反向表达：喜剧是通过将事物的内容与形式错位，当内容与其形式之间存在明显的反差，或被极端夸大或缩小时产生引人发笑的喜剧效果，喜剧的错位与反差是通过反向形式表达正向的目的，达到教育和引导人们正确审美的作用。

3）娱中有肃、寓庄于谐："庄"是指喜剧的主题所体现的深刻社会内容；"谐"则指主题思想所赖以表现的形式是诙谐可笑的。在喜剧中"庄"与"谐"处于辩证统一的状态，在嘲笑中显出正义的力量，达到批判的效果。看似娱乐为主的喜剧，实则内含非常严肃的哲理。

5. 沉郁　沉郁是一种个人的思想情感和处世态度，经历了深刻的人生反省之后积淀形成的一种特殊的内在气质，是一种对人世沧桑的深刻体验和对人生疾苦的深厚同情。

（1）沉郁的含义：沉郁，是一种心境，是人生逆境的个人体验，这种心境经历了深刻的人生反省，形成了独特的内在气质，具有特殊的审美特点。作为一种文学风格，沉郁更是绕着智慧内省的氤氲。

（2）沉郁的本质：沉郁的文化内涵是儒家的"仁"，只有带着"仁"性的人才能在经历人生磨难时进行深刻的反省、积淀，形成自己特有的沉郁之美。这是对人世沧桑的深刻体验和对人间疾苦的深刻同情。蒙培元（1938—2023）在《情感与理性》中说："在儒家哲学看来，只有仁才是人之所以为人的存在本质""仁的本来意义是爱，这是人类最本真最可贵也是最伟大的情感"。

（3）沉郁的特征：沉郁具有较强的情感色彩特征，是一种带有情感色彩的美的表达形式，常常是在哀怨郁愤的情感体验中形成，达到一种醇美的境界。

第二节　美的表现形态

美的表现形态的多样性本身就是美的体现，其表现形态包括自然之美、社会之美、文学之美、艺术之美、科学之美等，无处、无时、无刻不在展现着。

一、自然之美

自然之美是客观世界中自然事物和自然现象作为审美对象而形成的美，与自然物的自然属性有关，但不等于自然属性，是自然被人化的结果。

（一）自然之美的内涵、本质、分类及特征

1. 自然之美的内涵

（1）自然事物的外在美：外在自然事物之美是我们肉眼可见的，一切自然天成的美，包括山川虫鱼鸟兽以及人们的容貌等，它们以其独特的形式和颜色吸引我们的注意力，给人带来美的享受。

（2）自然事物的内在美：内在之美则是我们肉眼无法直接看到，但又真实存在的事物，如我们看到的河流，仿佛看到了河流的包容、奔腾、流淌之美，看到了山川，好像看到了他的巍峨高耸之美。这些通过我们的想象力和感受力被赋予更深层次美好含义的美是令人愉悦的，这就是我们追求的内在美。

2. 自然之美的本质　自然之美不同于自然，自然事物美的属性和特征必须引起人的审美心理反应才能成为人类生活中的自然美，它既具有自然属性又具有社会属性。自然之美的本质还在于它的社会属性，只有当自然之美的自然属性同人类社会生活发生联系，唤起人们内心的愉悦，才能转化为美。就自然之美存在的自然属性来说，它是不以人的意志为转移的，离开人也还照样存在。但就自然之美存在的社会属性来说，是必须与人相联系的，离开了人其社会属性就不存在了。可见，自然事物可以离开人而独立存在，而自然之美则不能离开审美主体而独立存在。

3. 自然之美的分类

（1）自然景观：未经人类劳动加工改造的自然审美对象。人类物质生活环境的自然景观有大海星辰、森林草原等。这些自然环境对象的存在，让生活在其中的人们发生兴趣，对之进行观赏，从而产生美的心理感受。不为人类所控制的现象有阳光雨露、惊涛骇浪等。这类自然现象未被人类实践活动直接加工改造，但它们是人与自然的关系逐渐发生变化之后，随着审美能力和需要的不断发展提高，而发生的审美经验和审美意识对象化的产物。

（2）人文景观：是出于社会、文化、宗教上的要求，经人类实践活动加工改造过的自然审美对象。它是人们在生产劳动和审美的过程中，把自然景观经过加工、改造出来的自然形象，如整齐的田地、美丽的公园、雄伟的长城、绿化的山林、畅通的河流等。这些都是自然与人类创造力的共同结晶。

此外还有经过精神实践活动加工改造的自然，或是由人的精神劳动创造出来的赋予寓意的自然景观。例如，西湖秋夜之月本是自然之美，但经无数文人骚客的吟诵和赋予拟人化的思想美誉，经人的精神实践活动加工，就更充满了诗情画意，形成具有自然之美的人文景观。

4. 自然之美的特征

（1）丰富性与天然性：大自然给人类提供了无限丰富、充满生机的天然审美对象，皓月、繁星、彩虹、碧波、落霞、寒烟，茫茫的草原、辽阔的大海，茁壮的庄稼、璀璨的繁花等，这些都能为人的感官所知。例如，黄山自然美的丰富性及天然性就非常有代表性，是任何人为的艺术都无法达到和替代的。

（2）变异性与多面性：自然事物充满活力，自然美是活的形象，是生命的充满活力的运动和变化的形象。自然美的变异性表现在自然界的万事万物都有其产生、发展、衰朽、灭亡和复苏的过程，这种过程使自然美呈现出变异的特征。自然美的变异性导致了它的多面性，我们以月亮为例，从色彩上看，具有皎洁的特点，常用来形容美好、温柔和宁静，人们常用来比拟象征女性；从形状上看，具有圆缺变化，就被文人联想到了人生的变化，常用来比喻人生的悲欢离合，人生道路的曲折。

（3）暗喻性与联想性：人类在自然界的生活中，不断地改造和适应着自然，将人类的活动和思想与自然事物相关联起来。自然事物的某种自然属性与人类社会生活的某种属性相类似，并认定这一自然物是美的时候，这种自然之美就成为人类社会之美的一种暗示或联想。自然形象因此会因为联想而获得了某种象征性的意义。这种联想首先表现在情感载体上。中国传统园林文化中，花木是人们赋予丰富文化信息的载体，以及托物言志时常常使用到的媒介，如松、竹、梅，谓之"岁寒三友"，让人联想到在风霜严寒中结成的忠贞友谊，亦用以表示经得起严酷环境的考验，具有坚贞节操的人格。

（4）侧重于形式：我们判断一个自然现象美不美，往往首先考虑到它的形式美不美，因为自然之美的内容往往是朦胧的，不确定的，而自然之美的形式却是具体的、直接引发美感的，因此形式在自然之美中占据突出和显要的地位。在发现自然之美的过程中，主体首先是把注意力集中在它的形式及形状、质量、线条、比例、姿态、色彩、对称、声音等自然属性方面，如瀑布的激扬飞跃、高山的陡峭挺拔、鸟儿的千啼百转、大海的辽阔无限、花色的缤纷绚丽。

（二）自然之美的意义

1. 激发审美情感 自然之美能够激发人们的审美情感，让人产生对美的感受和体验。自然景观的壮丽、壮观、秀丽、优雅等自然特点，会有效地引发人们愉悦、敬畏等情感，当人们面对壮丽的山川、流动的河流、茂密的森林和广袤的草原时，还可以产生无限想象和创意，激发强烈的审美情感。

2. 提升审美境界 自然之美可以影响主体的心灵活动状态，即使同一处景观，在不同经历和不同气质的人眼中必然会有不同的情调。审美境界却不同于一般的人生境界，自然之美以其独特的感染力，陶冶人的性情，提升人的品味，使人对美有更高的欣赏和辨别能力。

3. 陶冶人性 自然之美的事物和形象可以激发人的情感，通过审美主体的情感体验，产生对客观事物肯定或否定的评价，从而影响人的道德判断。这种特殊的情感熏陶，有助于人们培养美好的思想情操和道德修养，能够潜移默化地净化心灵，如春风化雨，润物无声，增强人们对自然的敬畏和关爱之情。这些情感可以引导人们遵守道德规范，尊重自然环境，形成良好的社会风尚。

4. 促进人与自然的和谐 自然之美的存在推动环境保护和生态平衡。通过欣赏自然之美，人们能够更加珍惜和保护自然资源，推动人与自然的和谐共生，促进地球生态环境的可持续发展。

二、社会之美

社会之美是美的形态之一，指现实生活中社会事物的美。社会美不仅根源于实践，而且本身就是实践的直接存在形式。

（一）社会之美的内涵、本质及特征

1. 社会之美的内涵　社会之美指的是社会生活中的美，是社会生活中客观存在的社会事物、社会现象的美，指的是那些包含着社会发展本质规律，体现人们理想愿望，并能给人以精神愉悦的社会生活现象。

2. 社会之美的本质

（1）以"真"为基础：社会之美必须符合社会发展规律。社会之美与社会实践直接联系，直接受社会环境、社会生活等各种条件的影响和制约，同一定时代、一定民族、一定阶级的政治理想、道德观念、生活习俗、文化背景直接联系，因此必须以社会发展规律为基础，体现其"真"。

（2）以"善"为核心：这里指的"善"不仅仅是伦理上的"善"，更主要是指美学范畴的"善"，是泛指推动社会发展和进步的社会事物，是构成社会之美的本质属性，是社会之美的决定性的因素。

（3）具有完美的形象：社会之美除上述两个本质属性外，更重要的是社会之美的存在形式。社会事物要成为审美对象，必须同其他审美对象一样，具有美的形式、美的形象。社会之美的形象不同于自然美和艺术美的形象，它是以"真"为基础，以"善"为核心而构成的形式和形象。

因此，看一个事物是否具有社会之美，其关键在于它是否符合社会发展的规律和方向，是否符合人类的进步、生存和发展的趋势，是否符合先进阶级、人民大众的利益和愿望。凡符合社会发展规律，推动社会发展和进步，具有美的形式和形象的社会事物就具有社会之美。

3. 社会之美的特征

（1）内在性：社会之美直接依赖于社会历史条件，因为社会之美的内容就是人们在当时当地的社会生活的真实反映。人在现实性上是一切社会关系的总和，以生产关系为基础的物质关系制约着人们的政治关系和思想关系，人们的审美关系必须受制于物质条件、政治条件和其他精神条件，并随这些条件的变化而变化。

（2）社会实践性：社会之美来源于人类的社会实践，是社会实践的直接体现。社会之美首先体现于人类改造自然和社会的历史过程中，同时也体现在人类社会实践的成果中。在社会的实践中，人的本质力量不断得到发挥，人类主体实践的巨大力量，如人的智慧、品德、意志、性格、创造力等得以充分展现。在此过程中，人们认识到人类实践力量的崇高与伟大，由这种对自身才能与力量的积极肯定而产生一种愉悦情感，并由此而感受到社会之美。

（3）时代性和阶级性：社会之美必然具有它那个时代的经济、政治、文化和阶级的特色。正如"贾府的焦大不会爱上林妹妹"的观点，就有很明显的那个时代的经济、政治、文化和阶级特色。"焦大"作为处于社会底层、受压迫的劳动者代表，他所处的阶级，经济能力，文化水平和政治思想，让他不会去欣赏林妹妹这样的病态美，这就是我们所说的时代性和阶级性。

（二）社会之美的意义

1. 推动社会的进步　社会之美需要每一个人在其中做出努力，文明的进步、城市的美丽、生态的宜居、社会的和谐都离不开每一个小"我"发光，从"我"做起，小"我"的重复与坚

NOTE

持。文明的进步不在一瞬的努力，而是整个社会、每个个体的不断努力与坚持。对社会之美的追求推动了社会的进步。

2. 让人性返璞归真 社会之美是社会生活中客观存在的社会事物，社会现象中呈现的美，有生活的美，生产劳动的美，人的形象和精神的美。这些"美"是源于人类社会本身原始的朴素、真实的生活、勤劳的本色，因为有了这种社会原始的本色才有了社会之美，这种美保持了人性真实善良的本性，社会之美的这种审视观又促使了人性的返璞归真。

三、艺术之美

艺术之美是艺术家对现实生活的审美感情和审美理想进行抽象、美化、艺术化的结果，这些结果以艺术的各种形式呈现，通过人体感官，触及人的灵魂，并对人的审美产生影响。

（一）艺术之美的涵义、本质及特征

1. 艺术之美的涵义 艺术之美是各种艺术作品的美，存在于各类艺术作品、艺术形象之中，是艺术家按照美的法则，用自己独特的审美观点、审美理想创造出来的蕴含着社会生活本质规律、人们理想愿望，并能给人以美的享受的艺术作品。

2. 艺术之美的本质 艺术的本质是以现实生活作为原创的基础，以物态化的形式，或是抽象或是写实地创作出艺术作品，来展现人类的思想情感和精神追求，以激发人们对美的向往，升华生活本身的意义。艺术家按照自己的创作个性，把自己在生活中积累的知识经验、人生感受和情感体验，在自由的、虚拟的想象世界中，按照情理的逻辑和美的尺度，创作成一种融现实、理想和形式于一体的作品，这些艺术品已经超越作品本身，成为一种精神和文化的象征。

3. 艺术之美的特征

（1）典型性：典型性是艺术之美的根本特征。艺术品不是简单的产品制作，往往是艺术家经过思想升华创作的能够代表某一类事物、现象的典型形象，多数是集合了此类事物、现象的美的特征。各种体裁的文学作品、音乐作品、绘画和雕塑作品都不是对现实事物的简单模仿，它们往往是对某一类事物特性的综合反映，从中反映此类事物的本质。

（2）情感性：艺术之美是艺术家主观意识与客观现象的和谐统一。艺术作品中的情感是艺术家内心情感的流露，这些艺术作品之所以能够被人们所欣赏，是因为其中的情感引起了大家的共鸣。如贝多芬的第九交响曲，表现出的压抑痛苦、挫折挣扎、激奋斗争和希望，这些不屈不挠的意志胜利带来最后的欢乐，这种思想感情所构成的音乐形象，就是艺术之美的特征。

（3）理想化：人们对美的追求有明显的理想化倾向，不断地追求更好、更高的美。同一审美对象，在不同的审美主体那里因不同的情感体验而产生的不同审美结果。审美主体对理想境界的不同追求，也会产生不同的艺术作品，也就是说艺术家在创作艺术美时已经把它理想化。

（4）永久性：一个作品之所以能够被认为是艺术品，是因为它能真实反映时代、民族、社会生活和思想感情，保存了一个时代的美好记忆，具有艺术之美，让人不能忘记，更显示了它的永恒魅力与价值。北宋画家张择端的《清明上河图》，反映了北宋汴京以及汴河两岸的自然风光和当时社会生活的繁荣景象，保存了那个时代记忆，具有很高的历史价值和艺术价值，成为一幅永久的艺术品。

（二）艺术之美的意义

1. 提升审美能力 艺术之美在提高人们的审美能力方面，具有特殊的价值。艺术所能发挥的作用，和艺术欣赏者的感受能力是成正比的。人们通过对艺术中的美的感受，提高了艺术

品位，提高了对艺术的理解力，也提高了感受美的能力。

对于一定的艺术品来说，欣赏者的审美能力越高，他从艺术品中所感受到的美就越多，艺术所发挥的作用就越大。

2. 推动社会进步 艺术之美在推动社会进步方面，具有特殊的意义。艺术本身是基于生活的创作，作品本身已经高于生活，又凝练了人对美好的向往，能把人们的思想带入更美好的境界，艺术美通过征服人的精神和行为，燃起人们为理想生活而奋斗的激情，达到推动社会生活前进的目的。

3. 陶冶情操修养 艺术之美使欣赏者的灵魂受到陶冶的过程，也是受教育的过程。以悲剧为例，亚里士多德（Aristotle，前384—前322）曾经论述过悲剧净化心灵，陶冶情操的作用。悲剧以其特殊美的形式在给人以强烈的心灵震撼中，激发起人的意志，提高人的品格，具有深刻的道德教育作用。

四、科学之美

科学之美是指在人类创造性的科学发明和发现活动中的美，是在人类审美心理、审美意识达到较高发展阶段，理论思维与审美意识交融、渗透的情况下，才能感悟的科学活动的美。

（一）科学之美的涵义、本质及特征

1. 科学之美的涵义 科学之美属于广义的社会文化美，是审美存在的一种高级形式。它是理性探索未知世界活动以及在研究成果中所具有的审美价值形式。

2. 科学之美的本质 科学之美的本质在于客观地反映自然界，是科学家对自然规律的科学反映，也是科学家在创造中对自然的审美感知。美无处不在，只是需要发现。科学之美，也是一直存在的，如显微镜下的细胞构造、基因的双螺旋结构等。科学发现的"真"本身也是令人叹服的美，科学之美的本质也在于科学的真实，并被人类感知。

3. 科学之美的特征

（1）真理性：科学的真理性源于探索和揭示事物的本质属性和发展规律。科学家在科学探索真理的过程中，发现了科学的美，这种美是由于发现了真理。例如，哥白尼（Nicolaus Copernicus，1473—1543）曾这样赞美太阳系："太阳在万物的中心统驭着，在这座最美神庙里，还有什么更好的地点能安置这个发光体，使它能一下子照亮整个世界呢？事实上，太阳是坐在宝座上率领着它周围的星体家族。我们就是在这种布局里发现世界有一种美妙的和谐"。

（2）简洁性：科学之美的简洁性特征，来自科学家们将普遍现象用一种简明、精练的理论去概括。数学家欧几里得的几何学是这种简洁美的典范，它从六组原始概念和五组20条公理出发，演绎出整个几何学体系，人们在惊叹如此简洁的公理中竟然蕴含着如此丰富内涵的同时，会产生一种对科学审美的快感。

（3）和谐性：和谐性是科学之美表现最为广泛的特征。世界的构成、宇宙的美，皆因和谐而生。因为科学所以和谐，因为和谐所以才美。

（二）科学之美的意义

1. 发现科学与美的统一 科学不仅帮助人们认识自然，发现事物的本质，还让人类在科学研究的过程中发现了科学中的美，使人类意识到科学并不枯燥，也不简单，而是蕴含着大美。科学与美是共存和统一的，因为有科学的探索研究人类才发现了更多的美。

2. 帮助人类更好地审美 科学之美体现了科学探索的创造性和创新性，帮助人们发现新的事物和新的可能性，同时也在这种发现和创造中发现了更多的美，教会了人们从科学的角度

去审美，提升了人类对美认知的广度和深度。

　　3. 让美变得实用　科学之美体现了科学研究的实用性和实践性，帮助人们解决实际问题。人类物质社会的发展进步，使人类的生活更为方便和丰富，人们在享受科技进步的美好生活的同时，也提升了对美的追求，科学的成果使人类的生活更美，让美在生活中变得实用，科学之美在现实中得以实践。

第三节　护士的美学实践

　　在当今社会，人们对生命关怀、生活质量、生存健康的需求正在不断提升。因此，护理实践也应遵循人们的需要不断探索美的原理、美的规律。从 20 世纪 80 年代中期起，伴随着医学美学的兴起，护理美学（nursing aesthetics）也越来越为人们所重视。护理学与美学的交叉融合，已经成为当代护理学科不断发展的标志之一。

　　📧 **微视频**　*护士的美学实践*

一、护理工作中的美感与美的表现

　　随着现代文明的发展和医学的进步，在护理工作中"以健康为中心"的护理理念使得护理审美日渐重要，护理美感已经成为现代护理学的追求。护士应重视并认真研究人的爱美天性，学习美学知识，努力提高自己的审美文化修养，创造护理美来满足人民对健康事业的需求。

（一）护理美感的内涵、本质及特征

　　1. 护理美感的内涵　护理美感是一种特殊的认识性心理活动。广义的护理美感包括护理审美趣味、护理审美能力、护理审美观念、护理审美感受、护理审美理想等。狭义的护理美感，是护理主体在护理活动中因美的事物或行为而产生的情感上的一种有利于身心健康的愉悦心理，是由护理审美对象对护理审美主体产生的一种特殊的心理状态。

　　2. 护理美感的本质　护理美感是护理审美活动中存在的美的事物、美的行为、美的理念及美的操作手段等带有情感性、实践性的认识。护理美感包括以下基本形态：①护理感性美，②护理理性美，③护理环境美，④护理艺术美，⑤护理创造美。

　　3. 护理美感的特征　护理美感在其形成过程中除具备一般美感的特点外，还有自己的特征。

　　（1）护理美感的功利性：护理审美是治疗疾病、维护健康的需要。护理的过程和结果与护理者的切身利益是相关联的。护理活动在客观上完成维护健康使命的同时，也展示了护士的职业美。护士在护理工作中产生护理审美的同时，也掺杂着个人价值实现的私念，从深层次理解，护理美的本质是夹杂有功利性的。虽然这种功利性相对于护理质量来说是隐蔽的，但它是存在的，这也是护理美感不同于其他美感的一个表现。

　　（2）护理美感的主、客体相互影响：护理美感是护理审美主体与护理审美客体在活动中孕育产生的一般审美活动，美感主体具有主观能动性，所以美感的产生表现为主体积极反映客体，而客体总是消极的、被动的。但在护理审美活动中，除了静态的物可以成为护理审美主体外，有主观意识的人也可以成为审美主体。当主、客体都是人时，审美主体有能动性，审美客体同样有主观能动性，并且护理审美的美感多是护患双方相互以对方为审美主体的愉悦体验。护士在护理活动中可以从患者那里感受愉悦，患者也可以从护士身上体会美与不美。此时主体与客体是相互影响、相互作用的，这是护理美感独有的特征。

（二）护理美感的基本形态

1. 护理感性美　感性美是人类最直接的审美能力，感性美是人类感性能力所感知到的最直接的美。护士用自己的感性去感知护理工作中的美，能让护士产生职业自豪感，激发工作热情，热爱护理工作，才会用心用情地为患者着想。

2. 护理理性美　理性美则表现为内在的文化涵养自然发出的外在气质，是一个人后天培养出来的一种美。理性美在护理工作中表现为一种冷静、沉着、客观的态度和能力，是能够有效应对护理工作中的各种问题的职业素养，护士只有具备了护理理性美才能有条不紊地对患者进行护理实践。

3. 护理环境美　安全舒适、和谐健康的环境能唤起人们的愉快情绪，有利于患者身心康复。护理环境美包含自然环境和社会环境两方面。医院自然环境布局应尽量考虑患者的安全，注重环境的舒适，以有利于患者的治疗和康复。社会环境主要是指护理工作中的人际关系、医疗氛围等因素，良好的护患关系、和谐的医疗氛围，能给患者提供温暖、和谐、信任的环境，以促进身心愉悦。

4. 护理艺术美　南丁格尔说过："护士是没有翅膀的天使，护士走路的艺术、谈话的艺术、操作的艺术，都能为患者带来幸福、安宁和健康"。护理艺术美在护理中的体现：一是将护理艺术美应用于治疗与护理中，包括音乐疗法、朗读疗法、游戏疗法等多种形式的艺术疗法；二是护理艺术美在护士的自身修养中得以体现。

（三）护士工作中美的表现

1. 形象美　护士专业形象是指护士在护理专业活动中所体现出来的仪表、言行、内在素养和专业能力等综合形象，是内在美与外在美的完美结合。护士被称为"白衣天使"，这不仅是社会对护士的赞颂，也是人们在需要健康帮助时对护士的期望。美好的护士形象可以使护理对象产生愉悦的心情，获得良好的生理、心理效应，而且能达到治疗和康复的最佳效果。

2. 行为美　行为美是从事一定职业的人们在其特定工作和劳动中的行为规范。它是在人们的职业实践活动中逐渐形成的，由于特定的职业不仅要求人们具备特定的知识和技能，而且在这个知识和技能的施行过程中必须遵守一定的规范。例如，护士职业行为规范的基本要求包括：忠于职守、患者至上；勤奋学习、钻研业务；热情体贴、认真负责；互尊互助、团结协作；科学严谨、慎独守密等。

3. 职业情操美　职业情操美是职业人员把自己的职业道德和审美理想凝结在职业行动过程之中，形成的这个职业特有的职业操守、职业情怀。护士的职业情操美也是护士在从事护理职业工作中所展示出来的护理这个职业的特殊的美。例如：对他人的同情、包容、接纳、友善，对自身要求的吃苦耐劳、勤奋上进、谦虚谨慎、沉稳负责等，都是护理职业情操美的体现。

二、护士美学修养培养

护理美学是把美学与护理学基本理论与基本技术相结合的一门交叉学科，它应用美学的基本原理，研究在维护和促进人类健康的一系列护理活动中，体现出来的护理审美现象以及护理审美规律。加强护士美学修养培养，是提高护士职业素质，做好健康服务的有效途径。

（一）护理审美教育与修养

1. 护理审美教育　护理审美教育（nursing aesthetic education）也称护理美育，指通过一定的方式、设施，培养护士正确健康的审美观和审美情趣，提高其鉴赏美和创造美的能力的育人过程。对美的感知、理解与追求是人的基本需求之一。针对护理专业特点，实施、拓展护理审美教育，挖掘护理活动中的审美经验，激发审美创造，提高护士的审美修养，是为服务对象提供高品质、人性化的护理服务，满足人的基本需求的一种教育形式。

2. 护理审美修养 审美修养是个体按照特定时代、社会的审美理想，自觉进行的性情及心性的自我锻炼、陶冶、塑造、培养和提高的过程，以及通过这些活动所达到的审美能力和审美境界。

护士审美修养（nursing aesthetic cultivation）是护士通过学习美学相关理论知识，按照社会的审美价值取向，在护理实践活动中进行自我锻炼、自我改造、自我陶冶和自我培养，以提高自我的审美意识、审美能力、审美品质、审美创造力等方面能力和品质的过程。护理审美修养是树立美好职业形象、培养高素质护理人才的有效途径，有助于陶冶护士的情操，引导护士以审美的眼光，用更高的标准来要求自己的职业活动。

（二）护士美学修养的培养方式

1. 设置美学教育课程 在护理专业的学历教育中，设置美学教育课程，以提高护理学专业学生的美学修养。教育者可根据美育任务和教学对象的特点，挖掘和发挥课程的美育因素，创造审美教学环境，教授美学理论、审美知识和美学相关规律，使受教者置身于各种对美的认知和追求中，从而树立正确的审美观，培养高尚、健康的审美思想和审美情趣，发展对美的事物的感受力、鉴赏力和创造力。

2. 自然美的熏陶 自然的一切是客观存在的，当被人认知和赋予美的概念之后，自然美就成了人类生存的精神寄托。人类有了对自然的审美意识，就有了对自然的审美活动，给自然美赋予了人类认知意识中的人生哲理。自然美成为人类心灵的导师，可以开启人的心智，陶冶人的情操。自然美的熏陶，自然而然就成为陶冶人性、提高修养的方式。同样，在提高护士的审美能力，美学修养中也成为一种重要的培养方式。

3. 社会美的影响 社会美是美的形态之一，指现实生活中社会事物的美。社会美不仅根源于实践，而且本身就是美学实践的最直接存在形式。社会生活和社会实践是丰富复杂的，因此社会美的表现形式也是多样的，不同形式的社会实践美，对护士美学修养的养成是有直接影响的。例如，在抗疫实践中牺牲的护士梁小霞，她为人类健康事业奋斗的献身精神与行为，乐观进取、吃苦耐劳、助人为乐的生活态度与道德情操，对护士同行一定会产生很强的正面影响。

4. 艺术美的感染 艺术是人类精神文化的结晶，是美的集中表现。艺术美内容丰富、形式多样，是深刻的思想内涵和完美的表现形式的高度统一。艺术美通过艺术物态的形式和表演的演绎，将人类对美的精神追求用艺术的形式表现出来。例如，视觉艺术（如雕塑、建筑、绘画）、听觉艺术（如音乐）等，启迪人的思想、净化人的心灵、提高审美思维、培养人的审美情趣。艺术美的感染能化解人们的压抑、苦闷等负性情绪，激起欢欣、愉快的正向情绪，在和谐的艺术审美感受中达到主体与客体的统一。

三、护士的美学应用实践

（一）护理工作中的美学实践

1. 技能操作中美的实践

（1）进行角色扮演体验患者感受：护士应设身处地体验接受护理操作时患者的感受，于同理中体会专业技能美的重要性。例如，在基础护理学、整体护理学课程中的案例模拟实践，三名护生扮演承担不同护理操作的护士、一名护生扮演指定案例中的患者，扮演患者的护生可以沉浸式体验护士围绕自己进行的护理操作，从中感受护士的专业性以及人文关怀的意义。又如老年护理学课程中的角色扮演案例，护生选择患有多种基础疾病的老年角色，并使用或佩戴相应模拟器械，感受老年生活的不易，体验耳聋、眼花、四肢乏力和被迫卧位时的感受。护士体验了患者的角色，方能深刻领会专业技能美的重要意义。

（2）将美学知识融入技能操作中：专业技能是落实护理的重要方式。为患者实施技能操作时，要从秩序性、规律性、对称性、舒适性、完美性等审美要求中进行把握，体现护理技能操作的科学性和艺术性。例如，在对患儿进行"静脉输液"操作时，孩子的哭闹、家长的诉求、突发事情的繁杂、周围环境的嘈杂，增加了护士操作的难度，护士在心理上承受着极大的压力。此时，护士要做到忙而不乱，正确处理，为患儿提供安全的治疗操作，体现出护理工作的完整性和护士良好的职业素养，这也是一种职业美。

2. 人际关系中的美与和谐 人际关系的和谐，如护患之间和谐的关系就是一种美。美在护理临床实践中，不仅仅体现在形式上，更体现在更深刻的内涵中。这种内涵美，要求护士不但要有过硬的专业技能，还必须具备良好的人文素质、美学修养，并且将这种人文素质应用于临床护理实践中，才能建立起和谐的护患关系。例如，护士在帮助患者缓解心理的孤独、焦虑时，与患者共同探讨患者所喜爱的文学艺术，用文学艺术欣赏过程的美，化解患者的孤独和焦虑，这就是护士将美学运用于临床实践的表现，也是护士建立和谐人际关系的一种有效措施。

美在临床实践中无处不在，美学修养也成为护士从事护理职业必备的基本修养。

e **案例分析** 护理工作中的美

（二）医疗环境中的美学应用实践

医疗环境对患者身心健康影响极大。良好的环境不仅有利于治疗工作的开展，更有利于患者精神和心理的健康。建设美好的医疗环境，不仅是提高医疗服务质量的要求，更是美学在临床实践中的应用。因此，在临床的医疗环境中，所有的医疗机构都在努力创造一种美好的医疗环境，如儿科病房的设计不仅仅是在综合性病房的基础上加上鲜艳的色彩和图案，关键在于它还要满足医院技术上的要求和患儿的心理需求。产科病房的设计也要能体现医疗环境的美学，使用了暖色调起到调节情绪、缓解紧张心理的重要作用，设置专门会客空间，产妇专用的储物空间，减少产妇物品杂乱现象的发生。安全舒适、和谐健康的环境，能唤起人们的愉快情绪，更有利于身心康复。

思 考 题

1. 谈谈如何提高护理审美修养。
2. 如何在护理工作中坚持真善美的统一？

（曾萍萍）

---

e **数字资源详见新形态教材网**

   🖳 学习目标　🖈 思维导图　🖵 案例分析　🖨 随堂测试　🖳 拓展阅读

   🖳 思政元素　🖳 微视频　📄 自测试题　🖳 教学课件

第 五 章

护士社会学修养

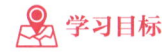 学习目标

思维导图

社会是人类生活的共同体，是人们交互作用的产物。社会在本质上是生产关系的总和，是以共同的物质生产活动为基础而相互联系的人们的有机整体。生产关系的总和构成社会关系，构成处于一定历史发展阶段的社会，并且是具有独特特征的社会。这是马克思关于社会的科学阐述。

第一节　社会学概述

护理职业的特殊性决定了护士的工作是不能与社会分割的。护士学习掌握社会学知识，是护士职业人文修养的重要组成部分。学习社会学的理论和掌握社会工作的方法，是护士学习的主要任务。

一、社会与社会学

（一）社会

1. 社会的概念　社会（society）是指人的集合存在以及由此形成的各种关系的总和。更广泛的意义上，社会包括一切构成社会的要素以及社会赖以存在的基础条件。因为社会是人交往和活动的结果，又是人的立足及其赖以展开交往、进行活动的场所，所以社会是人类生活的共同体，生产关系是社会的基础和本质。

根据马克思关于社会的科学阐述，我们将"社会"定义为：是以特定的物质资料的生产活动为基础，以一定数量和质量的人口为主体，通过相互交往而建立的自我运动、发展的社会关系体系。

社会关系体系主要包括家庭关系、共同文化以及传统习俗等。从微观上，社会强调同伴关系，并延伸为以共同利益形成的自愿联盟；从宏观上，社会是由长期合作的社会成员通过发展组织关系形成的团体、机构、国家等组织形式。

2. 社会的特征

（1）由人群组成：人是社会关系体系最基本的要素，没有人也就没有社会。人是社会生活的开拓者，是社会活动的发起者，是社会关系的承担者，是社会过程的推动者。这里所说的人，是指人群而非单一的个人，只有以一定数量和质量为基础，并按特殊方式组织起来的人群，才能成为社会的主体。因为单个人不可能发生角色关系，也不可能创造社会。正因为如

此，护理学要关注人所存在的社会整体状态，包括民族、家族、家庭、邻里等。

（2）以人与人的交往为纽带：人与人的多方面的联系，形成了整个社会系统。这些联系概括起来可分为横向与纵向两个方面。所谓横向联系，即同一时代人们之间的联系。社会分工越精细，这种联系就越发达。所谓纵向联系，即历史联系，它表现为人类文明前后相继的无止境的发展过程。这里所说的人不是抽象的人，而是以角色的名义出现的一个个的人。人与人交往的范围越大，依此而联系起来的社会系统也越大；人与人交互作用的层次越深，社会系统的内容也就越丰富。任何社会状态都是特定的人与人交互作用的产物。

（3）以人们的物质生产活动为基础：人类社会的联系尽管复杂，但却是有规律可循的。由于物质资料的生产活动是社会系统的基本活动，所以人们在这一活动中所结成的生产关系是社会系统的基础和本质。

（4）是有文化、有组织的系统：人类社会创造了原来自然界所没有的文化与文化体系。文化形成后，又成为社会最主要的构成要素；社会便是按照一定的文化模式组织起来的系统。

（5）具有心理的、精神联系的系统：人类具有独特的高级神经、精神心理活动，在这种独特的高级活动的基础上，人类社会创造出了一系列的语言、文字、符号及多种非本能的通讯方法。这些符号及通讯方法，反过来又大大加强了人们在心理上和精神上的互动与联系，形成了相互作用的心理精神联系的系统

（6）具有主动性、创造性和改造能力：人是社会的主体，他能够主动地发现社会自身以及社会与自然之间的不平衡，并主动地进行调整，使之实现平衡。同时，社会还不断创造维持自身生存和发展的物质条件。在这种创造性活动中，社会自身也得到了发展。因而可以说，社会具有自我再创造的能力。除社会以外，其他系统都只能适应自然，而社会却具有改造自然与社会的能力。

3. 社会的功能　人类社会一旦形成即开始发挥其作用，这种作用称为社会功能。社会的基本功能有以下 4 个方面。

（1）整合的功能：社会整合是指社会将无数单个的人组织起来，形成一股合力，调整种种矛盾、冲突与对立，并将其控制在一定范围内，维护统一的局面。例如，在文化方面，原来的传统的文化模式与外来的或新兴的文化模式的整合问题；在社会规范方面，多种规范相互冲突的整合问题；在观念方面，多元价值观的社会整合问题等。

（2）交流的功能：社会创造了语言、文字、符号等人类交往的工具，使个人之间、家庭之间、群体之间、国家之间的交往成为可能。社会也为人类的交往提供了多种多样的场所，为人类互动提供了良好条件。社会还为人类交往提供了规范，使人类互动能合理地、得体地进行。

（3）导向的功能：社会有一整套行为规范，用以维持正常的社会秩序和调整人们之间的关系，规定和指导人们的思想、行为的方向。导向可以是有形的，如通过法律等强制手段或舆论等非强制手段进行；也可以是无形的，如通过风俗习惯等潜移默化地进行。

（4）继承和发展的功能：人的生命是短暂的，人类总是一代代不断更替，而社会则是长存的。人类创造的物质和精神文化通过社会而得以积累和发展。

4. 社会的构成要素　在全部社会结构中，环境、人口和文化是社会的基本构成要素。人类社会是自然界长期发展的结果，人类赖以生存和发展的所有物质资料都要靠自然界提供。一定数量和素质的人口是社会的主体，没有人就无所谓社会的自然环境，也没有社会物质文化和精神文化。因此，环境要素、人口要素和文化要素，是构成社会存在和发展的 3 个基本要素。

（1）环境要素：自然环境是人类生存和发展的外部条件，是社会存在的空间前提，是各种自然条件的总和。自然环境作为人类社会赖以生存和发展的根基，是社会结构的基本构成要素。一方面，自然资源提供了人类社会不可缺少的社会生产和生活资料来源，而且对社会生产部门的布局、生产发展方向和社会发展速度也会产生一定的影响。另一方面，人类社会作为一个能动的主体，在人类生产实践涉及的范围内，自然界在不同程度上成了"人化了的自然界"。社会发展水平的提高、科学技术的进步、人口规模的扩大，对自然环境都会产生深远的影响。

（2）人口要素：人口是社会的主体，是社会存在的基础和前提。所谓人口是指生活在特定社会历史时期、特定地域范围的个体的总和。人口因素作为社会存在的最基本要素，对人与自然的和谐、经济发展的速度、生活水平的提高、社会问题的产生等都具有较大的作用。

（3）文化要素：文化在社会整体结构中是相对独立的要素。文化的积累和传递是社会存在与发展的基本条件之一。文化作为人类社会必不可少的有机组成部分，对人类和人类社会的生存和发展发挥着不可替代的重要作用，表现在两方面：一方面文化为人类提供了适应和改变自然环境的能力，另一方面文化影响人类生活方式。

（二）社会学

1. 社会学的概念　社会学（sociology）是从社会整体出发，通过社会关系和社会行为研究社会的结构、功能、发生、发展规律的综合性学科。

作为一门研究社会和社会问题的学科，社会学研究对象非常广泛，与历史学、政治学、经济学、人口学、民族学、宗教学等学科领域都有交叉。社会学研究内容涉及历史、政治、经济、社会结构、人口变动、民族、城市、乡村、社区、婚姻、家庭与性、信仰与宗教、现代化等领域。

2. 社会学的学科特点　社会学的学科特点有以下 3 个。

（1）将社会看作为一个整体：社会学与其他社会科学的根本区别在于其把社会作为一个有机的整体，并以此为出发点才能全面地科学地认识社会的各种组成成分，以及各种特殊社会现象之间的关系。

（2）是一门综合性学科：由于社会是一个统一的整体，是一个多层次、多结构、多序列的完整网络，因此社会学必然具备综合性学科性质，才能全面地对人类社会做综合性的探索。

（3）社会学是具有科学性的学科：社会学是一门社会科学，注重定性分析，这种方法由于缺乏度量概念，很难得出精确的结论。马克思曾指出，任何一门科学只有到了成功地运用数学的阶段，才真正达到了科学的水平。而当前的社会科学研究，把定性研究方法与定量研究方法相结合，已经成为一种普遍的趋势。

3. 社会学研究对象与方法

（1）社会学研究对象：由于社会学是一门对人类社会进行总体性综合研究的社会科学，是将社会作为一个整体来研究社会的各个组成部分及其各部分之间的相互关系，探讨社会的发生、发展规律的学科，因此，社会学的研究对象并不存在于社会生活的某一特殊领域，而是存在于社会生活各个领域的相互联系中，存在于由各种相互联系而形成的社会中。

（2）社会学研究方法：社会学工作者为社会现代化建设服务，不仅需要有正确的科学理论的指导，而且必须掌握科学的研究社会的方法。

社会学将掌握被研究对象的总体情况而采取的手段称为方式，将收集和处理被研究对象的具体资料所应用的手段称为方法。社会学研究方式主要有社会调查和社会实验两种；社会学研究方法包括收集资料的方法和分析资料的方法。

二、社会工作

（一）社会工作的概念

社会工作是指社会（政策和群众团体）以利他主义为指导，以物质、精神和服务等方式对那些因外部、自身和结构性原因不能依靠自己的力量进入正常社会生活的个人与群体提供帮助，使他们恢复社会生活能力，改善社会互动关系，提高社会生活质量，从而促进社会的良性运行和协调的工作。

社会工作可以理解为社会工作的主体为了增进社会和谐与社会进步而开展的一项自觉自愿的非营利性的社会公益活动，社会工作以那些不能维持正常社会生活而又需要他人帮助的个人和群体为服务对象，以社会整体利益、社会各方面协同发展作为这一事业的基本目标。

（二）社会工作的功能和价值

社会的发展使人们越来越多地关心经济增长后的社会和谐，以及社会的稳定与发展。社会工作的功用与价值恰恰体现在增进社会的和谐发展上。

1. 社会工作的功能　在谋求社会和谐发展的进程中，社会工作的功能主要体现在以下 3 个方面。

（1）恢复功能：天灾、人祸和人的自身原因造成了社会上有一部分人不能正常地参与社会生活，进而影响他们自身的发展。恢复这部分人参与社会生活的能力是社会工作应当承担的主要任务。恢复包括直接给予帮助如医疗和康复救助，间接地创造条件如形成有利于残疾人的社会环境，还包括生理功能的恢复和心理功能的康复以及社会关系的改善与调整。

（2）协调功能：一般说来，一个社会发展的各项指标，往往是以那些身体和智能各方面较为健全的人为参照对象制定的。社会生活往往有利于健全人而不利于受到某种损害的人。因此，社会工作就要义无反顾地发挥作用。社会工作者要反复地提醒政府和社会各界注意到未受到损害和受到损害的人们在工作和生活上的差异，通过国家立法和社会服务来保证受损害人的利益得到一定的照顾和补偿。

（3）稳定功能：社会不稳定的主要因素是社会各阶层各群体的利益分配不平均，尤其是当某一群体利益受到严重损害时社会的不稳定因素将会加剧。在现代激烈竞争的社会中，受到某种利益损害的人往往处于劣势，如果社会不给予他们一定的照顾和帮助，长此以往会严重损害他们对社会的信心，甚至会产生某种反社会行为。社会工作把工作重点放在这部分人身上，借助社会的力量，帮助他们提高社会生活能力，使他们与整个社会融合在一起，有利于社会的稳定。

2. 社会工作的价值　社会工作作为一门学科和职业，具有深厚的社会价值基础。现代社会工作的价值可以体现在以下方面：

（1）关于人的价值：现代社会工作高度重视人的价值，认为人的生存权、发展权和人的尊严以及人人平等都是人类社会的基本准则，社会工作就是把人的价值放到具有一定高度的位置，努力去帮助那些受到损害的人恢复本应属于他们的权利和尊严。

（2）关于社会的价值：社会应是一个和谐的有机体，当社会中有一部分人的权利没有得到应有的体现，政府和社会团体应主动给予帮助，使得社会更加趋于完善，以达到繁荣、和谐、发展的社会发展总目标。

（三）护理与社会工作

随着医学模式由生物医学模式向生物－心理－社会医学模式转变，也带动了护理模式的转变，要求护士在为人提供护理时应将服务对象看成一个具有生理及社会心理需求的整体。护理的服务对象为所有年龄段的健康人及患者，服务场所从医院扩展到了社会中的社区、家庭及各种机构，为那些需要有关健康方面帮助的个人和群体提供服务。

1. 护理社会工作的对象　通常社会工作的主要对象是指那些在生理、心理和社会的某一方面受到损害的个人、群体和社区。随着社会的发展，尤其是社会福利制度的发展，有些国家把为全社会成员服务的某些工作也纳入社会工作，是社会工作的延伸而非主要工作对象。护理社会工作的主要对象包括有生理残疾、精神心理障碍、社会适应不良的个体和群体等三方面人员，为其提供有关健康方面的服务。

2. 护理社会工作的内容　社会工作的内容非常宽泛，其主要内容包括社会福利、社会服务、社会保险、社会救济、救灾工作、社区工作、社会工作教育与培训、社会工作行政、督导、咨询和评估、国际社会工作等。

护理社会工作是社会工作的组成部分，其工作内容同样非常广泛，主要以那些不能维持正常社会生活而又需要他人帮助的个人和群体为对象提供服务。

（1）医院内的社会工作：护士在医院内的社会工作主要有以下 4 个方面。

1）调节患者心理，配合医院治疗：在医院内，医生往往较难顾及患者心理上的问题，需要医务社会工作者来帮助解决。护士运用专业知识疏导患者的各种负面情绪，调整患者的不良心理状态和行为，给患者提供心理支持。

2）提供患者信息，协助医生诊治：护士在患者入院后，评估了解患者各方面的情况，为医生提供有关患者的家庭、经济、社会心理等方面的资料，协助医生确定诊断和治疗计划。

3）改善医患关系，减少医疗纠纷：社会工作在医患沟通中发挥重要作用，促进患者及其家属与医疗护理团队之间的合作，帮助患者更好地接受各种医疗服务，倾听患者对医院工作的意见，参与有关医疗制度的制定等。

4）提升医院形象，协调公共关系：医院有没有社会工作者已成为当今国际上考量医院水准的一项硬性指标。社会工作者可以为医院的整体形象付出努力，包括帮助医院完善各种服务，协调各种公共关系以赢得社会的肯定；对医院管理服务提出改进建议，关注医院的制度、设备以及患者的需要，为患者提供更好的服务；配合医疗需要，统筹护理服务，包括各种护理咨询；与社区以及关心慈善事业的人士联系，负责安排社会服务志愿者的工作，并给予及时的督导等等。

（2）患者家庭的社会工作：针对患者家庭可以从以下 3 个方面开展工作。

1）帮助患者申请公共援助：寻求各种资源以帮助患者解除经济压力，使其安心治疗和康复，可以通过医疗保险、社会捐助、医疗赔偿等途径为患者提供各种经济援助。

2）为绝症患者提供临终关怀：包括减轻患者的痛苦、协助患者及其家属面对并接纳死亡、提供居家和住院服务以及丧亲后的哀伤辅导等。

3）为丧亲者提供悲伤辅导：悲伤辅导是指对因遭遇亲人过世等不幸事件打击而陷入悲伤之中的患者家属所开展的辅导活动。对于个别难以释怀的患者家属需要提供持续的支持，严重者可进行转介服务。

（3）公共卫生领域的社会工作：主要包括宣传预防疾病和保持健康生活方式的知识，开展社区心理卫生辅导，促进社区医疗卫生设施建设，参与各种卫生行政法规的制订和修改，参与各项公共卫生教育训练计划的制订和实施，调查及评估社区居民的需要和卫生服务的功效，推行各项社区卫生保健工作、参与灾害救援工作等。

（四）社会工作的方法

由于护理工作具有社会性，在参与社会护理工作时可以参照的社会工作方法主要有3种：社会个案工作、社会团体工作和社区工作。

1. 社会个案工作　社会个案工作是指社会工作者以个人或家庭为工作对象，运用现代社会科学和人文科学的基本知识，在与工作对象沟通的过程中，了解其在社会生活中遇到的问题，帮助其发掘自身解决问题的潜能，调适个人与他人、个人与环境的关系，增强个人适应社会生活的能力。社会个案工作是社会工作最基本的方法。

（1）直接疏导法：当个人或家庭出现问题时，社会工作者首先是做"思想工作"，即从"认识"上澄清问题，这里的"思想认识"包括行为主义所指的认知（cognition）层面。其背后的假设是人的思想或认识直接影响人的行为及社会功能的发挥，解决了思想认识问题也就从根本上解决了影响人行为的指导思想问题，从而为资源运用与环境改变等工作打下基础。

（2）间接网络法、环境改变术及资源运用：社会个案工作所讲的网络是指受助者的社会支持系统，包括同事、亲戚、邻里和朋友，这些网络既能提供精神帮助，也能在紧急时刻提供物质帮助。社会工作者经常运用这种网络来帮助受助者。环境改变术是间接介入受助者的生活环境和社会网络，并与他们合作为受助者的改变提供良好的环境条件。资源运用是帮助受助者的重要手段，这里既有受助者的自然资源网络（如家庭、朋友等）、社会网络所提供的资源，也有正式组织提供的资源。

2. 社会团体工作　社会小组工作又称为"社会群体工作"和"社会小组工作"。它以社会各种群体为研究对象，注重人类的群体特质，探讨在群体中人们互动模式及相互关系，引导个人与群体的协调，消除群体内个人之间的各种障碍，提高群体活动的质量，增强群体的吸引力和凝聚力。

社会小组工作的功能有以下4个方面：

（1）促进个体转变：个体是依赖群体的经验成长和发展的，当个体出现生存能力方面的各种问题或心理行为偏差时，通过小组过程可以恢复个体原有的能力，以达到社会化的目标。

（2）社会控制：矫治性、教育性、治疗性的小组工作特点，通过小组过程可以使小组成员学习遵从适应社会需要的行为，培养起社会责任心，在社会生活中担当起积极有用的社会角色。

（3）用集体的力量解决问题：在小组中小组成员必须学习共同思考，团结协作，共同面对环境。这个过程既能增进小组成员与他人配合解决问题的能力，也可以利用团队的力量来共同解决问题。

（4）再社会化：小组工作通过帮助其成员建立适应社会需要的新价值观、新知识、新技术，来改变小组成员的行为，使他们成为更适应社会生活的积极角色。

3. 社区工作　社区工作是指社会工作者以社区为工作对象，建立社区协调服务机构，调查研究社区中存在的问题，组织社区成员参与社区建设，培育社区成员社区归属感，改善社区成员生活质量。社区工作的过程如下：

（1）建立关系阶段：也可以称为进入社区。这是社区工作的第一步。这一阶段最主要的工作是让社区居民了解社区工作者，社区工作者则寻求未来工作的支持者。

（2）收集资料阶段：搜集资料的内容一般包括4个方面，即社区的基本资源、社区内的资源、社区内的问题和社区评估。

（3）制订计划阶段：制订计划包括两种：一是整体规划，即对社区工作的现在与将来进行

规划；二是具体规划，即对社区中亟待解决的问题制订出工作方案。

（4）社区行动阶段：社区行动在这里特指社区工作者激发社区居民行动起来，将制订的计划付诸实施的过程，具体方法包括会议、教育与宣传、人事、财务、协调和成效评估等。

三、社会学与护理

（一）社会因素对健康的影响

社会学与护理工作有着密切的联系，社会学研究的许多领域都与护士维护与促进健康的工作目标和工作内容相一致，社会因素对健康的影响具体体现在以下两个方面：

1. 社会变迁对健康的影响　社会制度、社会结构、社会组织、人口、环境以及道德、法律、哲学、宗教、文学艺术、风俗习惯等一切社会现象的变化称为社会变迁。任何社会变迁都会对社会群体的健康产生影响。社会制度影响健康的途径主要包括 3 个方面：不同分配制度影响健康状况、不同卫生政策影响健康水平和不同社会规范影响健康行为。

2. 社会关系对健康的影响　每个个体都生活在由一定社会关系结合而成的社会群体中，如家庭、邻里、朋友、工作团体等，上述社会群体共同构成了社会网络。个体在社会网络中相互协调和支持是健康的基本保障。

（1）社会支持影响健康：社会支持（social support）是指一个人从社会网络所获得的情感、物质和生活上帮助。研究表明，社会联系减少与死亡率升高具有相关性；妇女妊娠期间的社会支持可以减少并发症的发生，并能缩短分娩时间，使产妇情绪维持在较高水平。

（2）家庭影响健康：家庭是以婚姻和血缘关系组成的社会单位。家庭结构、功能和关系处于完好状态有利于增进家庭成员的健康。家庭因素对健康的影响主要体现在家庭结构、家庭功能、家庭关系等方面。

3. 人口因素对健康的影响　人口不仅是社会存在和发展的基本要素，也与人类的健康密切相关。人口因素对健康的影响具体表现在：

（1）人口数量影响健康：人口增长过快，人口数量过多对人类健康的影响主要包括：①加重社会负担，影响人群生活质量；②加重教育及卫生事业的负担，影响人口质量；③加重环境污染和破坏，影响人类健康和社会的可持续发展。

（2）人口结构影响健康：人口结构是指人口的性别、年龄、婚姻、职业、文化等结构，其中与健康最为密切的是年龄及性别结构。

（3）人口流动影响健康：人口流动指人口地理空间位置的变动和职业阶层的变化。人口流动对国民健康的影响程度取决于社会环境、自然条件及人口特点。人口流动可以促进经济繁荣和社会发展，有利于提高国民健康水平，但也会出现传染病控制和计划生育等健康问题。

4. 社会文化对健康的影响　文化的特征决定了它对健康影响的广泛性及持久性。文学艺术、教育、道德规范、风俗习惯、宗教信仰等文化因素对人健康的影响程度远远大于生物因素和环境因素。另外，文化对个体的思想意识和观念的影响是一个长期和持久的过程。文化因素对健康的影响常常持续于生命的整个过程，甚至几代人或更长时间。

（1）教育对健康的影响：由于受教育程度不同，个体的生活方式、健康观、价值观、个体健康生活的能力存在着明显差异，如自我保健能力的提高、良好的生活习惯、正确的求医行为等都与教育水平有着密切关系。

（2）风俗习惯对健康的影响：风俗对人们健康的影响也非常广泛。好的风俗习惯对健康有积极的促进作用，不良风俗习惯对健康有反作用。

（3）宗教对健康的影响：宗教是以对神的崇拜和遵从神旨意为核心的信仰和行为准则的总和。宗教伦理及教义强烈影响个体的心理过程和行为。宗教对健康的影响有正反两个方面。宗教的某些规定对健康有积极的促进作用，如宗教可以使患者能够坦然地面对死亡，减轻了疾病和死亡带来的精神心理压力；但宗教信徒无条件地遵从教义或教主的意旨则会有害健康。

（二）社会医学与医学社会学

健康、医疗、护理等范畴与社会有着千丝万缕的联系，当人们充分意识到这一点时，社会医学和医学社会学应运而生。社会医学为医学的分支，而医学社会学是社会学的分支，这是医学现代化进程的一个标志。护理作为医学的一个重要组成部分，必然与社会医学不可分割。

1. 社会医学　社会医学是从社会角度研究医学和卫生问题的一门交叉学科，它研究社会因素对个体和群体健康、疾病的作用及其规律，制定各种社会措施，保护和增进人们的身心健康和社会活动能力，提高生活质量。

不同社会有不同的疾病模式。在狩猎社会，人类以野果和兽肉鱼蟹为食，常因食物不足而挨饿、死亡，原因多为饥饿、意外伤害等；在农业社会，人类靠根茎、蔬菜和谷物充饥，缺乏足够的蛋白质和脂肪，死亡原因多为地方病、营养不良和传染病；到工业社会，人类征服自然的能力大增，动物性食物增加，体力活动减少，精神紧张、刺激频繁，死亡主要原因转为脑血管病、心脏病和恶性肿瘤。可见，疾病不单纯是生物因素引起的生物学现象，还是一种社会现象。

2. 医学社会学　医学社会学作为一门新兴的学科，是运用社会学的理论和方法，研究医学领域中的社会角色、角色关系、角色行为、角色流动、医疗社会组织的交互作用以及医疗领域与整个社会生活的互动及其变化规律的科学。医学社会学家们试图厘清有关健康保健、医疗和医学职业的诸多社会背景问题，如社会阶层与疾病的关系问题，医学与文化、医学与政治、医学与经济的相互关系等。

医学社会学的主要研究内容包括：①医学领域中的角色，主要是医生、护士、患者等角色；角色行为，包括求医行为、施医行为、遵医行为等；角色关系，包括医患关系、护患关系、医护关系、医际关系、护际关系、患际关系，以及角色组织、角色流动和角色变迁等。②医疗和医学职业的诸多社会背景问题，医学与各种社会因素的相互作用，如医学与宗教等。③不同类型的医疗保健机构的组织结构、服务形式和社会效用。

（三）护理工作的社会化

1. 护理工作社会化的意义　随着整体护理模式的不断发展，护理工作范围由单纯的疾病防治护理扩大到全社会各种类型及各种健康状况的人群。护理工作的组织广泛性、工作方式群体化，要求护士必须以患者为中心，针对疾病的发生、发展、治疗、护理和转归等各阶段的心理、社会因素，周到细致地为患者提供心理卫生和社会服务。护理工作的社会性对促进公共卫生事业的发展、家庭幸福和个人健康具有重要的意义。因此，护士必须在努力学习专业技术知识的基础上，掌握医学心理、管理、伦理等多方面的知识，从而更好地服务于群众，服务于社会。

2. 护理工作社会化的内容

（1）护理服务内容的社会化：护理的对象是人，是人的生老病死，其中包括许多社会内容。就护理学实践范畴之内的预防、保健工作而言，护理学的社会性就更为突出了。表现在护理服务对象上，由只关注个体到重视群体，由患者群体扩大到整个社会群体；在护理服务项目上，由只提供技术服务扩大到提供身心的整体护理和卫生保健的多项服务；在护理范围、形式上，从院内闭锁性服务扩大到院外、整个社会的开放性服务。

（2）护理组织体系的社会化：护理组织就是以维护和增进人类健康为目标而建立起来的工作群体。护理组织与其他医疗组织构成更大的社会卫生组织系统。体现了护理服务体系的社会化，有利于满足群众日益增长的多样化卫生服务需求，也有利于社会的稳定和发展。

（3）护理信息传播的社会化：护理传播就是运用各种信息传播媒介和手段，进行护理知识和技术的宣传、交流与普及。要有效提高整个社会的健康水平，必须使社会成员都掌握一定的卫生知识，这就需要充分利用社会的各种途径、各种形式，动员各种社会力量，做好卫生保健知识的普及工作，提高卫生保健知识传播的社会化程度。

（4）护理终极目标的社会化：护理学的目标有很强的社会性。在与疾病作斗争中，医护人员每天会应用许多自然科学的方法帮助患者恢复健康，但是最终目标是让患者回归社会，即保持个体和环境的适应，使其成为一个有用的社会成员；或者当他们因为患病而脱离社会时，使之重新调适。

第二节　社会化与社会角色

人类社会区别于其他物种的特征之一是社会化，人个体的特征是具备人的社会角色。这些特征构成了特殊的人类社会。个人角色融入社会的过程便有了社会化的现实。

一、社会化概述

（一）社会化的概念与意义

1. 社会化的概念　生物学意义上的人，从降临人世到参与社会生活，需要一个漫长的生理和心理发育成长的过程，使人从一个只有自然属性的人成长为具有自然属性和社会属性的社会人。社会化（socialization）是社会对个人的文化教化和个人对社会主动选择与能动调适的统一过程。社会化过程的实质是个体反映社会现实的过程，从心理学来看，就是社会现实内化的过程。

2. 社会化的意义　人的社会化是由人与社会相互联系和制约的关系决定的。人在被社会化的同时又在参与和改造社会，这种双向的适应改造过程，是人与社会发展的双重需要。

（1）社会化是个人独立生存前提：社会化是把"自然人"或"生物人"塑造成"社会人"的过程。每一个社会个体都必须首先通过社会化的途径接受社会文化，学习社会生活的技能，掌握社会生活方式，才能适应社会，在特定的社会环境中生存。

（2）社会化是人类文化延续和发展的条件：社会成员在文化上的一致性是确保社会稳定和正常秩序的一个重要因素，是通过社会化来实现的。没有社会化，社会文化就不能世代传承和发展下去，新一代人如果不能通过社会化实现文化的传递，社会发展将会因后继无人而中断。

（二）社会化的内容

人们生存、生活、发展所需要的一切知识与技能和社会所处的历史时代的文化遗产都是社会化的内容。从个人与社会的交互作用的基本需求来说，社会化的基本内容可以概括为以下几方面。

1. 生活技能社会化　生活技能是人们学习并获得维持生存状态和改善生活质量的能力的过程。一个人要在社会中生存并参与社会生活，就必须通过社会化过程获得两方面技能：一是衣食技能，即维持生存的能力；二是职业技能，即谋求生存的本领。这是个体生存和发展的基础。

2. 价值观念社会化　价值观念社会化是人们认知与认同社会主导价值观念的过程。任何社会都非常注重对其成员进行价值观念的社会化，包括思想体系、社会制度、人生观等方面的教化，使社会成员自觉接受社会的价值标准，成为有社会责任心和义务感的社会成员。

3. 政治社会化　政治社会化是个人逐渐学习和接受现有的政治制度，采用和确定政治信念、思想体系、社会制度和政治态度的过程，其目的是将个人培养和训练成为有政治意识和为特定社会发展发挥作用的社会成员。

4. 行为社会化　行为社会化是社会把社会规范内化为人们的信念、习惯、态度当中，并按照社会行为规范约束自身行为的过程。规范的行为模式是从小灌输和培养的，其作用是保持个体行为与社会秩序的协调一致性。

5. 角色社会化　角色社会化指按照社会规定的角色要求来塑造自己的素质和行为，使个人行为符合一定社会期望的品质特征。角色是社会地位外在的动态的表现形式，人的社会地位通过角色表现出来，角色实质是一种社会期待。

（三）社会化的过程

1. 社会化的阶段　人的社会化是一个终生的过程，是持续一生的行为。按照不同时期的社会化内涵可将社会化过程分为以下 3 个阶段：

（1）基本社会化阶段：基本社会化阶段是生物人通过社会文化教化，获得人的社会性，获得社会生活资格的过程。基本社会化是人的生命早期的社会化过程，也称为一级社会化。包括幼儿期、儿童期、青年期的社会化过程，基本社会化任务可以概括为 3 个方面：

1）生理性成熟：通过生理发育过程，形成完善健全的身心基础。

2）社会性成熟：通过社会文化的教化与自我内化，成为具有独特个性行为能力的社会成员。

3）预期社会化：个体为适应特定角色需要而进行的知识准备过程，有的学者将此阶段称为预期社会化。

（2）继续社会化阶段：继续社会化是人在成年以后的社会化。继续社会化是基本社会化的延续、完善和发展，是具有社会成员资格的成年人，在自己的生活实践中，主动选择，学习和接受新的文化以及调适个人与社会角色关系的过程。

（3）再社会化阶段：再社会化也称重新社会化，是使个体改变以前的知识结构、价值标准和行为模式，建立新的、符合社会要求的知识结构、价值标准和行为模式的过程。

再社会化有两种基本类型：一是主动再社会化，即个人主动地、自觉地适应新的社会生活，通常称为自觉改造；二是强制性再社会化，它的教化对象是越轨者，一般是通过特别机构和特别途径强迫进行，如工读学校、劳教场所、监狱等。

2. 社会化的途径　家庭、学校、工作单位、同辈群体和大众传播媒介等是个人社会化的主要途径，如果某一途径缺失，个体社会化必然出现重大缺陷而无法达到正常水平。

（1）家庭：是个体出生后接受社会化的第一个社会环境，家庭的教育和影响对个人早期社会化甚至一生的社会化都具有重要意义。童年期是社会化的奠基时期，个人首先通过家庭建立情感、学习语言、行为习惯等，获得社会地位，这是个人生活的起点。家庭成员状况深刻影响个体行为模式。父母是子女人生的第一位教师，父母施教是子女最初的社会化途径，父母与子女之间的给予与拒绝、支配与服从、教化与模仿等对个体社会化影响很大。

（2）学校：是一种具有特殊价值的社会化途径。学校是一个人走向社会的专门化的学习和训练场所，是传播文化的专门机构，是系统化强的、有力的社会化途径；它以独特的方式帮助个人为进入成人世界做准备，接触家庭以外的文化、角色、价值标准以及仪式和礼节等；培养组织纪律性，学会与人交往、克制自己、接受社会控制；通过课堂教学、师生交往、问题讨论、同学激励等，培养知识吸收能力和创新能力；通过开展活动、奖励、批评等措施培养竞争意识。学校的社会化具有系统性，它一方面传授各种科学知识和技能，同时也努力培养和树立学生的价值观念，使学生在德、智、体、美等方面全面发展。

（3）工作单位：当一个人完成学校生活后，就要进入社会，在工作单位里开始自己的职业生涯。这个过程并不意味着社会化的结束，而是社会化在工作单位这一新的社会环境中又开始了一个新的阶段。工作单位是个人进行职业社会化的主要场所，在工作单位的角色所开展的实践活动检验和发展初级社会化成果。人们会在工作实践中发现许多需要学习的东西，必然促使个人开始一轮新的社会化活动，调整和发展自己的价值标准和行为方式，学习新的职业技能和生活技能，达到真正适应社会生活的目的。

（4）同辈群体：是指那些在年龄、兴趣爱好、家庭背景等方面比较接近的人所自发结成的群体。同辈群体也是个人社会化的重要途径之一。那些在家庭背景、思想观念和兴趣爱好等方面，具有较大相似性的同龄人之间的人际互动频繁，具有较强的吸引力和影响力，其群体规范和价值观念往往被个人作为社会化过程中的重要参照系。当儿童逐渐长大，发现自己的一些兴趣和爱好在家庭和学校中不能得到满足时，便开始寻找同龄伙伴。同辈群体在社会化过程中发挥着非常重要的作用。

（5）大众传播媒介：是指社会组织在广大社会成员之间传递信息、互通信息所采用的各种通信手段，如广播、电视、报纸、书籍、杂志、互联网、手机客户端等。大众传播媒介是传播信息的主要工具，是现代社会个人社会化的重要途径。人们在接受知识、技能、价值标准、角色能力等许多方面都来自大众传播媒介。大众传播媒介对个人文化规范、人格形成等的影响日益重要，具有形式上的多样性，内容上的丰富性和受众的广泛性，对人们的价值观念具有导向作用，对人们的行为具有暗示作用。尤其是电视、互联网和手机客户端现在已成为儿童社会化的主要力量。

二、社会角色

社会角色是指与人们的某种社会地位、身份相一致的一整套权利、义务的规范与行为模式，它是人们对具有特定身份的人的行为期望，是构成社会群体或社会组织的基础。其含义有以下4个方面。

（一）社会角色是社会地位的外在表现

社会学上的"地位"，是指群体成员在社会关系中所处的特定位置，或者是个人在社会生活中与他人发生关系时的社会位置。换句话说，人的社会关系是多方面的，如血缘关系、地缘关系、业缘关系、经济关系、宗教关系等，因而人的社会地位也是多方面的。总之，社会中的人无不处于一定的社会地位。社会角色就是这种社会地位外在的、动态的表现，而社会地位则是社会角色的内在依据。

（二）社会角色是人们权利、义务的规范和行为模式

任何一种社会角色都是与一系列的行为模式相联系的，人们担当一定的社会角色，就要按照相应社会角色的要求行事。这种社会角色有权要求别人进行某种活动，别人也有权要求这种社会角色进行某种活动或表现出某种行为。长期的社会生活使各种社会角色形成了一整套各具特色的行为模式，所有的社会角色无不具有特殊的权利与义务。例如，护士角色必须具有高尚

的品格、相当的专业知识、专门的操作技能，以及以患者利益为重，救死扶伤，为人类的健康服务的理念。

（三）社会角色是对处在特定地位上的人们的行为期望

由于社会角色本身就是一整套行为规范，所以当个人处于特定社会角色时，人们自然就会对该社会角色的个人提出与之相应的要求或寄托特定的期望。例如，护士这种角色中，会被要求走路、操作等动作必须轻巧，观察病情必须敏锐、仔细，与服务对象交流必须耐心等。

（四）社会角色是社会群体或社会组织的基础

社会角色不是孤立存在的，而是和其他角色发生着不同的社会关系。护士在工作过程中与其他社会角色建立的医护关系、护患关系，以及护士与技工之间、护士与护士之间的关系等。正是这些社会关系构成了社会群体与社会组织，社会角色是社会群体与社会组织的基础单位。

一个人不可能仅仅承担某一种社会角色，而总是承担着多种社会角色，他所承担的多种社会角色又总是与更多的社会角色相联系，所有这些就构成了社会角色集。所谓社会角色集，是指围绕主要社会地位而存在的多个社会角色的集合，又叫社会角色丛。例如，一位女护士，在家里，对丈夫来说她是妻子，对儿女来说她是母亲，对父母来说她是女儿；在医院里，她可能还承担着护士长、工会委员、护理学会成员等多种社会角色。由此看来，社会角色集包括了两种情况：一种是多种社会角色集于一人，这主要强调的是一个人内部的关系，围绕她的主要社会角色同时存在着若干补充社会角色，这些补充角色和主要角色一起构成了特定社会成员的社会面貌；另一种情况是一组相互依存的社会角色，这主要强调的是人与人之间的关系，如这位女护士与丈夫、儿女、父母以及患者、患者家属、医院其他部门人员的多种社会角色的交往关系。这样一组组相互依存的社会角色反映了个体现实的社会关系。

三、护士的社会角色

"白衣天使"是人们对护士职业角色的期待和赞誉。护士的社会角色是护士在护理岗位上所扮演的职业角色。职业是社会成员为社会作出贡献并由此而取得报酬和奖励的主要途径，护士的社会职能与服务对象确定了护士职业角色的重要性。因此，作为护士社会角色的承担者，护士应努力掌握所承担的责任与权力，以及该角色必要的态度与感情，认真履行护士角色，加强护士职业角色意识、明确护士职业角色规范、扮演好护士职业角色，实现社会对护士角色的完美期望。

护士的社会角色，具有乐于助人、甘于奉献等特殊的社会化要求。相对于我国大多数就业年龄在20岁左右的护士而言，这个标准是很高的。它要求他们个体尽快地摆脱稚气，学会体恤他人、安抚患者，能为患者提供精神支持等。

（一）护士社会角色的影响因素

影响个体成功扮演护士社会角色的主要因素有社会文化、职业教育等。

1. 社会文化的影响　一般地说，人们所从事的职业为当代社会文化所推崇，便会产生一种积极实现职业角色的内在动力，努力地去适应自己职业角色行为；反之，在职业角色扮演的过程中则可能比较消极，甚至出现对职业角色的不认同、不适应行为。社会文化对护士职业角色的影响主要表现为护士职业角色的社会期望值与职业角色的个体目标、行为模式之间的距离。一般说来，该距离趋近，则有利于护士职业角色的发展和完善；反之，则有碍于护士职业角色的扮演。

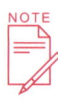

2. 职业教育的影响 职业教育的灵魂是职业价值观的教育，这是职业角色扮演的核心。护理教育对护士个体的职业角色认知和扮演过程的影响是十分巨大的。例如，在毕业典礼上，每一个即将成为护士的护理专业学生，都充满敬意地用双手托着盘中那根正在燃烧着的蜡烛。点点烛光、滴滴烛泪，给他们以启迪：护士的职业，就是要"像蜡烛一样，燃烧自己，照亮别人"。这种寓意深远的职业教育设计，旨在让护士个体对自身的职业角色扮演有一个良好的开端。

3. 人生价值观的影响 价值观代表一个人对周围事物的是非、善恶和重要性的评价。在同一客观条件下，具有不同价值观的人会产生不同的行为。护士个体的人生价值观，是其职业角色化发展的前提。若能使护士认同护士职业的社会价值，那么他在护士职业角色扮演的过程中，就会相应产生积极的职业态度，并努力去适应护士职业角色的需要；反之，就容易产生消极的职业态度，以致在职业角色扮演的过程中发生不适宜的行为反应，最终难以实现自身的职业角色。

4. 角色行为自我调控的影响 护士个体对自己的职业角色行为实现自我调控，会对其日后的职业角色扮演过程具有反馈性影响。角色行为的自我调控，首先是建立在个体对角色行为的自我认知、自我评价等基础之上的，且个体对角色行为的自我认知，又常常以其周围的客观他评为参照系。例如，护士个体可以从同事对自己工作的褒贬、患者对自己的欢迎程度等方面，了解自己的角色行为适宜与否，并进行自我调控。

（二）社会对护士角色的期待

角色期待（role expectations）是指团体中多数成员期望或要求其中某一成员做出的某些应有的行为方式。角色期待是社会对处于一定社会地位角色的权利和义务所作的规范，是角色行为赖以产生的依据。护士作为一种社会角色，具有其特殊的行为，人们也对其社会角色给予特殊的期待。

1. 患者对护士角色的期待 曾有人询问患者："当你住院时，对你来说最重要的是什么？"患者说："让我们感到温暖，受到尊重，护士态度和善，肯花时间与我们交流，认真倾听我们的诉说，并能迅速得到正确的护理。"可见，护士只有具备良好的职业道德、真挚的职业情感、娴熟的业务技能、准确的交往言行、认真的工作作风和文雅的仪表举止，才能为患者提供优质服务，赢得患者的满意。概括地说，患者所期待的护士角色的特征是：①有爱心、耐心和高度的责任心；②尊重患者的人格尊严，不损伤患者的自尊心；③从患者的利益出发，时时为患者着想；④有熟练的护理操作技术；⑤当患者需要时，能及时给予关心和支持；⑥能密切地观察病情，并能将患者的问题有效地传达给医生；⑦以真诚、开朗的态度对待患者及其家属；⑧仪态端庄，举止文雅，经常面带笑容。

2. 医生对护士的期待 医生和护士虽然分工不同，但两者的目标是一致的，从患者上门就诊到住院治疗直至康复出院，每一项工作都需护士和医生密切配合，平等协作。作为合作者的医生对护士的期待是：①热爱护理专业，爱护患者；②具有良好的医学、护理学、人文科学等方面的知识；③具有娴熟的护理技术操作能力；④能正确迅速地执行医嘱；⑤有敏锐发现患者病情变化的能力；⑥在某些方面能提出治疗建议；⑦具有高度的责任心；⑧了解医生的习惯与性格，与医生建立起良好的合作关系。

护士角色的培养十分重要，随着护士角色层次、护士独立性的提高，以及护士角色的形象和社会地位的不断变化，护士必须不断提高各方面素质，以适应角色要求，符合角色期待，更好地为大众服务。

第三节　社会变迁与社会问题

　　人类社会的发展既具有相对的稳定性，又是一个不断运动和变化的过程。社会的不断变迁对人类健康产生了深远的影响。为了更全面、更深刻地认识社会变迁对人类健康的影响，我们必须熟悉社会运行和发展的本质。

一、社会变迁

（一）社会变迁的概念

　　社会变迁（social change）是社会的发展、进步、停滞、倒退等一切现象和过程的总称。社会变迁所牵涉的层面相当广泛。从社会结构的层次来看，社会变迁是社会互动和社会关系等所构成的各个社会结构里的组织与功能的变迁。此变迁可能发生在个人生活里，也可能发生在团队、社会或全人类的生活里；它可能是行为方面的改变，也可能是文化和价值体系方面的重要改变。比如，过去人们过着日出而作，日落而息的简单生活，但随着工业化和城市化的进程，人们的劳动方式和生活方式发生了很大的改变。

（二）社会变迁的类型

　　1. 社会变迁的规模　社会变迁的规模可区分为整体变迁与局部变迁。整体变迁是指整个社会结构体系的变化，如社会形态的更替。局部变迁是指社会各个构成要素自身以及它们之间部分关系的变化，如家庭模式、经济体制等方面的变化。例如传统的家庭模式中，家庭结构通常被视为父亲、母亲和子女的组合。然而，现代社会中，由于离婚率的上升和大龄未婚单身家庭的出现，家庭结构也变得更加多样化。

　　2. 社会变迁的方向　社会变迁的方向可区分为进步的社会变迁和倒退的社会变迁。进步的社会变迁符合人类社会发展的客观规律，带来社会物质财富的增长和社会生活包括社会精神生活等各个方面的提高，使每一个社会成员都能得到全面发展和自由地表现。一句话，进步的社会变迁是一种促进社会良性运行和协调发展的社会变迁。在这个意义上，社会变迁与"社会进步""社会发展"等概念较为接近。反之，则是倒退的社会变迁。在现实社会变迁过程中，进步和倒退两个方向上的社会变迁往往是同时存在、同时进行的。

　　3. 社会变迁的方式　社会变迁的方式可分为渐进的社会变迁与激进的社会变迁。渐进的社会变迁是指社会结构的内部关系以及与外界环境的关系相对均衡，社会发生有序的、缓慢而持续的变化和发展。这时的社会变迁是局部变迁的积累，整个变迁过程表现为新旧事物交替的时间较长，社会在平稳发展的过程中由渐进的量的变化或部分质的变化的过程，逐步实现社会变迁。激进的社会变迁，亦称为社会革命，是指迅速飞跃式的社会变迁，是社会结构的相对均衡遭到彻底破坏，社会系统和社会结构需要重组时所发生的改造社会的重大社会变迁，变迁的实现是以新旧阶级之间的易手为标志的。

　　4. 人对社会变迁的参与和控制　社会变迁的主体是人，人类创造着自己的历史，但人类创造历史的活动不是任意的，以什么样的方式参与社会变迁以及在多大程度上控制社会变迁，取决于人类对社会发展规律的认识程度和掌握的工具。从这一角度，社会变迁可以分为自发的社会变迁和有计划的社会变迁。当人类社会发展程度较低，认识能力和认识工具水平也较低时，人类在很多方面以盲目的方式参与社会变迁，对社会变迁过程和方向缺乏参与、控制，社会变迁往往在进步的同时伴随大量的倒退。例如，大规模的工业化就曾给人类的生存环境带来破坏性的后果，其影响至今仍在。因此，对于社会变迁，特别是对技术发展进行控制和选择，有计划地进行社会变迁，成为摆在人类社会发展面前的重大问题。

进入20世纪80年代，随着发展过程中的全球性问题日益突出，一种新的发展观——可持续发展战略提出来。我国从制定"九五"计划时就开始将可持续发展战略作为国民经济与社会发展的总体战略。因此，有计划的社会变迁，即人类有意识、有目的地参与社会变迁和控制社会变迁，成为现代社会变迁的主要形式。有计划的社会变迁，主要体现在对整个经济和社会发展方向的引导、战略规划、计划方针和政策制定，对地区之内、部门之间、经济结构、政治结构等结构要素之间关系的协调和计划，以及对关系到国计民生的重大问题的直接控制。

（三）影响社会变迁的因素

1. **环境因素**　环境主要可分为两类，第一类是指未经人类改造过的自然环境，亦可称为"原始自然环境"；第二类指经过人类改造或受人类活动影响的自然环境，亦称为"人化自然环境"。环境为社会的生存和发展提供自然资源和物质条件，因而社会变迁总是在一定的环境中进行的。如果环境发生了变化，势必影响社会的运行和发展。例如，大规模的自然灾害或气候变化，有可能改变人们的居住地点和居住方式。在不同的社会发展阶段，环境对社会变迁的作用方式有所不同。当社会发展水平较低时，环境的影响作用主要是依其自身变化规律自然而然地发生的。但随着人类与环境相互作用关系的不断扩大和深入，"人化自然环境"对社会的影响会越来越大。

2. **人口因素**　人口是社会变迁的基本前提，一定的人口状况是社会生存和发展的必要基础。人口状况主要指人口数量、质量、构成、分布及流动，人口状况与整个社会发展比例失调，会给社会的发展速度和水平带来直接影响。如人口数量过多和增长过快会降低经济发展水平和生活水平，给就业、保健、教育等造成很大负担；但人口数量不足，会造成社会发展所必需劳动力的短缺；人口老龄化，会产生社会保险、医疗保健、经济负担、道德观念等一系列社会问题。

3. **社会制度因素**　社会制度作为社会行为规范体系，既是社会变迁的结果，又给予社会变迁直接影响。制度结构的性质及其稳定与否，在很大程度上决定了社会变迁的方向和过程。在各种社会制度中，除了经济制度外，人们特别重视政治制度对社会变迁的作用。政治制度既可以为社会的经济发展创造一个有利的环境，又可以限制或束缚经济的发展。另外，政治制度还对人们的价值观念、人际关系以及社会生活方式发生直接的作用。

4. **社会价值观念与生活方式因素**　社会价值观念主要是指人们的道德观念和社会评价的思想体系，是社会制度的基本构成要素之一。人们的社会活动都是在一定的价值观念指导下发生的。因而，社会价值观念的变化是整个社会变迁的基本方面，并且往往成为整个社会变迁的先声。生活方式常指人们在一定价值观念支配下，为满足需要而在各种生活领域中进行活动的行为习惯。生活方式同样会对社会变迁产生重要的影响。

5. **科学技术因素**　科学技术是指在社会体系中独立存在的知识系统。科学技术的发展，正在对人类社会的变迁产生越来越大的影响，成为推动社会变迁的主要力量。科学技术发明创造的增长，科学技术研究规模和组织形式的变化，不仅扩大了人类生活的范围，带动或直接造成了社会物质财富的增加，而且通过新的科学技术成果及其所要求的组织和制度，不断改变着人们的社会互动方式，直至改变人类的生存方式。正是现代科学技术的飞速发展，才使得现代的社会变迁也呈现出加速度的状况。

6. **经济因素**　社会经济的变化与发展是社会变迁最重要的因素和内容，对社会变迁具有决定性的作用。社会经济的变化与发展既包括社会物质财富量的增加，也包括物质财富的提高；既包括不同社会形态生产方式的更替，也包括同一社会形态内经济结构、劳动方式的变化。

（四）社会变迁的根源与机制

西方社会学理论曾对社会变迁的根源和机制做过大量研究。他们所提出的社会变迁理论，主要包括进化理论、循环理论、均衡理论和冲突理论。马克思主义的历史唯物主义认为，社会变迁最根本的动力是社会生产力的发展。这是因为生产力是人类物质生产方式内部最活跃、最革命的因素。生产力总是处于不断的发展变化之中，而生产关系则是相对稳定的。生产力和生产关系的矛盾运动，使生产方式不断地新陈代谢，整个社会的政治、价值观念、生活方式也随之发生变化，从而造成整个社会结构的变迁。因此，社会生产力的发展是社会变迁的最终决定力量。

社会生产力的发展是社会变迁最根本的原因，但不是唯一的原因。社会变迁除了最终取决于社会生产力发展之外，还取决于许多其他因素，是多种因素相互作用的结果。例如，不同国家、不同社会的社会变迁，还要受到种族特征、民族特征和各个国家、民族历史传统的影响。同时，社会生产力的决定性作用，在不同国家和民族的不同发展时期，也有不同的表现和结果。

二、社会问题

在社会运行过程中，由于社会系统和人类活动的复杂性，不可避免地会产生许多社会问题。这些社会问题一方面对社会运行有阻碍作用；另一方面，人们在不断寻求解决社会问题的方法，这个过程客观上起着促使社会在稳定、发展的轨道上运行的作用。

（一）社会问题的概念

社会问题（social problem）是一种普遍存在的社会现象，当社会内部的矛盾发展到一定程度，成为一种明显而又普遍的现象时，就会产生社会问题。对什么是社会问题的看法有许多种，总的来说，社会问题有广义和狭义之分。广义的社会问题，泛指一切与社会生活有关的问题；狭义的社会问题特指社会的病态或失调现象，指在社会运行过程中，由于存在某些使社会结构和社会环境失调的障碍因素，影响社会全体成员或部分成员的共同生活，对社会正常秩序甚至社会运行安全构成一定威胁，需要动员社会力量进行干预的社会现象。

（二）社会问题的一般特征

社会问题的特征主要表现为普遍性和变异性、复合性和周期性、破坏性和集群性。

1. 普遍性和变异性 社会问题的普遍性是指社会问题无所不在、无时不有。社会问题的"无所不在"是其在空间上普遍性的表现；社会问题的"无时不有"是其在时间上普遍性的表现。社会问题在任何民族、任何国家或地区都是普遍存在的。比如，随着城市化进程和科技进步，人们的生活方式发生了转变，由过去的体力劳动转变为脑力劳动，久坐不动导致腰椎病、颈椎病、肥胖、高血压、糖尿病等疾病发生率大幅上升。社会问题的变异性是指社会问题在不同地区、不同民族和不同时间里各具特点的性质。例如，在青少年问题方面，一些发达的资本主义国家，青年失业、青少年自杀、吸毒、离家出走、性混乱、犯罪等问题比较突出；一些经济发展水平低的国家，贫困问题突出，青年失业、失学、文盲、卖淫、吸毒等则成为引人注目的社会问题。

2. 复合性和周期性 社会问题的复合性是指社会问题的产生原因、表现形式以及社会后

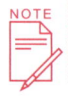

果等方面的复杂性质，即社会问题是由多种因素复合而成的，常常是几种社会问题同时并存，并引起一系列破坏性的社会后果。社会问题的周期性是指社会问题在一定时期内反复出现的特性。

3. 破坏性和集群性　社会问题的破坏性是指社会问题对社会运行和人们的社会生活具有威胁、损害的破坏性作用。社会问题对社会运行的破坏作用还表现为集群性。集群性是指社会问题往往不是单个独立地出现，而是成群成串地出现，这使得社会问题的破坏性作用更大。众多集群出现的社会问题往往有一个或数个核心，其他社会问题都是核心社会问题所引发、所衍生的。

（三）社会问题的理论研究

社会学家在致力于社会问题实证研究的同时，也开展了对社会问题的理论研究，试图从理论上分析社会问题这种社会病态现象产生的社会原因及其发生、发展的一般规律。关于社会问题的理论主要有迪尔克姆的社会整合理论、奥格本的文化失调理论、托马斯的社会解体理论、冲突学派的社会冲突理论。

（四）社会问题的解决与预防

马克思主义认为，科学的任务不仅在于认识世界，而且在于改造世界。我们研究社会问题，不仅要寻找社会问题的外部特征和形成原因，而且要研究如何控制和解决社会问题。

1. 解决社会问题的一般途径

（1）大力发展生产力，在发展中求得社会问题的解决。在我国，社会生产力水平低下仍是形成各种社会问题的根本原因，它不仅导致许多社会问题的直接产生，而且间接影响到其他社会问题的形成和恶化。因此，只有发展生产力才是解决社会问题的根本途径，如环境污染问题，它既是工业化带来的负面结果，同时又是生产力发展不足的表现。这一类社会问题的解决，也只有在发展生产的基础上才能从根本上实现。

（2）改革与完善经济、政治和社会的制度与体制，在改革中求得社会问题的解决。我国许多社会问题的发生，是和我国的经济、政治和社会的制度与体制的不完善分不开的。只有深化改革，不断健全与完善各种制度与体制，才能从根本上解决这些社会问题。

（3）加强宏观调控，提高社会治理与管理水平，在管理中求得社会问题的解决。解决社会问题，从直接的途径看，还是要靠加强管理。许多社会问题的发生，是管理不善造成的结果，而这些社会问题的解决也只有通过科学管理才能实现。

2. 社会问题的综合治理途径　社会问题是普遍存在的，这就要求在解决社会问题时必须根据社会问题的性质、严重程度、轻重缓急，抓住主要的社会问题，实施综合治理。

（1）动员社会力量：例如，慢性病已成为我国重要的公共卫生问题，慢性病的防治是应用预防医学、临床医学、生物信息学、心理学、行为学、教育学和传播学等多学科理论知识，需要政府主导，多部门共同履职，多专多学科专业人员共同努力，也需要全体居民的积极参与和自我管理。

（2）运用多种方法：把解决社会问题的各种手段和方法都调动和使用起来，包括思想、政治、经济、教育、文化、行政和法律的各种方法和手段，根据社会问题的不同性质，有针对性地综合运用。

（3）实现综合治理：把制止社会问题的恶化与根治社会问题有机地结合起来，尤其要注意从全局出发，把社会问题的解决纳入国家经济社会发展计划，使一个社会问题的解决有助于其他社会问题的治理，从而收到社会问题综合治理的良性循环效果。

（4）治理预防并重：通过社会科学的超前研究，对可能出现的社会问题采取预先防范措施，阻止社会问题的发生与恶化。我国是社会主义国家，社会主义制度所具有的计划性特征为我国进行社会问题预防奠定了重要的制度基础，现代技术研究为社会问题的预防提供了科学保障。

三、社会变迁、社会问题与护理

在人类社会发展的过程中，社会变迁受一定社会历史时期社会政治、经济、文化、科技、人口等多方面发展状况共同决定，人们观察、分析、处理人类健康和疾病问题的基本观点和方法也在不断发生着变化。护理专业在解决社会变迁中出现的与健康和疾病相关的社会问题方面发挥着重要作用。因此，我们需要在社会各领域的发展变化中探讨护理发展的根本动因。

（一）社会制度的变化与完善

从社会学的角度讲，社会制度是一定条件下的某种社会活动和社会关系的规范体系，如政治制度、宗教制度、教育制度、卫生制度等。护理的发展不仅能够促进社会制度的进步，而且受到社会制度的约束。社会制度对护理发展的影响与制约主要表现在以下几个方面。

1. 社会制度决定护理的社会定位 占主导地位的社会阶层的道德观、价值观、健康观，决定了护理作为一种职业的社会定位和职业规范。社会发展的不同时期形成了不同的医学模式，从古代神灵主义医学模式发展到现代的生物 - 心理 - 社会医学模式，与此相适应的护理工作的概念和工作也呈现了不同的特点。在近现代，人们对维护健康、防病治病越来越重视，各国在医疗护理领域的投资越来越多，护理事业也因此获得较好的发展机会，赢得了一定的社会地位。

2. 卫生政策影响护理实践发展 社会卫生政策直接制约着护理作为一门学科发展的数量和规模，影响着护理实践的领域、范畴和质量标准。卫生政策对护理学科的发展具有直接作用，如国家卫生政策所规定的医疗护理机构的地域分布，医院或社区卫生服务机构的床位与护士数量比、医生与护士数量比，对护士的权利、义务、职业规则、合法权益等规定以及对护理管理组织体系、护理工作制度、工作标准和规范、护理质量评价标准等方面提出具体要求，对护理学科的发展发挥着极为重要的作用。我国近年来对社区卫生保健及疾病预防、健康促进工作的重视，有力地促进了护理实践领域和护理职能的扩展，也因此为护理学科发展提供一个更为广阔的平台。美国国家卫生体系自 20 世纪 50 年代以来，尝试培养临床护理专家、护理职业者，赋予护士专业权利，护理事业获得了极为迅速的发展，护理职能、护理实践领域不断扩展，护理科学研究成果不断涌现，护理教育内容与方法不断深入。

3. 卫生资源影响护理发展的速度和方向 卫生资源是指用于卫生服务的各类资源的总称，主要包括卫生人力、财力、物力、科技和信息资源等。国家通过对护理人力资源的数量、培养标准、使用规格等的规定，通过对护理服务机构的数量、职能的控制，通过对医疗护理服务经费的划拨或者收费标准的指导等，影响护理实践发展的速度和方向。

（二）社会经济的发展

经济发展是社会各个方面发展的最原始动力，护理的发展与经济发展的关系总体来说表现为以下几个方面。

1. 经济发展为护理发展提供物质基础 社会经济的发展，使得社会有条件培养护理发展需要的充足的人力资源，有条件发展一定规模的护理机构和单元，有条件开拓护理科学的研究领域等。纵观世界各国护理事业发展的历程，不难看到，国家卫生经费尤其是用于护理相关事

NOTE

业发展的部分投入占国内生产总值的比例，与一个国家的护理发展总体水平密切相关。

2. **劳动力的质和量促进护理学科发展**　在经济发展中，生产力的核心是合格的劳动力。护理在维持劳动力的数量及身心素质方面担任着重要职责。一方面，护理在稳定劳动力数量上发挥着重要的作用，如护理工作通过防病治病、挽救生命、促进康复，使得无数人从疾病中恢复，重返工作岗位；另一方面，护理在社区人群中的健康教育及健康促进、母婴保健等工作的有效开展有利于提高劳动力的质量。当然，也正是社会生产力对劳动者身心素质的要求，为护理学科不断向纵深发展提供了广阔的舞台。

3. **社会和生态问题扩展了护理领域**　现在经济的快速发展导致生活节奏加快、生活方式改变、脑力劳动加重、竞争加剧等问题，使现代人的精神压力增加，慢性病发病率上升，家庭和群体关系紧张，等等。对这些问题的研究和干预，使得护理的工作范围不断扩展，护理的内容不断丰富，护理工作方法不断多样化。而伴随着生产力发展所发生的生态环境破坏，某些职业患者病率增加等问题，使护理学科不断分化，护理研究领域不断更新。现代护理学已将对环境的综合治理、对生活方式的干预与卫生保健、防病治病结合起来，构成护理工作的重要组成部分。

（三）文化变迁与护理教育

作为一种人类社会特有的精神现象，文化变迁对社会发展包括护理事业大发展有着很重要的促进作用。文化变迁通常包括文化在纵向上的传递与继承和在横向上的融合、冲突与整合。现代社会人口在不同国家、不同地区之间的迁移，更是促进了文化的传播，也促进了文化的冲突和整合。文化变迁对护理发展的影响主要表现在以下几方面。

1. **文化变迁影响健康观念**　文化变迁促进了人们的健康观念发生改变，尤其是主流文化对疾病的解释模式、对生活方式的选择与认同，直接或间接地影响到整个社会的健康保健意识和健康需求。

2. **文化冲突与整合改变疾病谱**　文化冲突与整合中出现巨大心理应激、行为偏执等问题，导致一定社会疾病谱及疾病的表现形式发生相应改变。例如，现代社会中心因性疾病、生活方式相关性疾病显著增加。

3. **文化变迁影响护理服务**　文化变迁导致人们寻求医疗护理服务的方式发生很大改变。在今天这个节奏加快、竞争激烈的时代，人们更加重视疾病预防和保健，更加注重医疗护理服务的便捷高效，对心理卫生服务、健康教育、居家照顾、养老机构有着更多的需求。同时，现代社会中人口贫富差距逐渐加大，不同地域间人口流动逐年增加，社会分层现象逐渐显现。不同阶层的人们有着不同的生活方式，对健康概念的解释不同，因而对医疗护理服务的内容和方式也有不同的期望和需求。同时，文化本身也随着社会的发展处在不断发展的过程中，护理服务的内容、方式、规模等的变化和更新也在不断影响着人们的健康观、生活方式、求医方式和自我保健能力。

4. **文化变迁中的护理教育影响护理的发展**　护理教育发展速度、规模、质量与护理事业发展速度、规模、方向密切相关。普通中等教育的发展为护理人才的培养提供必要的人才准备，护理发展状况推动着护理内涵和护理规模与速度的发展，护理教育是培养护理人才、促进学科发展的重要手段。一方面，护理教育发展直接影响护理专业的质量、数量、层次结构；另一方面，护理教育的发展也有力促进了护理学科研究的发展，护理教育不仅为科学研究提供合格的人才，而且为研究提供理想的场所。

（四）科学技术的发展

科学技术进步必然改变社会生产力的发展状况，生产力变化以及由此引发的社会制度和规范的变化，对护理发展的影响重大，主要包括以下两方面。

1. 促进医学模式和护理观念转变　随着人类对健康和疾病认识的逐渐深入，人们发现很多疾病不但是生物因素所致，人的心理、社会因素在疾病的发生发展中同样发挥着重要作用。1977 年，美国罗切斯特大学精神病学、内科学教授恩格尔（George L. Engel，1913—1999）正式提出了生物 – 心理 – 社会医学模式。与此相适应的，护理的观念、工作方法发生了重大改变，护士开始关注社会经济、文化、科技、生活方式等因素在疾病发生和康复中的作用。护理研究领域中开始将生物学方法与社会学方法有机结合，护理工作的场所也开始由医院逐渐向社区、学校、社会团体、家庭扩展。护理教育的理念和课程设置也相应发生了很多改变，更加注重学生整体素质的培养，强调人文类课程的重要作用，注重发展护理学科在人类健康中的独特作用，强调学生综合能力的培养。

2. 改变护理工作的效率和质量　现代科学技术取得的一系列重大成果及其在临床护理工作中的应用，极大提高了护理工作的效率和质量，促使护理工作向准确、快捷、高效的方向发展，是临床护理现代化的重要条件。

（1）促进护理管理方法和技术改进：现代管理科学领域有关决策、领导、计划、协调、评价等的研究成果在护理领域的应用，使得护理管理更加科学，护理管理效能增加；而电子管理档案的建立更是为规范护理工作程序、优化护理工作流程、提高护理质量提供了很好的信息支持，也为促进护理信息交流、促进护理科学研究的进展提供了很好的信息条件。

（2）促进临床护理技术丰富与发展：新材料技术下诞生的一次性注射输液器、中心静脉留置导管等不仅使护理工作效率大大提高，而且促使护士的操作技术进一步丰富与成熟；电子计算机技术推动下发展起来的自动血糖仪、自动血压计在临床护理中广泛应用，使医疗护理质量提高的同时，也节约了人力资源。人工呼吸机、心电监护、腹膜透析、血液透析、微创外科手术等现代医学仪器和技术的发展，促进了重症监护技术、慢性病护理技术的深入发展和护理科学不断向纵深方向分化，形成了高知识、高技术含量的临床专科，临床护理专家逐渐成为护理领域中一种重要的人力资源，护理理论、知识和技术也因此不断被丰富和深化。

（五）人口的变化

护理是一门服务于人的学科，人口数量、结构的特点与护理学科发展有着千丝万缕的联系。主要表现在两方面。

1. 人口数量决定护理发展规模　人口数量与护理服务机构数量和规模直接相关，每单位人口数应享有的卫生资源，包括人力、物力和财力资源，通常是国家规划卫生事业发展的重要指标，人口总数的增加或减少，必然会影响到护理总体规模的发展状况。

2. 人口的内部构成影响护理学科结构　人口年龄、性别、地域分布等内部构成影响着护理学科分化和资源分配的方向。如随着我国社会进入老龄化时代，从事老年医学与护理的人才将出现需求量不断增加的状况，这种社会对人才需求的变化必将对护理教育的学科分化、专业设置方面产生深远的影响。与此同时，居家养护、养老院照顾、临终关怀等医疗护理工作领域也将不断扩展规模和发展新的工作方式与方法。人口地域上的年龄结构、文化结构、职业结构、患病种类结构等，也会影响着一定地区护理人力、物力资源的分布状况和护理工作内容与方法的特征。

四、社会护理的内容与任务

社会护理根据社会及经济等发展因素与健康疾病双向性作用的规律，以大卫生观来研究健康和疾病的各种社会护理措施，以改善人们的社会卫生状况，提高人群健康水平。

（一）社会护理的内容

社会护理的研究内容非常广泛，涉及人的衣、食、住、行及社会心理等诸方面，且随着社会的发展和人们价值观的改变，社会护理的研究内容不断变化。尽管社会护理具体研究内容广泛且不断变化，总体上分为 3 个方面。

📺 **微视频**　*社会护理的内容*

1. **社会卫生状况**　研究人群社会卫生状况，尤其是弱势人群健康状况。护士以社会群体为研究对象，应用流行病学、卫生统计学及有关社会科学的理论和方法，通过社会调查和资料挖掘，广泛收集信息，分析不同社会群体社会卫生状况及其变化规律，寻找主要的社会卫生问题，发现健康弱势人群及重点防治对象，找出危害人群健康的主要危险因素以及应对策略。

2. **健康的影响因素**　研究健康的影响因素，特别是心理社会因素。护士应充分了解各种因素特别是社会制度因素、文化因素、经济状况、人口发展、生活劳动条件、生活行为方式对不同人群生理、心理的影响。在明确社会卫生问题的基础上，进行社会病因学分析，运用描述、比较、分析的方法，研究社会因素与健康和疾病之间的相互作用及其规律，以及改善社会卫生状况、提高人群健康水平的社会措施。因此，社会护理的研究对象从社会角度研究社区人群护理诊断、护理处方和预防措施，是现代护理学的一项重要内容。

3. **社会卫生政策**　研究社会卫生政策，特别是健康促进策略。护士不仅要通过社会卫生调查及社会病因分析找出当前存在的主要社会卫生问题，提出改善人群健康状况的"医学处方"和"社会处方"，也要与各相关专业协同，通过各种健康促进措施，提高人群健康水平。例如，强化社会人群对突发性公共卫生事件的社会应对机制，加强对社区人群的疾病预防，注重社区环境综合治理、维护生态平衡，加强健康教育，纠正人们的不良生活方式和习惯，加强对社会人群心理护理，提高人们适应社会的能力。

（二）社会护理的任务

社会护理的基本目标是保护人群健康，提高全民健康水平。护士深入家庭、社区和其他社会组织，和医生及其他社会工作者一起运用各种社会手段和方法，照料人们的身心健康，指导人们改进生产和生活环境，规范人们的健康行为，努力减少、消除致病的社会因素，增进人群的健康。从医疗卫生工作实践的需要来看，目前社会护理的基本任务主要有以下几个方面：

1. **健康教育**　开展健康教育，全力推动健康促进。护士通过健康教育，倡导新健康观，弘扬正确的医学模式。针对不同的目标人群，采用不同的传播方式，指导人们建立、养成科学的生活习惯和文明、健康的生活方式，戒除不良生活行为和陋习，指导人们注重心理卫生，帮助和促进人们身心健康。努力达到个人要有自我保健的意识和能力，家庭要有健康的生活方式，社区要有丰富多彩的健康教育活动，政府要有政策导向，社会要有大环境支持。

2. **社区保健**　开展特殊人群的社区保健工作。所谓特殊人群主要指社区中的老年人、婴幼儿、围生期妇女、残疾人及接触有毒有害作业的人群等。根据不同人群的生理、心理、社会特点实施社会护理，如制定社区老年卫生健康服务的发展策略，加强对老年人的健康教育和自我护理指导；改善影响精神卫生的社会环境，加强精神卫生教育，提高人们的社会心理适应力，对精神病患者采取融于社会环境的开放式管理；努力营造符合保护性原则的残疾康复环境，了解和满足不同残疾人的身心保护需求，注重改善残疾人心态与完成角色转换的心理卫生教育等。

3. 社会卫生问题   发现社会卫生问题，开展计划免疫、疫情预防工作。护士应主动调查了解工作、生活和环境条件中危害健康的因素，向有关部门提出建议，并在力所能及的范围内组织人们改善和治理不良环境，改进社会卫生状况，保护人群健康。同时，针对目标人群开展计划免疫，加强传染病患者管理和流行病学调查，组织和指导人们预防疫情和流行病的发生，积极应对突发公共卫生事件。

4. 社区卫生保健、社区护理   开展社区卫生保健、社区护理。加强常见病、地方病、社区病的防治，及时作出社会护理诊断，提出社会护理处方及措施。开展自我保健、家庭访视和家庭护理，为不同的社会人群提供最广泛的基本医护服务，尤其是重点人群，如老年群体、妇幼群体、残疾人的服务。目前，中国已将发展社区医疗护理列入国家医疗卫生体制改革与发展的重点内容。随着社区卫生保健网络的建立和加强，将会有越来越多的护士从事社区、家庭护理，对人们进行预防保健工作。

思 考 题

1. 谈谈你对护士社会角色的理解。你认为护理工作过程中如何更好地承担护士角色？
2. 护士应怎样提高自己的社会学修养？常见的社会工作方法有哪些？
3. 你怎么理解社会护理的内容与任务？
4. 简述我国人口老龄化问题的特征及其具体表现。
5. 简述社会护理的内容及具体任务。

（卢咏梅、杨黎）

数字资源详见新形态教材网

😺 学习目标   ⚓ 思维导图   👥 案例分析   🖨 随堂测试   📺 拓展阅读

📖 思政元素   🖥 微视频   📝 自测试题   🖼 教学课件

第 六 章

护士学习能力与思维能力修养

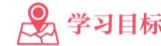
🗺 学习目标

🕸 思维导图

学习是文明传承之途、人生成长之梯、政党巩固之基、国家兴盛之要。好学才能上进，好学才有本领，知识就是力量。"为学之实，固在践履。苟徒知而不行，诚与不学无异。"知识要转化为人们的能力和素养，就必须躬身实践，在实践中砥砺才干、增长本领，不断实现螺旋式上升。要坚持知行合一，不要以知代行，夸夸其谈却无务实举措。

学习是立身做人的永恒主题，也是报国为民的重要基础。学习是一辈子的事情，只有在学习中不断感悟人生、提升境界，才会使自己变得更加充实、更加睿智。要矢志追求更有高度、更有境界、更有品位的人生，把学习作为一种责任、一种爱好、一种健康的生活方式、一种贯穿人生旅途的生活方式，做到重学、好学、乐学。

第一节　护士学习能力培养

学习是文明传承的重要途径，人类的文明便是在一代又一代人的学习传承中继承和发展的。当今世界，知识经济兴起，大数据、人工智能等新一代信息技术飞跃发展，深刻改变了人们的生活方式、交往方式和学习方式。知识迭代更新的速度日新月异，对知识的学习和学习能力的培养，成为不落伍于时代最基本的要求。

一、学习能力概述

（一）学习、学习能力

1. **学习**　学习一词在《现代汉语词典》中的解释是"从阅读、听讲、研究、实践中获得知识或技能"。《辞海》更是把"学习"直接看作"求得知识技能"的过程。

我国最早将学与习连起来使用的是孔子。《论语·学而》中记述孔子曾指出"学而时习之，不亦说乎"，揭示了"学习"的含义。从学习的范围层次看，学习可分为4个层次。第一层次，即最广义的学习，包括动物和人类的学习活动，如饥餐渴饮、新陈代谢等。第二层次，是人有别于动物的学习，即人类的学习，在社会中进行，具有能动性和继承性。第三层次，是指学生的学习，是在教师指导下，有计划、有组织、有系统进行的，以掌握间接经验为主的学习。第四层次，专指学生获得知识和技能，提高智力和能力的过程，即所谓智育。从学习的实质看，学习的本质是知行统一。学习既是学习生活，又是学习实践；既是为了知，更是为了行。

近现代西方学者从各个不同角度研究"学习"问题，出现了联结派、认知派、行为主义、

NOTE

人本主义等不同的学习理论。我国一些教育和心理学家综合西方各派的学习理论，认为学习是指学习者因经验而引起的行为、能力和心理倾向的比较持久的变化。这些变化不是因为成熟、疾病或药物引起的，而且也不一定表现为外显的行为。可以将学习定义为经验的获得和积累的过程或经验结构的构建过程。

综上所述，学习是人们以语言和实际操作为媒介，通过获得一切必要的社会和个体经验，以达到认识世界、掌握规律、增强改造世界能力为目的，使个人与社会迈向更完美的生存目标的活动。

学习不只是学知识，还包括学技能、态度、品格等。学习不仅包括各种正规的系统学习，还包括各种偶然的、无意识的、自发的、非正规的学习。读书是学习，模仿是学习，实践训练也是学习，受环境影响而发生的耳濡目染还是学习。继承是学习，创新也是学习。

2. 学习能力　学习能力（learning capacity）是指能够进行学习的各种能力和潜力的总和。对个体而言，学习能力包括能够容纳、储存知识和信息的种类和数量，行为活动模式种类，新旧信息更替的能力等，具体表现在如何学、怎样学以及学的效果等。对于种系发展而言，演化越高级，学习能力总体上越强。学习能力在有机体一生中总在变化。

学习能力是学习者的基本能力之一，是学习理论研究的重要课题和现实目标，是人类获取知识并内化为自身素质和特定技能的特殊能力。究其实质，还是学习者"如何学"的问题。

现代教育兴起以来，很多学者从不同角度研究了学习能力，美国著名学者布鲁姆（Benjamin Bloom，1913—1999）在其著作《教育的目标分类学》一书中，将"学习能力"具体分为认知领域、动手技能和运动技能领域、情感领域三大领域。这个系统的分类开启了学习能力研究的实证主义时代。学习能力也具有特殊性，它不是某一特定学科的知识内容的习得能力，其促进学科知识的学习效果是泛在的，是催生其他能力的能力。它不仅带有智力特征，同时也是一种带有文化特质的思维方式。

（二）学习意义

1. 学习可以明德怡情　古人讲："智是进德之基"。人的一言一行，都是思想品德修养的外在表现，而修养的程度又与学习状况密不可分。我国历来就有"知书达理"的传统说法。无数事实表明，读书学习从来都是和文明、涵养、进步等美好字眼联系在一起的。《中华人民共和国国民经济和社会发展第十四个五年规划和 2035 年远景目标纲要》（简称"十四五"规划）中明确提出，"深入推进全民阅读，建设'书香中国'"。全民阅读上升为国家发展战略，为实现中华民族伟大复兴的中国梦提供了强大精神动力和文化支撑。要发扬"挤"和"钻"的精神，多读书、读好书，从书本中汲取智慧和营养。

2. 学习足以长才　华罗庚（1910—1985）说："唯有学习，不断学习，才能使人聪明；唯有努力，不断努力，才能出现才能"。近代教育家张之洞曾经说过："古来世运之明晦，人才之盛衰，其表在政，其里在学"。古圣先贤无不强调学习的重要。没有千百年来一代代人的不断学习实践，就不会有今天的人类文明。对于社会、国家、民族来说，要发展进步，就要学习。

（三）学习的类型

学习的范围相当广泛，形式也多样。在教育心理学中有多种学习的分类。美国著名教育心理学家加涅（Robert Gagne，1916—2002）按照学习结果将学习分类为言语信息、理智技能、认知策略、动作技能和态度等 5 个类型。

1. 言语信息　言语信息的学习，即我们通常所讲的知识，是回答世界是什么的知识。要求掌握的是以言语信息传递（通过言语交往或印刷物的形式）的内容，或者学习结果是以言语信息表达出来的。这类学习通常是有组织的。对学习者的能力要求主要是记忆，如护理教学中要求说出南丁格尔的生平等。通过言语信息的学习，学习者得到的不是碎片化的信息，而是根据一定的教学目标给予许多有意义的知识，是将知识和目的结合在一起，构成系统的知识。

言语信息学习的作用包括：①是进一步学习的必要条件，如识字之于文学作品的学习。②有些言语信息在人的一生中都有实际意义，如时钟设置：天体运行、四季的形成等知识。③有组织有联系的言语信息可以为思维提供工具。

护理教学中应注意研究如何使学生获得大量言语信息，如何牢固保持这些信息，并防止遗忘。

2. 理智技能 理智技能又称智慧技能，指使用符号与环境相互作用的能力。言语信息的学习帮助学习者解决"是什么"的问题；而理智技能的学习要解决"怎么做"的问题，以处理外界的符号和信息，又称过程知识。例如，用氧疗公式计算氧气吸入的浓度，运用简单规则解决复杂问题等。加涅认为，每一级理智技能的学习要以低一级理智知识技能的获得为前提，最复杂的理智技能则是把许多简单的技能组合起来而形成的。

3. 认知策略 认知策略即学习和非正式学习，指用来调节和控制自己的注意、学习，记忆思维和解决问题的能力。学生在学习理智技能的同时，也形成了自己特有的认知策略。认知策略是学习者用以支配其注意、学习、记忆和思维的有内在组织的才能，这种才能使得学习过程的执行控制成为可能。

4. 动作技能 动作技能又称为运动技能，指平稳而流畅、精确而适时的动作操作的能力，如体操技能、写字技能、作图技能、操作仪器技能等，它也是能力的组成部分。其显著特征是只有经过长期不断的学习才能日益精确和连贯。动作技能的学习过程分为3个阶段：第一阶段是认知阶段，第二阶段是联系形成阶段，第三阶段是自动化阶段。护士不仅需具备丰富的专业知识，高度发展的理智技能，还必须掌握熟练的专业技能，既善于动脑，又善于动手。

5. 态度 态度是通过学习获得的内部状态，这种状态影响着个人对某种事物、人物及事件所采取的行动。它是通过与他人相互作用的一系列结果习得的，而且往往是非计划地习得的。态度一般包括认知、情感和行为3种成分，一般需要经过相当长时期才能逐渐形成或改变。

（四）学习的规律

1. 终身学习规律 在知识不断增加、知识爆炸的今天，终身学习是人类生存的基本前提。国外学者通过"剥夺研究"和"控制环境变量"的研究证明，如果剥夺初生动物某个方面的刺激作用，就可以影响其相应的感觉器官的发育和成熟。人类的表现也一样。一些早期教育家的实验研究证实，如果婴儿出生后缺乏适当的学习机会，相应的学习能力就会随适应的学习年龄的消失而衰退。可见，学习是人类生存发展的必要前提条件。无论是人类总体还是生存个体，都离不开学习这一基本的行为方式。所以，学习必须是终身的，不断学习才能不断发展和完善自身。

2. 知行统一规律 知，是对输入的知识信息学会了，理解了，巩固了；行，则是把知道了的知识信息用于实际，见诸行动，使客观世界得到改造之目的。这一规律揭示的是学习的本质问题，也是学习发展的必然趋势和学习的最终归宿，学习的目的在于应用。学以致用就是在学习过程中，注重运用科学理论分析解决实际问题，边学习边实践，边学习边运用，把学习过程作为掌握知识，提高能力的过程。学以致用才能真正掌握知识。

3. 循序渐进规律 循序渐进就是指学习要按照学科理论的逻辑系统顺序和护习者认识能力的发展顺应对客观事物的认识顺序，有计划有步骤地进行学习的活动过程。这是获取知识的主要方法。"不积跬步，无以至千里；不积小流，无以成江海"。学习过程，就是一个循序渐进，知识经验不断积累，从量变到质变的过程。朱熹说过"读书之法，莫贵于循序而致精"。任何一门学科知识本身都具有严密的逻辑体系。这个体系一般都是由简到繁，由浅到深，由此到彼，由表到里。在学习过程中，必须遵守由已知到未知、由易到难、由简到繁、由近到远的学习规则。

4. 学思结合规律　子曰："学而不思则罔思而不学则殆。"指出了学与思的辩证关系。知识和信息被认知后，这些材料还须内化理解，并通过编码、贮存、加工，使学习的知识升华。学，指的是信息输入，学习新知识、新技能以及社会行为规范；思，指的是信息加工处理。从信息论的观点来讲，学就是接受和储存信息，思就是判断和处理信息。二者互相转换，犹如一个没有止境的螺旋，步步上升。只有掌握学思结合的规律，才能真正提高学习效率。

（五）学习能力的影响因素

1. 内部因素

（1）认知结构：指学习者头脑中的知识结构有广义和狭义之分。广义的认知结构是指学习者原有知识的全部内容和组织；狭义的认知结构是指学习者在某一特殊领域内的知识的全部内容与组织。每个人的认知结构各有特点。

（2）学习动机：是指引发与维持学生的学习行为，并使之趋向一定学业目标的一种动力倾向。它包含学习需要和学习期待两部分。

（3）学习迁移：是一种学习对另一种学习的影响。学习迁移是在某一种学科或情境中获得的技能、知识、理解或态度，对在另一学科或情境中技能、知识、理解或态度的获得所产生的影响。例如，掌握护理专科知识扎实的护士在书写护理文书方面就比较容易。

（4）人格因素：通常指一个人所具有的独特的、稳定的心理特征的综合。个体的人格特征制约其在社会情境中的行为模式，进而对学习产生影响。

2. 外部因素

（1）社会因素：包括社会认同感、信息化发展、就业形势。社会认同感，随着高等护理教育的发展，社会大众对护士的认同感逐渐提升。信息化发展，信息的迅速增长和知识的不断更新，要求护士在具有扎实的护理技能的同时，还必须学习对复杂技术联合应用的能力，这都需要学习。就业形势，国家非常重视护理工作，近些年出台了一系列关于加强护理工作建设和改革的政策文件，使护理专业的吸引力和队伍的稳定性向好的方向发展。

（2）家庭因素：包括家庭学习动机、家庭教育环境。父母作为学生的第一任教师，家庭的影响是无处不在、无时不在的，所以家庭因素对学习的影响不容忽视。而家庭教育环境影响着学生正确的世界观、价值观和人生观的确立。

（3）学校因素：学校作为学生学习的主要场所，良好的教育教学管理往往能促进学校良好的社会声望与吸引力，提升学生的幸福感及学习的主观能动性。

二、知识及知识学习

（一）知识

1. 知识的性质　知识是人类在实践中认识世界（包括人类自身）的成果，它包括事实、信息的描述或在教育和实践中获得的技能，也是人类从各个途径中获得的经过提升总结与凝练的系统的认识。

在《中国大百科全书·教育》中，"知识"的条目是这样表述的：所谓知识，就它反映的内容而言，是客观事物的属性与联系的反映，是客观世界在人头脑中的主观映像。就它的反映活动形式而言，有时表现为主体对事物的感性知觉或表象，属于感性知识，有时表现为关于事物的概念或规律，属于理性知识。

一个时代的知识状况又是由知识性质（即"知识标准"或通常意义上所说的"知识观"）、知识类型、知识结构、知识价值、知识制度、知识传播方式等多种要素组成的。在这些要素中，知识性质是一个核心的要素，它不仅决定着什么是知识或什么不是知识，而且决定着什么样的知识才最有价值。

2. 知识的意义　知识不仅是一种事实存在，更是一种价值存在与意义存在。在知识的内在结构中，符号作为知识的外在表征，是意义的载体，而意义则是知识的内核，个体通过与知识的相遇，经过理解、感悟、体验、反思等过程，进而由知识的符号表征进入知识的意义系统。

知识的意义是指知识所具有的促进人的思想、精神和能力发展的力量，是知识与人的发展之间的一种价值关系。

知识具有满足个体发展的多维意义。知识的意义不是指作为其表现形式的符号所代表的"含义"或"意思"，而是指知识在个体生命成长、情感发展、人格完善等方面所具有的价值。由于知识的历史性和人的复杂性的存在，知识的意义不仅包括知识对个体生活的外在意义，还包括知识对个体精神生活的内在意义；不仅包括对人类命运共同体的公共意义，还包括对个性化的个人意义。

（1）公共意义：客观知识作为人类认识的成果，告诉人们的是"关于世界的知识"，这种"关于世界的知识"具有普适性的特点，是一种静态的共性存在。在这个层面上，知识具有公共意义，公共意义关注知识的"对象化"与"物化"，而不关注主体的经历、生命、情感与价值。也就是说，知识的公共意义忽视了人的存在，只关注人类的共性，关注对人类共同的价值。知识的公共意义是个体通过对知识的理解与体验获得的，因而公共意义也可以称为知识的理解性意义。

（2）个人意义：知识的个人意义则深入到个体的生命世界，关注知识所内具的促进个人精神成长和人格成长的价值。知识的个人意义是个体生命与知识相遇从而进入知识、体验知识，实现个体生命成长的核心。知识的个人意义体现的是知识的生命立场、主体立场和过程立场，因此，知识的个人意义关注不同学生的个体经验、人生履历、生命成长，让知识真正深入个体内心，深入个体的精神世界和生命世界。

只有与个体的生命联系起来、与个体生活的情境联系起来，知识才真正具有个人意义，才具有个性化的发展价值。知识的个人意义关涉到个体的情感、精神、心灵与灵魂，个体只有通过积极地与知识互动，将个体的经验、履历与知识建立联系，才能够获得知识的个人意义。知识的个人意义也可以称为知识的存在性意义。

3. 知识的类型　知识类型是现代心理学提出的对知识的分类。一般分为3类：陈述性知识——关于世界"是什么"的知识；程序性知识——关于"怎么办"的知识；策略性知识——关于"如何学习"的知识。程序性知识涉及的对象是客观事物，策略性知识处理的则是学习者自身的认知活动。

（1）陈述性知识：也叫"描述性知识"。它是指个人有意识提取线索，并直接加以回忆和陈述的知识。陈述性知识主要是用来说明事物的性质、特征和状态，用于区别和辨别事物。这种知识具有静态的性质。陈述性知识要求的心理过程主要是记忆。陈述性知识的获得是指新知识进入原有的命题网络，与原有知识形成联系。陈述性知识有3种：①关于事物名称或符号的知识，如什么是护理。②简单的命题知识或事实知识，如"我去医院工作"。③有意义的命题的组合知识，即经过组织的前述两种知识，如护理专业学生可以说出静脉输液的操作流程。

（2）程序性知识：是个人无意识提取线索，只能借助某种作业形式间接推论其存在的知识。程序性知识是一套办事的操作步骤，是关于"怎么办"的知识。在学习过程性知识的第一个阶段，是习得过程性知识的陈述性形式，新知识进入原有的命题网络，与原有知识形成联系。第二阶段，经过各种变式练习，使贮存于命题网络中的陈述性知识转化为以产生式系统表征和贮存的程序性知识。第三阶段，过程性知识依据线索被提取出来，解决"怎么办"的问题。如某学生不仅可以陈述静脉输液的操作流程，而且能够执行静脉输液操作，则说明该学生拥有静脉输液的程序性知识。

（3）策略性知识：是指学习者在学习情境中对任务的认识、对学习方法的选择和对学习过程的调控。它是由学习方法、学习调控和元认知等要素构成的监控系统。策略性知识作为一种特殊的程序性知识，日益引起心理学家和教育家的关注。从知识分类的观点看，策略性知识也属于程序性知识的范畴，其实质也是一套如何学习、记忆、思维的规则和程序，它控制着人的学习、记忆和思维活动。策略性知识是关于"如何学习、如何思维"（How to study/How to think）的知识，让学生"学会学习、学会创造"的核心就是策略性知识。因而，策略性知识的学习比前面两种知识的学习更重要。

学会学习既是社会发展的需要，也是学生自我完善的需要。在学校教育中，知识的掌握是最重要的。未来的成功者必须是会学习的人，是具备学习能力的人。但我们不能把策略性知识的学习与前二者割裂开来，因为只有在前二者知识的学习基础上才能形成策略性知识的学习。如某学生完整地复述静脉输液的操作流程，复述的内容即陈述性知识；如何准确地将静脉输液进行操作即程序性知识；用什么方法记忆操作内容、采用何种动作将操作做出来即策略性知识。

（二）知识学习

1. **知识学习的含义** 亦称"知识掌握"，是指知识传递系统中个体对知识的接受及占有，包括知识领会、知识巩固与知识应用3个环节。知识领会指了解知识的含义，懂得知识的载体、相应词所标志的事物的属性，对事物获得间接认识。知识巩固指对已领会知识的持久记忆，由识记、保持、再认与重现组成。知识应用指依据已有知识去解决有关问题，由审题、联想、解析及课题的类化等彼此相联系的智力活动来完成。

2. **知识学习的类型** 根据新知识与原有认知结构的关系，知识学习可以分为下位学习、上位学习和并列组合学习。

（1）下位学习（类属学习）：指将概括程度或包容范围较低的新概念或命题，归属到认知结构中原有的概括程度或包容范围较高的适当概念或命题之下，从而获得新概念或新命题的意义。简单来说，下位学习就是一个自上而下的学习，先学习一个大的高级概念，再去学习小的低级概念。例如，先学习注射的概念，再学习皮下注射的概念、皮内注射的概念、静脉输液的概念等。

（2）上位学习（总括学习）：是指新概念、新命题具有较广的包容面或较高的概括水平，这时，新知识通过把一系列已有观念包含于其下而获得意义，新学习的内容便与学习者认知结构中已有观念产生了一种上位关系。例如，先学习了静脉输液、皮下注射的概念，再学习技能操作的概念。

（3）并列组合学习（并列结合学习）：当新概念或新命题与学习者认知结构中已有的观念既不产生下位关系，又不产生上位关系时，它们之间可能存在组合关系，这种只凭组合关系来理解意义的学习就是并列组合学习。例如，学习护理专业知识技能的同时，也在学习教学的能力和技能。

3. 知识学习的过程 知识学习的过程主要是学生对知识的内在加工过程，一般包括知识的习得、知识的巩固与转化、知识的应用3个阶段。

（1）知识的习得：就是了解传递知识的载体的含义，使语言文字等各种符号在头脑中唤起相应的认知内容，从而对事物获得间接认识的过程。简而言之，习得就是懂知识，习得阶段的基本任务是理解新知识，也就是使新知识以一定方式与原有知识形成联系，形成新的知识结构。知识的习得是由注意、激活有关旧知识、进行选择性知觉、新旧知识相互作用等一系列认知活动协同作用实现的。

（2）知识的巩固与转化：就是将所理解的知识保持长久的记忆。知识的巩固阶段的基本任务是将习得的新知识贮存在长时记忆中，以备日后提取使用。知识的巩固主要通过练习与复习来加以巩固和转化，从而改组或重建新的认知结构来实现。

（3）知识的应用：就是运用已有的知识去解决有关问题。通过知识的应用，可以检验知识是否真正得到理解和巩固；通过知识的应用，可以加深学生对一般性知识的理解；通过知识的应用，还可以使学生学会发现问题、分析问题、解决问题的方法，提高学生的能力。

4. 知识学习的作用

（1）完成教育教学的主要任务：知识的学习和掌握是学校教育教学的主要任务之一。学校教师通过有计划、有组织、有目的地向学生传授人类长期积累的知识经验，有助于学生的成长，有助于学生更好地适应现代社会生活。

（2）掌握技能和发展能力：知识的学习和掌握是学生各种技能形成和能力发展的重要基础。理智技能作为通过学习形成的合乎法则的活动方式，其掌握是以知识的学习为前提的，即理智技能包含程序性知识的成分，理智技能的掌握需要结合知识的学习才能有效实现。许多研究表明，知识掌握水平越高，越有助于理智技能的形成。

（3）激发学习者的创造性：知识学习是创造性产生的必要前提。创造态度和创造能力是个体创造性的两个主要标志，通过知识的学习，个体体验着前人的创造成果，这对于创造态度的获得起到了积极作用。同时，缺乏知识的头脑是不可能有创造性的，创造性不会从无知无识的头脑中产生，脱离知识的学习而空谈创造性的开发是不可能有什么结果的。

e **拓展阅读** *知识与知识学习*

三、护士学习能力与教学能力的培养

学习能力之于学习者，就像文化之于社会，无形却又无处不在。早期刺激—反应学习理论代表人物桑代克（Edward Lee Thorndike，1874—1949）提出了试误学习理论。桑代克认为，人的学习方式也可以同动物一样，通过不断的试误进行，只是复杂性和程度不同。桑代克把联想和习惯融入学习理论，从根本上推翻了自由意志和理性力量对学习行为的主导作用。此外，巴甫洛夫（Ivan Petrovich Pavlov，1849—1936）提出的习得律、消退律，以及华生提出的频因律、近因律等，这些方法有些至今仍能够有效地运用于教育过程中，可以有效地提升学习能力。

（一）护士学习能力培养

护士在医疗领域中扮演着关键的角色，他们需要不断学习和适应不断变化的医疗环境，以培养卓越的临床护理能力。护士的学习能力培养是确保他们在临床实践中不断进步和提高的关键因素。

1. 自我管理能力 自我管理能力是护士的重要个人素质能力，包括时间管理和情绪管理。在繁忙的护理工作中，能合理安排时间，灵活应对各种突发情况，同时保持积极的心态，以便更好地为患者服务。护士需要制定个人学习计划，包括学习目标和时间安排，明确自己希望提高的领域和技能。例如，一位新入职护士设定在半年内提高自己的静脉采血技能，为此，她需要合理安排时间，进行实践操作，并寻求同事和上级的指导。

2. 信息能力 在医疗领域，信息获取和信息处理能力至关重要。护士需要掌握相关的医疗和护理知识，并能够通过各种渠道获取最新的医疗信息，积极追踪医学进展，了解最新的诊断方法、治疗方案和疾病管理指南，以不断提升自身的专业技能。护士可以通过阅读专业期刊、参加跨学科研讨会和会议、浏览医疗网站等多种方式获取最新的医疗信息和技术，拓宽临床知识，了解其他领域的最佳实践。

3. 团队合作能力 现代医疗护理往往需要团队合作。护士需要学会与医生、患者、家属以及其他护士有效沟通合作，共同完成治疗和护理任务。同时，护士还需要学会团队协作，提高工作效率，并通过学习培养较好的团队合作能力，以提高工作效率和效果。

4. 创新创造能力 在学习者的发展过程中，创新创造是发展的重要内容。从自然属性来看，创新创造表现为人的发展能力，发展能力是学习者提高学习能力、认知水平的源泉和动力。创新创造推动人本身生理和自我意识的发展；从社会属性来看，创新创造表现为人的发展方式，创新创造带来的生产力进步推动社会结构和社会形态由低级向高级发展。因此，以创新创造为核心的发展能力是学习能力不可缺少的重要组成部分。

护士要与时俱进，不断提升自身的创新创造能力，通过不断研究新的护理方法和技术，推动医疗护理的进步和发展。

5. 终身自主学习能力 自主学习包含学习的自觉、自律和自为 3 个范畴。自觉是对自我的认知；自律是对理性的认知；自为则是对认知的认知。当面对同样的外部学习环境，学习者自身隐性的自主学习能力越强，其表现出来的外在的自主行为和实现的自主效果就越显著。因此，自主能力是学习能力的核心要素，也是学习者主体性的重要体现。

由于医学知识和技能不断更新，护士需要具备终身自主学习的能力，以适应时代的需求和发展。

总之，护士的学习能力培养需要注重自我管理、信息能力、学习合作能力、创新能力和终身自主学习能力的培养。这些能力将有助于护士更好地适应现代医疗环境，提高护理质量。

（二）护士教学能力培养

护士的角色不仅在于提供高质量的患者护理，还在于传承护理的知识和技能，培养新一代护理专业人员。因此，护士的教学能力培养至关重要，旨在提高医疗教育的质量，促进护理专业的成长，保障患者护理的安全性。护士的教学能力培养可以从以下几个方面进行。

1. 明确教学目标 教学目标是指教学中师生预测达到的学习结果和标准，教学目标的确定可以保证教学活动按计划向预期目的进行，既是组织教学内容，确定教学方法的前提和依据，也是评价教育结果的标准。

2. 更新教育理念 随着时代的发展变化，护理教育理念也在不断变化，现代教育观逐渐强调以护士核心能力培养为出发点，注重学生的主体性，以促进学生全面发展，以培养核心能力、提高素质及全面发展作为教育的主要目标。

2018 年，教育部高等学校护理学类专业教学指导委员会在原有《护理学本科专业规范》和护理学专业认证标准实践总结的基础上制订了《护理学类教学质量国家标准》，提出护理学专业本科教育的培养目标是培养适应我国社会主义现代化建设和卫生保健事业发展需要的德、智、体、美全面发展，比较系统地掌握护理学的基础理论、基本知识和基本技能，具有基本的临床护理工作能力，初步的教学能力、管理能力、科研能力及创新能力，能在各类医疗卫生、保健机构从事护理和预防保健工作的专业人才。该标准中，在总的培养目标下，设立了思想道德与职业态度、知识、技能三类具体目标。

时代对人才需求的标准在变化，教育理念也在不断更新。

3. 选择教学组织形式 教学组织形式简称教学形式，是指为有效地完成教学任务，教学活动的诸要素（教学活动的主体、内容、技术手段、方法、情景）如何组合和表现，即如何控制教学活动的规模、安排教学活动的时间和利用教学活动的场所，是教学活动的一定结构方式。

教学组织形式可分为课堂教学、小组教学、个别教学。通常，护理教学组织形式的选择，主要考虑4个方面：教学的目的和任务；教学内容；学生身心发展特点；学校办学条件和教学设置。

4. 改革教学方法 教学方法是教师实现教学目标的重要手段。学习护理教学的基本方法可帮助护士更好地开展教学活动，发挥传承和促进护理事业发展的作用。

（1）以语言传递为主的教学方法：是指通过教师和学生口头语言活动及学生独立阅读书面语言为主的教学方法。语言是传递和交流思想的重要工具，师生之间大量信息的传递主要靠书面语言和口头语言实现，因此教师的口头表达能力和学生的阅读书面语言能力极大地影响着教学效果。护理教学中常用的此类教学方法主要有讲授法、讨论法和谈话法。

（2）以直接知觉为主的教学方法：主要指教师通过对实物或直观教具的演示、组织教学性参观等使学生学习知识的方法，具有形象性、真实性和具体性的特点。护理教学中常用的此类教学方法主要有演示法和参观法等。例如，通过教师讲解、示范、案例分析等形式，使学员掌握护理教学的基本理论、基本知识和基本技能；通过分析真实的护理教学案例，提高学员分析问题和解决问题的能力。

（3）以实际训练为主的教学方法：是以形成技能、行为习惯和发展学生实际运用知识的能力为主的教学方法，强调学生在实际活动中学习知识。护理教学中常用的此类教学方法主要有实验法、练习法和实习作业法。例如，通过自主学习、合作学习等方式，使学员主动探究护理教学的规律和实践，培养学员的创新能力和团队协作精神。

（4）以陶冶为主的教学方法：是指教师根据教学要求，有计划地使学生处于一种类似真实的活动情境中，利用其中的教育因素综合地对学生施加影响的一类教学方法。学生在具体、生动的情境或活动中受到熏陶和潜移默化的影响，在不知不觉中学习知识。护理学是实践性很强的应用科学，其服务对象是人，因此陶冶的教学方法在护理教学中具有较强的适用性和重要意义。护理教学中常用的此类教学方法主要有角色扮演法、情境教学法和游戏法。例如，通过模拟真实的教学情境，让学生亲身体验教学过程，提高学生的教学实践能力和水平。

不同类别教学方法的合理选用和有机结合，可促进教学活动更好地开展，提高学生学习的兴趣、信心和掌握信息的能力，从而取得良好的教学效果。

5. 加强临床教学 临床教学是培养护理专业学生分析和解决问题能力，批判性思维和临床思维，提高护理操作技能的有效途径。临床护理教学的形式主要有临床见习、临床实习等。

（1）临床见习：是指在讲授专业课期间，为使学生获得课堂理论与护理实践相结合的完整知识而进行的临床实践表征的一种教学形式。其包括见习前的准备和见习期间的组织这两个基本环节。

（2）临床实习：又称生产实习或毕业实习，是指全部课程教学完成后，集中时间对学生进行临床综合训练的一种教学形式。

临床教学环节为护士提供实际教与学的机会，能将理论知识应用到实践中，加强临床教学，加强实践锻炼，提高他们的教学能力和水平。

6. 评价教学效果　护理教学评价是以护理教学目标为依据，对教学过程和教学效果进行价值的判断，其目的是保证最大限度地实现护理教学目标，提高护理教学质量，以及对培养对象做出某种资格证明。

按照评价的目的和功能划分，教学评价可分为：诊断性评价（diagnostic evaluation）、形成性评价（formative evaluation）和总结性评价（summative evaluation）。诊断性评价可以在教学活动开始之前进行，通过对教学背景及学生的各方面情况作出评价，并据此进行教学设计；形成性评价是在教学过程中为了不断了解活动进行的状况，以便能及时地对活动进行调整，进而提高活动质量所进行的评价，目的是获得反馈，修正和改进教学；总结性评价是对教育活动的效果进行的评价，用以判断学生达到教学目标的程度。

近年来，发展性教学评价日益受到关注。发展性教学评价是在以人为本的思想指导下，关注学生发展、教师素质提高和教学实践改进的一种形成性教学评价。发展性教学评价是基于"将促进学生的一般发展作为教学的中心"而提出的，以促进学生的发展为评价目的，以知识以外的综合素质的发展为评价内容，采用多种评价方式和多个评价主体，将评价贯穿于整个教学过程当中。

护士的教学能力培养需要从多个方面入手，不断提高他们的专业素养和教学能力，以满足护理学科的发展需求和患者的期望。

第二节　护士思维能力培养

科学思维作为人类最美丽的智慧之花，在推动人类进步和科学发展方面始终扮演着先行者的角色，发挥着启明星的作用。当前，护士在临床护理实际工作中需要运用科学思维来分析和解决护理问题。患者情况各异，护理情境复杂，这就要求护士在完成正常的护理工作的同时，能够运用批判性思维发现护理问题，并用创新的方式解决护理问题。

一、思维能力概述

（一）思维、科学思维

思维亦作"思惟"。《汉书·张安世传》中说："使专精神，忧念天下，思惟得失。"唐朝李德裕在《赐黠戛斯书》中说："每欲思维先恩好意，不更疑惑，便是明诚。"其中，"思惟"和"思维"都指的是思考的意思，但思维还有意识精神的含义。

1. 思维　思维是指人脑对客观事物间接和概括的反映，即人们对感性材料进行分析和综合，作出判断、进行推理的认识活动过程。

思维具有间接性和概括性两个主要特点，间接性是指人们借助一定的媒介和知识经验对客观事物进行间接的认识。概括性是指在大量感性材料的基础上，把一类事物共同的特征和规律抽取出来加以概括，它表现在两个方面：第一，思维反映的是一类事物共同本质的属性；第二，思维还可以反映事物的内部联系和规律。

2. 科学思维　科学思维（scientific thinking）就是主体在感性认识的基础上，创造性地运用各种思维方式和方法，从而获得对事物本质和规律的认识，高效率地达到既定目标的思维。科学思维包括尊重事实和遵循逻辑的两个基本要素。其内涵主要包括：①相信客观知识的存在，并愿意通过自己的探究活动去认识客观世界。②对于未知的事物会作出猜想，并知道主观的猜想需要用客观事实来证明。③相信事实，并在全面地考察事实后作出结论。④通过对事实进行合乎逻辑的推理而得出结论，并承认结论的暂时性，它需要更多的事实来证明，结论也可能被新的事实推翻。

（二）科学思维基本思路

科学思维的基本思路包括比较和分类、归纳和演绎、分析和综合等。

1. 比较和分类　比较和分类是两种基本的逻辑思维方式。分类是比较的前提，比较是分类的依据。自然界的事物是无穷无尽的，各种事物之间不仅存在着现象上的相同和差异，而且存在着本质上的相同和差异，需要用比较和分类加以认识。

（1）比较：是认识对象间异同点的逻辑方法。一般来说，人们认识事物常常是从区分事物开始的，要区分事物，就要进行比较。通过比较鉴别可以找出事物的独有特征，发现事物变化的规律。例如，稽留热和弛张热是两种高热类型，前者温差一日之内不超过1℃，后者则在1℃以上。

临床护理实践中的比较，就是既要在表面上差异极大的事物之间找到其本质上的相同之处，也要从表面上极为相似的事物之间看出其本质上的差异。在进行比较时要注意：研究对象之间必须具有可比性，比较的标准要统一，相比较的属性尽可能具有相同的内本质属性。例如，关于髋关节置换术，传统的护理理念一般要求术后1~3天开始离床活动，在加速康复外科理念的指导下，这类患者进行直接前入路微创髋关节置换术，建议早期术后6小时后下床活动，预防并发症的发生。通过离床活动时间的改变，降低了患者并发症的发生概率，提高了护理的工作效率，缩短了平均住院日，降低了住院费用。

（2）分类：是指在比较的基础上，根据研究对象的共性和特性将若干现象区分为不同种类的思维方法。分类的方法主要分为按照表面现象分类和按照事物的本质分类。例如，在输液不良事件分析中对药液因素、输液工具因素、护士操作因素等的分类就属于表面现象分类，通过分析研究护理不良事件，科学地分类，将事物条理化、系统化，揭示事物内部结构和关系，就是按事物的本质分类。

分类时要坚持3个原则：①分类的标准必须统一；②分类的各子项必须相互排斥；③分类所得的各个子项之和不能小于或大于母项。

2. 归纳和演绎

（1）归纳：是从个别事实中推演出一般原理的逻辑思维方法，也就是从众多特殊事物的性质和关系中概括出其中共有的特性或规律的逻辑推理方法。归纳是从客观事实认识一般科学原理的重要手段，也是把低层次理论上升到高层次理论的有效方法。

归纳的方法：归纳推理由前提和结论两部分组成。前提是若干已知的个别事实，是个别的判断和陈述。结论是从前提中通过逻辑推理得到的一般原理，是普遍性的判断和陈述。客观事物的个性中都包含着共性，人们只有通过认识一个个具体的、个别的事物或现象后，才可能概括出相类似事物或现象共存的规律。

例如，护理科研中的抽样调查方法就是归纳法的具体体现。通过归纳法可对护理现象和事实进行整理，并从中总结概括出一般护理原理，也可以在概括护理经验的基础上形成护理研究的假设，还可以通过归纳法进行逻辑论证，以获得新的研究成果。

（2）演绎：是从一般到个别的推理方法。和归纳法相反，演绎是从已知的某些一般原理、定理或科学概念出发，推断出个别或特殊结论的一种逻辑推理方法。

演绎的方法：在进行演绎时，作为出发点的一般性判断称为"大前提"，作为演绎中介的判断称为"小前提"。把由"大前提"和"小前提"推算出来的"结果"称为演绎的结论。演绎推理的主要形式就是由"大前提""小前提""结论"组成的"三段论"。例如，有研究人员通过搜索文献资料发现，有关研究已经证明对新生儿进行抚触可促进消化功能，解除新生儿便秘（大前提）；有关研究也表明解除便秘有助于改善新生儿黄疸（小前提）；由此演绎出结论——对新生儿进行抚触可减轻新生儿黄疸，并据此结论做了有关临床研究，获得了成功。可见，在护理研究中使用演绎法可以依据已知的护理原理和理论，为研究结论提供合理性逻辑证明，也可以依据护理原理对未知现象发展趋势进行预见和推断。

3. 分析和综合 分析和综合是比归纳和演绎更为深层次的两种思维方法。客观事物往往具有复杂多样性，又有统一性，在思维中有必要对客观事物进行综合，客观、准确、全面地反映事物的多样性和统一性，才是科学辩证的分析和综合。

（1）分析：是把客观事物的整体分解为各个要素、各个部分、各个方面，然后逐个加以考察，从而认识研究对象各部分、各方面本质的思维方法。从表现形式上看，分析法在思维过程中把整体分解为部分，即把全局分解为局部，把统一性分解为单一性。从本质上看，分析仅是一种手段，根本目的在于认识事物的各个方面，以把握它们的内在联系及其在整体中所处的地位和作用，从偶然中发现必然，从现象中把握本质。

分析的方法：分析时首先把客观事物分解为各个要素、部分或方面，然后对分解后的各个要素、部分、方面分别加以考察和研究。一般来说，分析总是把一个大而难的问题分成若干小而易的问题，体现由浅入深、由易到难、由表及里的过程。

（2）综合：就是在思维过程中把客观事物的各个要素、各个部分、各个方面分别考察后的认识联结起来，然后从整体上加以考察的思维方法。从表现形式上看，综合是把各个部分组合为一个整体，把局部组合为全局，把阶段联结成过程。这种组合并不是机械地凑合、简单地叠加，而是按照事物各部分之间固有的、内在的、必然的联系，将其综合为一个统一的整体。

综合的方法：先把分解考察客观事物各个要素、部分、方面所得到的信息联结起来，再把其相互关系综合起来作为一个整体加以考察和研究。综合比分析更高一个层次，综合是在分析的基础上进行科学的概括，把对简单要素的认识统一为对事物整体的认识，从整体上把握本质和规律。例如，对某老年子宫内膜癌患者围术期制定的护理计划，需要对该患者的健康状况、基础疾病、健康知识水平、社会支持状况等方面进行综合评估。

（三）科学思维的重要意义

科学思维是正确行为的基础。要成为一名新时代优秀的护士，就必须掌握基本的科学思维方法，并将其运用于护理实践中。

1. 促进护理学科的发展 科学思维为护理学科的发展奠定了基础。《全国护理事业发展规划（2021—2025年）》指出，护理工作要以人民健康为中心，以群众需求为导向，以高质量发展为主题，以改革创新为动力，进一步加强护士队伍建设，丰富护理服务内涵与外延，提升护理管理水平，推动护理高质量发展，努力让人民群众享有全方位全周期的护理服务。护理模式在科学思维的指导下逐渐演变，并在实践中不断改进以适应护理学发展的需要。

2. 利于护理质量的提高 科学思维有助于护士严谨、科学地做出更加合理、有效的决策，为患者提供优质、高效、全面的护理服务。临床护理工作中，护士按照护理程序对患者进行评估、诊断、计划、实施和评价。护理程序为护士解决护理问题提供了科学方法，为护士的工作思维提供了结构框架。例如，护士通过对患者实施评估，了解患者个性化的护理需求，更有针对性地实施相关护理措施，可以提升患者就医体验，提高患者满意度，有利于护患关系和谐。

3. 提升护士队伍的综合素养　加强护士的科学思维培养，可以提高护士综合素养，护士的科学思维能力越强，其洞察事物、解决问题的能力就越强，从而更好地发挥护理的积极能动性，提供高水平的护理。例如，伤口造口门诊的专科护士在出诊时，详细收集患者的病史，结合患者现有的病情，进行系统、全面评估，通过科学思维判断，做出决策，为患者进行相关治疗和指导。护士在工作中体现的科学性、展示的专业水平和能力，不仅促进患者康复、恢复健康，也有助于赢得患者的信任和尊重，从而提升护士的专业形象。

二、护士临床思维的培养

临床护理思维对护理实践具有重要的意义，护士面对复杂的临床情境，如何进行正确的决策，将直接关系到患者的健康。临床思维培养是临床护理决策的思维基础，护士还应掌握决策的相关知识，从而提高临床护理决策的能力，提升护理服务质量，促进患者的健康。

（一）临床思维的概念

临床思维（clinical thinking）是医务工作者在临床诊疗护理时的思维活动，是医务工作者根据已知的科学知识和原理，结合患者的临床信息，应用科学的、合乎逻辑的思辨方法和程序进行临床推理、做出临床决策的过程。

（二）临床思维的特点

临床护理实践中的服务对象是人，同时具有生物属性和社会属性，情况呈现复杂、多样性。因此，在临床工作中，护士要充分运用临床思维，才能满足护理工作需要。临床思维具有以下特点：

1. 时限性　时限性强是临床思维的重要特点。在临床实践工作中，为了确保第一时间抢救患者的生命，需要快速完成临床思维决策。在对急危重症患者的抢救中，护士需要协同医生迅速地对患者的病情做出准确的判断，敏捷地配合医生给予患者有效的治疗与护理。此时，简短的问诊、扎实的专业知识、丰富的临床经验、娴熟的操作技能是做出准确临床判断，救治患者的关键。

2. 动态性　临床思维活动可视为是一种动态过程，是实现将思维从认识事物到改变事物的扩展。护理患者时，护士需要准确分析导致护理问题发生的原因，制订合理的护理计划，并实施有效的护理措施。此外，临床思维的认识对象是鲜活的人，人所患的疾病也是一个动态的过程。例如，对于一位骨折术后的老年患者，在术后的 2～3 天，疼痛可能是患者的主要护理问题，随着时间的推移，疼痛逐渐缓解，患者又可能出现其他健康问题。因此，护士要依据患者病情变化、治疗效果不断调整护理计划。所以，临床思维不是一次性完成的，而是一个反复观察、反复思考、反复验证的动态过程。

3. 差异性　尽管每种疾病都有其共同特点和规律，但由于患者的年龄、性别、家庭状况、社会心理支持等基本条件各不相同，表现出来的临床表现、对疾病的认识和反应也不相同。护士在临床护理工作中应将每位患者都视为独特的个体，给予针对性的护理措施。例如，每一位患者的职业、文化程度、知识储备各不相同，对治疗和护理工作的依从性也会有所不同。因此，护士应该在全面评估患者基本情况、健康知识和需求的基础上，有针对性地开展健康教育，确保护理效果。

4. 复杂性　护理服务的对象是患者。患者的病情具有复杂多样性，因此就要求护士在护理实践中要善于观察、勤于思考，通过分析复杂的症状和临床表现，提出护理问题并给予有效的护理措施。

5. 全面性　任何一种疾病都可能有复杂的病因，涉及生理、心理、社会等方面的因素，护士除了认真观察患者外，还要掌握更多的病情资料。这些资料是护士进行临床思维的基础，如果缺乏这些资料，即使掌握正确的思维方法，也难以开展工作。例如，胫腓骨骨折术后的患者，需要早期开展功能锻炼，以促进康复。然而何时开始功能锻炼以及选择何种功能锻炼方式，就需要医护人员对患者进行全面的评估。评估的内容不仅仅局限于切口的恢复情况，还包括患者肌力、疼痛、自我效能等情况。

6. 交互性　从临床思维的表面上看，医护人员是临床思维的主体，患者是其客体。患者是具有主观能动性的个体，主诉内容的选择、对治疗效果的反应等都具有主体性的特点，病史及临床表现等客观内容融入了患者的主观因素，这些资料成为临床思维的主要素材。如果患者的主观因素是正确的，则有利于临床判断；反之，则会干扰医护人员的思维。例如，急腹症患者主诉疼痛时不能精准定位和不能明确说明疼痛的类型，掺杂了主观感受，夸大或隐瞒病情，这些都容易导致护士出现思维偏差甚至出现判断失误。因此，临床护士在临床思维和诊断过程中，既要充分发挥患者的主观能动性，又要排除患者过多的主观因素对临床思维和诊断的干扰。

（三）临床思维的影响因素

在工作中，影响护士临床护理思维的主要因素包括个体因素、环境因素和情境因素。

1. 个体因素　护士的价值观、知识和经验、个性特征决定了护士在临床护理决策中感知和思维方式的不同，因而可能会对服务对象的问题做出不同的决策。

（1）价值观：在决策过程中，备择方案的产生及最终方案的选定都受个人价值体系的影响和限制。护士在临床实践中应清楚地认识到个人的价值观和信念会影响临床护理决策的客观性。在临床实践中，护士应注意避免根据自己的喜好和风险倾向进行决策。

（2）知识及经验：护士在临床护理决策中，对护理问题的评判性思维和临床决策能力受自身知识深度和广度的影响。护士必须具备基础科学、人文科学和护理学的知识，以便做出合理的临床决策。在每次决策过程中，护士都会受到既往经验的影响，包括所接受的教育和先前的决策经验。个体决策经验丰富有助于提出备择方案。护士的经验可以帮助他们进行有效的临床护理决策，当既往经验与当前情况存在差异，而护士却仍然按照自己既往的经验处理问题时，就会阻碍临床护理的正确决策。

（3）个性特征：护士的个性特征，如自信、独立、公正等，都会影响临床护理决策过程。自信独立的护士通常能够运用正确的方法做出正确决策。但是，过于自信独立的护士容易忽视在临床护理决策过程中与他人的合作，因而可能对临床护理决策产生不利影响。

2. 环境因素　护士在临床护理决策过程中会受到周围环境的影响，其中包括理化环境因素和社会环境因素。物理环境因素包括天气气候、病房设置等；社会环境因素包括机构政策、护理专业规范、人际关系、可利用资源等。护理人际关系的维护可以影响护士临床护理决策，如护士在药物治疗中进行评判性思维，对具体药物的知识可以通过向医师、药师请教等方法，增加其决策的有效性。

3. 情境因素　其中包括与护士本人有关的因素、与决策本身有关的因素、决策时间限制等。

（1）与护士本人有关的因素：护士在决策过程中自身所处的状态，对相关信息的把握程度

会影响临床护理决策。一定程度的应激及由此而产生的心理反应能促进个体积极准备，做出恰当的临床护理决策。但是过度的焦虑、应激等会降低个人的思维能力并阻碍决策过程。护士在身体疲惫、注意力难以集中的情况下进行决策，将影响决策的正确性。护士应对所处情境中的信息进行深入了解，在临床护理决策中，不受他人影响而自主决策。

（2）与决策本身有关的因素：临床护理决策过程涉及患者的症状、体征、行为反应、护理干预及周围的环境特征等因素。各种资料和信息之间的冲突都决定了决策本身的复杂程度。护理决策的复杂程度越高，决策的难度越大。

（3）决策时间的限制：护理工作的性质决定了护士必须快速地进行决策。决策时间的限制促使护士在规定的期限内完成任务。但是时间限制太紧，容易使护士在匆忙中做出不满意的决策。

（四）临床思维能力的培养

临床思维能力是护士必须具备的基本素质。掌握正确的临床思维方法，需要养成良好的临床思维习惯。

1. **夯实临床思维基础**　提高临床思维能力，需要坚实的医学专业知识作为基础。用正确的护理专业知识指导护理实践，通过仔细观察病情，第一时间发现护理问题。例如，口服罗红霉素片易出现恶心、呕吐、腹痛、腹泻等胃肠道反应，如果护士缺乏对该药这一副作用的认识，就无法识别患者消化道症状出现的原因。

2. **拓宽临床思维视野**　随着医学技术飞速发展，各种新技术、新理论不断出现并更新，护士需要不断更新自我的专业知识和技能，不断学习新的知识和更新理念，拓宽临床思维的视野。

3. **提升临床思维水平**　要对患者做出正确的护理判断和决策，需要护士运用哲学思辨的方法，在护理实践过程中要把握现象与本质的关系、局部与整体的关系、主要矛盾与次要矛盾的关系。例如，护士在护理脑梗死患者呕吐时只注意查找呕吐原因、擦拭呕吐物而忽略防止误吸及窒息的护理措施，这些危险因素就很容易引发吸入性肺炎而加重病情。因此，提升临床思维水平，可以促进护理工作质量和确保临床安全。

4. **培养临床思维品质**　护理活动具有很强的实践性，通过大量的护理实践，可以培养临床思维品质，护士良好的临床思维品质有助于护理实践。在护理实践中，护士缜密的思维、科学判断、不断创新，能够实现临床思维能力和护理质量的提升。

5. **促进临床思维形成**　通过教学改革，运用现代信息化教育教学手段和方法，对护士开展临床思维的专项培训，开发临床思维培训平台，让学习人员处于特定的临床情境下进行思考，促进其临床思维的形成。

三、护士评判性思维能力的培养

（一）评判性思维、护理评判性思维的概念

1. **评判性思维**　评判性思维（critical thinking）又称为批判性思维，是指个体在复杂情境中，能灵活地应用已有的知识和经验对问题的解决方法进行选择，在反思的基础上加以分析、推理，做出合理的判断和正确的取舍的一种思维方法及形式。

2. **护理评判性思维**　护理评判性思维是对护理现象或问题进行的有目的、有意义、自我调控性的判断、反思和推理过程，其核心目的是做出合理的决策，有效解决护理问题。护理程序是评判性思维在临床护理实践应用中的体现。

（二）评判性思维的构成

评判性思维的构成主要包括智力因素、认知技能因素和情感态度因素。

1. 智力因素　智力因素是评判性思维的基础，是指在评判性思维过程中所涉及的专业知识，包括基础医学知识、护理学知识及人文社会知识等。临床护理工作中要求护士不仅具有专业知识，还需要具备广博的人文社会知识，如人际沟通、法律、护理伦理、心理学知识等，这样才能进行合理的临床推理及决策。例如，对胆囊结石患者进行术前准备的指导，护士不但应具备胆囊结石患者术前准备的护理专业知识，还要使用恰当的沟通技巧，遵循不伤害的伦理原则，结合患者的心理特点对其进行术前指导。

2. 认知技能因素　认知技能是评判性思维的核心，是一种思维过程，能够帮助护士在评判性思维过程中综合运用已有的知识和经验，做出符合情境的判断。美国哲学学会提出评判性思维由6方面的核心认知技能组成，包括解释、分析、评估、推论、说明、自我调控。

（1）解释：是对推理的结论进行陈述以证明其正确性。在解释的过程中，护士可以使用相关的科学论据来表述所做的推论。如肾部分切除手术后的患者采取的平卧位，护士可以用预防术区出血解释采取该体位的意义。

（2）分析：是鉴别陈述，提出各种不同问题、概念或其他表达形式之间的推论性关系。如患者14:00测量体温为37.6℃，分析体温升高是由感染导致，还是由进食产生的食物特殊动力作用引起。

（3）评估：是对相关信息的可信程度进行评定，对推论性关系之间的逻辑强度加以评判。例如对结肠癌根治术患者术后的腹痛与出血的相关性进行评判。

（4）推论：是根据相关信息推测可能发生的情况，以得出合理的结论。例如根据消瘦伴有心衰的老年患者存在活动无力、营养不良等情况推论该患者有发生压疮的危险。

（5）说明：指解释和表达数据、事件、规则、程序、判断、信仰或标准的意义及重要性。例如解释支气管哮喘发作时采取端坐位利于改善缺氧状态的意义。

（6）自我调控：是有意识地监控自我的认知行为，进行及时的自我调整。

3. 情感态度因素　情感态度因素是评判性思维的动力，指在评判性思维过程中个体应具备的人格特征，包括具有进行评判性思维的心理准备状态、意愿和倾向。

（1）独立思考：评判性思维要求个体能够独立思考，护士在发现、分析、解决护理问题时需要独立思考，全面考虑患者的情况，在查阅资料、与同事讨论并分享观点的基础上做出合理的判断。

（2）自信谦虚：自信是指相信自己能够完成护理工作任务，如能够正确认识自己的专业能力，相信能够正确分析判断和解决患者的问题，同时还要以谦虚的态度认识到自身知识和技能的局限性，需要不断更新，学习新知识、新技能。

（3）执着：由于护理问题往往呈现出复杂多样性，护士常需要对其进行执着的思索与研究。

（4）诚实公正：护士应运用同样的标准质疑、验证他人的和自己的知识、观点，勇于发现、承认自己观点的局限性，客观准确地评价自己的观点。

（5）责任心：在护理实践中，护士有责任为患者提供符合护理专业实践标准的护理服务。当采取的护理措施无效时，也应本着负责的态度承认措施的无效性。

（6）好奇心：强烈的求知欲和好奇心可以激发护士进一步评估患者的各种情况，从而获得更多深入、广泛的信息，以便更好地进行临床决策。

（7）开放思维：当存在不同意见时，护士应在全面考虑患者情况、阅读相关文献、广泛听

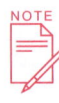

取并综合多方面不同意见的基础上作出判断。

（三）评判性思维的特点

1. **主动性** 评判性思维是一种自主性思维，思维者主动运用已有的知识、经验和技能，进行积极思考，进行合理的分析，作出判断。而不是盲从于他人的行为或被动接受"权威"观点。

2. **独立性** 质疑是思考的原动力，是解决问题的基础。护士需要不断通过独立思考发现问题、分析问题和解决问题，做出客观、正确的判断与决策，以不断提升自己的能力。

3. **创新性** 在临床护理工作中护士应积极体现主动性和创造性。批判性思维鼓励护士敢于创新，产生创造性的想法和见解，推动护理新理论、新知识、新技术的变革与发展。

4. **反思推理性** 反思和推理是评判性思维的实质过程。评判性思维通过提出问题、深入探究而进行变革与创新。应培养护士反思的意识和批判的精神，在临床实践中，护士进行决策时，应进行严格的反思和推理，才能更好地解决临床护理难题。

5. **审慎开放性** 护理程序应用于临床护理实践中是评判性思维的一种体现。在运用评判性思维思考和解决问题时，要审慎而广泛地收集资料，准确分析，正确做出结论。护士广泛听取和交流不同的观点，体现思考问题的开放性，有利于做出正确合理的推论。

拓展阅读 批判性思维与创新

（四）评判性思维在护理工作中的应用

1. **在临床护理实践中的应用** 在临床护理工作中，应用评判性思维可帮助护士进行有效的决策，为患者提供高质量的护理服务。护理程序是系统性解决护理问题的工作方法，评判性思维应用于护理程序的各个步骤，为护士提供了科学的思维方法。在护理评估阶段，护士要全面、客观、真实地进行资料的收集、整理和分析；护理诊断中需要明确健康问题及相关因素；护理计划中需要排列护理诊断的顺序、分清主次，制定切实可行的护理计划；实施中需要观察患者病情，动态调整和落实各项护理措施；通过分析和反思等思维手段进行护理评价，对护理计划和措施进行整体评价，判断预期目标的实现程度，及时发现和查找护理问题。这些都需要评判性思维的技巧和态度的应用，评判性思维构成了护理程序每个步骤不可缺少的组成部分。

护士的工作环境、患者的健康状况是动态变化的，面对复杂的情境，将评判性思维应用于临床护理实践，可有助于做出正确的决策。在护理实践中，护士只有具备足够的知识、经验和技能，包括护理专业知识、基础医学知识、人文社会知识等，才能评判性地分析各种资料，做出临床护理决策。因此，护士应学习和掌握专业知识，还可请教有经验的同事、护理教师、护理管理人员，查阅文献资料、操作规程、规范和实践指南等。

例如，临床护理实践中，患者在治疗期间有很多情况会咨询护士，护士可结合自身掌握的专业知识、经验和技能，给患者做相关的解答和指导，也可以进一步进行评估，最后做出正确决策。

2. **在护理教学中的应用** 评判性思维作为护士临床综合能力重要组成部分，已经成为护理教育注重培养的核心能力之一。近年来，培养学生的评判性思维能力成为当前重要的教育研究课题，从单独进行评判性思维训练发展到与各学科教学相互融合，即将评判性思维训练融合到常规课程的教学过程中。在传统教学的基础上，注重培养学生的评判性思维能力，教会学生"如何思考"以及"思考什么"，需要做到3个层次的"多样化"：课程设置的多样化、教学策略的多样化和跨文化的多样化。将真实临床情境问题、专业课程和特殊文化背景进行有机结合。可以通过 3 个途径培养学生的评判性思维能力：设立评判性思维课程进行专门训练；对评判性思维课程内容与专业课程进行结合；开展游戏、辩论、拓展训练等。现行的责任制整体护理的实施需要护士运用批判性思维发现和解决临床实践中的护理问题，护理专业的发展需要护理教育注重学生评判性思维的培养。

在护理教学过程中运用评判性思维，对护理教师、学生、教学内容、教学手段等方面均提出了要求，教师应发挥自身的主导作用，创造平等民主的师生关系，创造有利于评判性思维培养的教学环境；同时注重学生在教学过程中主体地位的充分发挥，只有促进学生积极参与思考、提问，才能使学生明确自己的学习需要，实现知识与能力的转化；采用以问题为基础教学法、情境教学法等方法，将评判性思维的训练融入教学内容，促进学生将所学的专科知识应用到专业实践中去。例如，学生在病房实习期间，带教老师会选择一个或者两个不同病种的患者进行护理个案查房，做完后进行分享，组织护士、护生讨论会议，点评、分析总结存在的不足，及时进行补充、修正。

3. 在护理科研中的应用 护理研究的目的是改进护理工作，改变经验性护理，其研究内容必须紧密联系护理工作：如何选择护理课题、制定研究方案、实施方案、获取数据、分析结果等一系列工作都需要以评判性思维为指导进行决策，从而保证研究成果能够解决护理工作中的实际问题。

护理科研本身就是对护理现象探索和研究的过程，需要对各种观点、方法、现象、常规等进行思考和质疑，并在此基础上进行调查或实验，以全新充分的证据得出新观点、新方法、新模式。成功的护理科研要求科研者能够有效运用护理评判性思维，进行质疑、假设、推理、求证。这个推理过程就是护理科研中评判性思维的体现。学习护理研究方法、开展护理研究工作，可以培养护士的评判性思维。护士应用评判性思维可以进一步揭示和解决护理工作的实际问题和技术难题，提升护理科研的层次。例如，老年腰椎压缩性骨折的患者，因手术需采取俯卧位而容易引起压疮，在原有保护的基础上，增加了防护措施，从而发明了俯卧位体位装置。

4. 在护理管理中的应用 评判性思维是护理管理者进行计划、组织、领导、控制的重要保证，他们需要根据护理工作的特点对复杂的人员、财物、物资、时间、信息等诸多要素进行有效的分析和判断，做出合理有效的临床判断以及正确的护理决策，提高护理管理的效率，从而保证护理质量。例如，护理部在"建立护理不良事件主动上报制度"的过程中，护理管理者不是简单地批评护士不遵守制度，隐瞒差错，而是运用评判性思维去分析护士为何会隐瞒差错，管理系统有无纰漏，相关奖惩制度有无问题，并考虑应如何转变管理理念，细化操作流程，提升护士预防差错出现的意识。护理管理者在工作中主动运用评判性思维，可营造团队评判性思维的思考氛围，提高护士的整体科学思维能力，进而提高护理质量。

四、护士创新思维能力的培养

（一）创新思维的概念

创新思维（creative thinking）亦称创造思维，是人们创造性地解决问题与发明创造过程中特有的思维活动，是一切具有崭新内容的思维形式的总和，是能够产生前所未有的思维成果的特定范畴。

🔵 **拓 展 阅 读** 思维与创新思维

（二）创新思维的特征

1. 独创性 与常规思维相比，创新思维的最大特点在于它的独创性。有了独创才会有创新，它要求看问题时不是人云亦云，而是能进行独立的思考，其见解、思路、方法、思想都是有新意的、有特色的，表现为与众不同、独辟蹊径、别具一格。例如，责任制整体护理作为现行的护理模式，就是结合我国的国情和实际的护理工作需要，特定探索研究出来的。

2. **批判性**　认识问题时，敢于挑毛病，寻瑕疵，敢于对传统的东西进行否认与怀疑，思维能够在否认—怀疑—批判—重新确立的过程中使原有之物得到修正、调整、补充和完善。

3. **广阔性**　思考问题时，不仅能运筹帷幄、高瞻远瞩，而且能纵横延伸、创意无限。思维可以向四面八方辐射出去，当四维空间不断扩展，思维振幅不断加大时，新的思路不经意间就会出现。例如，在护理一位老年心力衰竭的患者时，需要综合考虑患者的病情、知识结构、社会支持情况等，多角度、全方位思考，确保护理服务质量和水平。

4. **跨越性**　创新思维要求一个人的思维要做到不受成规约束，具有跳跃性和快速转换性。在震荡和碰撞中，思维不是循序渐进，而是超越常规和常识，跨越时间和空间，呈现出无限递进式的状态。例如，护理讨论中经常用到的头脑风暴法。

5. **开放性**　思考问题时能将自己置放在一个系统中，兼顾上下左右的关系、系统内外的关系，注重空间环境的开放、视野触角的开放、发展过程的开放，思维就会进入一个创新的境界，这就是创新思维的开放性。例如，对一位糖尿病患者实施护理时，要能考虑患者的血糖控制、并发症预防等。

6. **预见性**　创新思维的预见性表现为科学的预见能力，它指出了事物发展的道路和趋势，给予人们思想和行为上的指导，减少科学研究上的曲折和盲目性。例如，在护理一位老年结肠癌术后的患者时，依据患者年龄、疾病状态和营养状态等，加强肢体被动运动以减少下肢静脉血栓的形成。

（三）创新思维的形式

1. **批判思维**　批判思维能灵活地应用已有的知识和经验对问题的解决方法进行选择，在反思的基础上加以分析、推理，做出合理的判断和正确的取舍，具有求真性、辩证性、中介性、反思性的特点，对护士创新能力的培养和提高有很强的实际意义。

2. **逆向思维**　逆向思维（reverse thinking）也称反向思维、倒转思维、反面突破思维，是指运用反常规性，反方向性或者反程序性的思考方式去解决问题的思维过程，具有反方向性、超常规性、开拓性、新颖性的特点。

3. **联想思维**　联想思维（associative thinking）就是通过由此及彼、触类旁通、举一反三的思维活动推出新事物、新特征的思维方法，具有广阔性、发散性、多维性和跨越性的特点。

4. **超前思维**　超前思维（forward thinking）就是立足现实，超越现实，根据客观事物的发展规律，追求把握其发展趋势而在客观事物尚未出现时产生的一种前瞻性意识，具有前瞻性、选择性、有序性、变革性、动态性的特点。

5. **发散思维**　发散思维（divergent thinking）又称辐射思维、立体思维、求异思维、多路思维，就是从一个思考对象出发，沿着各种不同的方向去思考，重组眼前和记忆系统中的信息，扩散出两个或更多可能解决问题的方案，具有多方向性、多角度性、组合性、变通性、新颖性的特点。

6. **灵感思维**　灵感思维（inspiration thinking）是在文学、艺术、科学、技术等活动中，经过长期实践、不断积累经验和知识在受到某种提示和刺激时自然产生的富有创造性的思路，具有突发性、跳跃性、闪现性、彻悟性的特点。

（四）护理工作中的创新思维培养

1. 变依赖型思维为独立型思维　依赖型思维是一种被动式思维，其特点是缺乏自主意识，而创新思维的基本特征之一是其独立性。目前，还有一些护士认为护理是从属于医疗的，观念上的滞后表现为护士的从属性、依赖性的长期存在。在校学习时依赖教师，工作后机械地照医嘱行事，既缺少创新思维的动力和压力，也缺少相应的训练，因此创造心理逐渐淡化，养成了依赖思维的习惯。要发展护理学科，提高护理队伍的素质，必须重视独立型思维能力的培养，在不违反医疗原则的情况下，善于结合患者的具体情况进行独立思考和创造性思考，结合护理临床实际，运用护理程序深入分析与解决问题。

2. 变封闭型思维为开放型思维　封闭型思维对外部环境的变化缺乏敏锐性，具有保守性、被动性和消极性的特点。时代的发展需要思维方式由封闭型转向开放型，从更加广阔的空间中吸收先进的东西，通过多视角、全方位看问题，加速我国护理发展。

3. 变经验型思维为超前型思维　经验型思维属于感性认识，是以经验为出发点，运用自己以往在生活和工作中的亲身感受或自己接受的传统习惯观念等而进行的思维运动。当今护理的发展日新月异，护理工作错综复杂，面对千变万化的客观情况，要求想问题办事情多使用超前型思维。只有把目光放在未来，才能不断推动护理创新。

4. 变静态性思维为动态性思维　静态性思维是从固定的、传统的观点出发，按照固定的程序去思考问题的思维方式，或认为"以前就是这么做的"，或认为"书上就是这么说的"。习惯于用这种方式思维的护士不仅会失去科学技术的创造性，甚至会在日常护理工作中囿于常规，遇到特殊病情不会特殊处理而导致护理失误。因此，需对护士进行以变应变、以高效动态性思维取代低效静态性思维的培养。

5. 变确定性思维为辩证性思维　所谓确定性思维指在思维过程或在思维结果上总是简单化地在非此即彼、在不相容的两极对立中思维，并认为思维结果只有一个。确定性思维缺乏生动性和丰富性。这种思维形式不突破，会严重制约护士的创造性思维的形成和创新能力的发挥。在解决各种问题的创造性思维中，为了发现代表事物本质规律的信息，不能只见要素不见整体，而应该把握不同问题的联系性即对立面的统一性，具体认识事物的多样性和统一性。

创新是时代的呼唤，是护理发展的必然，21世纪，护理事业的发展正面临着前所未有的历史机遇和挑战。我们应该重视护理创新的重要性，不失时机地寻找创新机会，在护理理论和实践的创新中有所作为，为保障广大人民群众的身心健康作出自己应有的贡献。

思 考 题

1. 请结合个人生活工作实际，谈谈如何提升护士的学习能力。
2. 你认为应该如何培养自己的教学能力？
3. 谈谈如何提升护士的临床思维能力。
4. 请思考：评判性思维对未来护理工作有何意义？你认为应该如何培养自己的评判性思维能力？
5. 创新思维的主要形式包括哪些？如何培养护士的创新思维能力？

（黄求进）

数字资源详见新形态教材网

🔖 学习目标　✦ 思维导图　📊 案例分析　🖨 随堂测试　🖥 拓展阅读

📊 思政元素　🖵 微视频　📝 自测试题　🎞 教学课件

第七章
护士人际关系修养

 学习目标

思维导图

每个人都处在现实社会错综复杂的人际关系网络之中，人的社会属性决定了一个人不能没有人际关系，人们每天都在进行着人际交往，由此而产生了各种各样的关系问题。人类社会发展到今天，人际关系时刻影响着人们的生活、学习和工作，建立良好的人际关系是构建社会支持系统的先决条件。护士作为健康服务的重要成员之一，必须与患者、患者家属以及其他健康服务人员建立良好的人际关系，才能有效地开展健康服务。因此，护士有必要学习护理人际关系学。

第一节　人 际 关 系

一、人际关系概述

（一）人际关系的概念

人际关系（interpersonal relationships）是指人们在社会生活中，通过相互认知、情感互动和交往行为所形成和发展起来的人与人之间的相互关系。人际关系的本质是人与人之间通过交往与相互作用而形成的直接的心理关系，反映了个人或群体满足其社会需要的心理状态，它的发展变化取决于双方社会需要的满足程度。

可以从 4 个层面来分析和理解人际关系。首先，人际关系作为个体心理过程的微观层面，是指个体的人与人之间的"相互作用"；其次，人际关系作为社会关系的层面，是一种交往的需要；第三，人际关系作为信息传播的层面，是一种"沟通"或"人际传播"的沟通过程；第四，人际关系作为文化的精神层面，它从更深层次反映了人的文化积淀。

人际关系是人与人之间的相互关系，它存在于人际认知、人际情感和人际行为之中；相互认知是建立人际关系的前提，情感互动是人际关系的重要特征，而行为交往则是人际关系的沟通手段。人际关系既是一种物质关系，也是一种精神关系，它表现出的就是一种人与人之间的心理关系与距离。

（二）人际关系的特点

1. 社会性　荀子（约前 313—前 238）曾经说过：人以群居。人是社会的产物，社会性是人的本质属性，是人际关系的基本特点。每个人都不能离开社会而单独存在，即人们在生产劳动的过程中，除了要与自然界联系，还要与不同的劳动者之间发生联系。如在人类社会早期，

受条件限制，人们只能在小范围内进行交往，人际关系主要呈现其自然属性。随着社会生产力的发展和科学技术的进步，人们的活动范围不断扩大，活动频率逐步增加，活动内容日趋丰富，人际关系的社会属性也不断增强。人际关系是个体社会化的重要媒介，也是个体重要的社会支持系统。

2. 复杂性 人际关系的复杂性表现在它是由多方面因素联系起来的，且这些因素都是处在不断变化的过程中。另外，人际关系还具有高度个性化和以心理活动为基础的特点。因此，在人际交往的过程中，由于人们交往的准则与目的不同，交往的结果可出现心理距离的拉近与疏远，情绪状态的积极与消极，交往过程的冲突与和谐，评价态度的满意与不满意等复杂现象。

3. 多面性 人际关系的多面性指人际关系具有多因素和多角色的特点。例如，每个人在社会交往中都扮演着不同的角色，在工作时是为患者解除痛苦的护士，在家庭中是相夫教子的妻子或母亲，在与同事相处时是乐于助人的朋友，在下级面前是领导，在领导面前是下属。在各种角色中，又会因为物质利益或精神因素导致某些角色被强化或减弱。这种多角色因素的状况，使人际关系具有多面性的特点。

4. 多变性 人际关系的发展过程与人类社会的发展过程是相似的，具有不断发展变化的特性。一个人从出生开始，要经过少年、青年、成年、老年等不同年龄阶段。在各个阶段中，无论是人的身体还是人际关系都不会停滞不前，都会随着年龄、环境、条件的变化而变化。

5. 明确性 人在整个生命过程中要结成许多不同的人际关系。从纵向来看，人一出生就会自然构成母子、父子等血缘关系；上学后就会形成同学、师生关系；工作后会形成上下级、同事等关系；到婚嫁年龄，又会形成恋爱、夫妻等关系。如此类推，人际关系可能会永远延续下去。从横向来看，每个人在同一时期，可能同时扮演着多种角色，同时处于多种人际关系中。虽然人际关系多种多样，但每一种人际关系相互之间的关系应该是明确的。在人与人交往过程中，只有清楚彼此关系的种类和性质，才能明确自己在这种关系中应该扮演的角色和履行的职责。如果相互之间的关系不明确，就无法发展健康的人际关系。

6. 渐进性 社会心理学家研究证明，人际关系的发展需要经过一系列有规律的阶段或顺序。如果人们之间的关系没有按照预期的顺序发展，就会引起其中一个或多个当事人的恐慌不安，从而阻碍人际关系。比如，护士初次与患者接触时就询问患者的隐私问题，很可能会引起患者的不安甚至反感。因此，在人际交往中必须遵循循序渐进的原则，不能急于求成。如果完全按照自己的主观愿望出发，就会导致一些突然超前或突然终止的反常行为，从而破坏人际关系的规律。

📧 案例分析 *如何建立良好人际关系？*

二、人际关系基本理论

（一）人际交往的动机与需求

1. 人际交往的动机 交往究其实质来讲，是人的本质的表现，是本性的需求。人的一切交往活动，不论其性质如何，都是由交往动机引发的，同时交往动机还对交往行为起定向作用。心理学研究表明，分析人们的交往行为，必须揭示其行为的内在动机，才能判断其行为的出发点，提高对其行为的预见性，从而实现对其行为的控制。交往动机是个人交往行为的内部动力，是引起交往活动的直接原因。而需要又是交往活动的基本动力，是动机产生的基础。动机是激发、维持和调节人们从事某种活动，并引导活动朝向某一目标的内部心理过程或内在动力。针对人际交往动机解释的理论主要有社会交换理论、自我呈现理论和社会实在理论。

（1）社会交换理论：是所有解释人际交往动机的理论中最有影响的理论。无论人们的交往动机如何，最基本的动机就是为了从交往对象那里满足自己的某些需求。美国社会学家霍曼斯（George Casper Homans，1910—1989）受经济交易理论的启发，于1961年采用经济学的概念对人的社会行为进行解释，提出了社会交换理论。人的行为服从社会交换规律，如果某一特定行为获得的奖赏越多，他就会越多地表现这种行为；而某一行为付出的代价很大，获得的收益又不大的话，个体就不会继续从事这种行为，这就是社会交换。社会交换不仅是物质的交换，还包括赞许、荣誉、地位、声望等精神的以及心理财富的交换。社会交换理论认为，人们对一个人的喜欢与否，是基于成本与利益所做的评价。社会交往过程中，包含了深层的心理估价问题。当我们认识到从人际交往中得到的报酬超过成本时，便会喜欢与我们交往的人。

社会交换理论的局限在于过于强调在交往中获得利益，得到回报，忽视了个人在交往时表现出的无私和付出远大于回报，但这一理论毕竟注意到了人们在交往中的功利性因素。

（2）自我呈现理论：社会学家戈夫曼（Erving Goffman，1922—1982）于1959年提出自我呈现理论，它属于社会相互作用理论中的一种。其理论观点主要表现在3个方面：一是人际交往是交往者借助自己的言语行动向对方叙述有关自己的事情，即向他人表现自己；二是认为人在交往中可能有不同的动机和目的；三是强调自我呈现是社会影响的一种手段。通常在人际交往和公众面前，人们总是对不同的人展现不同的自我，以便给他人留下最佳印象。同时，社会生活也要求每个社会成员都通过合适的自我呈现，给他人一个可接受的角色形象。因而，每个人都可能通过多种方式，包括有意的和无意的，来控制别人对自己的印象。斯奈德（Mark Snyder）把自我呈现的概念扩展为"自我监察"，认为人们通过自我监察来控制语言和非语言的自我呈现。

自我呈现理论也有着一定的局限，它过于强调在交往中树立自我形象，以达到对他人行为的控制，而没有注意到许多人在交往过程中并不关注自己的形象，也不会企图对他人进行控制，但自我呈现理论阐明了个人在交往中所起的主导作用以及对他人产生的影响。

（3）社会实在理论：费斯汀格（Leon Festinger，1919—1989）认为，个体的能力体验、评价及人格特征的形成，均是通过与他人能力的比较而实现的，是一个"社会比较过程"。社会实在理论是指为了维护和发展某一群体，其个体通过人际交往参照他人的标准，使自己的态度行为与他人保持一致，避免认知失调。当人们对自己的态度或意见的正确与否缺乏判断的标准时，往往会将周围人的态度、意见或行动作为暂时性的判断标准，以使自己的认识与周围人保持一致。费斯汀格认为，当社会团体内的态度和意见出现不一致时，容易导致团体活动产生盲目性。因此，为了维护和发展有效的团体活动，必须在团体内开展人际交往，使团体活动协调有序。

虽然社会实在理论过于强调交往的原因是由于个体的认知平衡受到威胁，担心团体活动将处于无秩序状态下而产生的，但它说明了人们在交往中是积极地保持个体与团体认知的和谐，使团体活动能够保持协调一致。

人类的交往动机确实是错综复杂的。无论是试图改变他人的行为，还是为了维护团体的规范和准则，或是为了情感上的满足、心理上的安慰、利益上的获取，都仅仅是交往过程中某一阶段的动机。因此，人类的交往动机不能用单一的因素来解释，必须通过具体的交往情境来综合分析。

2. 人际交往的需求　舒茨（William Schutz）在《人际行为三维理论》一书中提出，人们对人际关系需求的3个向度，即包容的需求、控制的需求和感情上的需求，同时呈现2种行为

NOTE

方式，即主动型人格特质和被动型人格特质的行为表现。舒茨根据人们的 3 种需求和 2 种行为表现，把人际交往行为分为 6 种基本类型。这一论点对指导人们的人际交往行为具有重要意义。

（1）包容的需求：是希望和别人交往，建立和谐的关系，具有积极交往、参与、融合的行为特点。如果缺乏这种需求和动机，就会在人际交往中表现出退缩、孤立、排斥等行为。舒茨把人际包容心理需求倾向的行为表现，按人格特质分为主动包容型与被动包容型两个方面。①具有主动包容行为类型的人能主动与他人交往，坦然共处于群体之中，热情参与人与人之间的交锋或合作性工作。在交往中能主动定位于某一角色，灵活地随群体的动态变化而变换自己的角色，能容纳不同层次、不同性格的人。交往态度是合群附中，求同存异。②具有被动包容行为类型的人期待别人接纳自己，主要原因是成长过程中过于以自我为中心，成长环境中人际关系过于单一。这类人进入社会后会疏远人群，若被迫参加某一组织或活动，也不主动选定适合自己的角色，在独来独往中被动地期待和感受群体的包容。他们需要被包容但即使被包容于群体之中，也是处于缄默孤僻的境地。

（2）控制的需求：是指希望在权力上与别人建立和维持良好的人际关系，具有运用权力和权威去积极地影响、支配和超越他人的行为特点。一旦这种控制需求得不到满足，个体就会表现出抗拒权力、忽视秩序的行为。而缺乏这种需求的个体则表现为顺从，受人支配追随别人。按人格特质，控制的需求也分为两种：①主动控制型主要表现为大胆、主动支配他人，爱发号施令，喜欢运用权力、权威来领导、控制、影响和支配他人等行为特征。②被动控制型期待被他人领导，常常根据情境的要求使内在标准向外在标准妥协，主要表现为等待、模仿、追随他人，服从他人支配，愿意与他人携手合作等行为特征。

（3）感情的需求：是希望在感情上和别人建立良好的关系，具有对他人表示亲密、友好、热心、照顾等行为特征。缺乏这种需求和动机的个人则表现为对他人冷淡、厌恶和憎恨。按人格特质，感情的需求同样分为两种：①主动型的人希望以友情或爱情为纽带与他人建立并维持良好的关系，主要表现为热情、主动与他人表示亲密、友情、同情和照顾等行为特征。②被动型的人也希望以友情或爱情为纽带维护良好的人际关系，但主要表现为期待他人对自己表示亲密，而不能主动大胆地表达自己的感情等行为特征。

（二）人际认知理论

1. 人际认知的概念　人际认知是个体对他人、自己及人际关系的心理状态、行为动机和意向做出推测与判断的过程，包括感知、判断、推测和评价等一系列心理活动过程。人在与他人的交往过程中，首先会运用个人经验与体会来判断他人的内心世界。换句话说，人际认知是人对社会环境中有关个体与群体特征的知觉。人的知觉、印象、判断及对人外显行为活动原因的推测和评价，是人际认知发生时所经历的主要心理过程。

2. 人际认知的特征　人际认知是人的社会行为的基础。在社会现实生活中，人们由于各自的经历不同，每个人都形成了自己所特有的社会认知结构。因此，即使同样的社会刺激，由于个人的认知结构不同，会形成不同的社会认知，因而人际认知具有知觉信息的选择性、认知行为的互动性和印象形成的片面性 3 个特点。

（1）知觉信息的选择性：在人际交往过程中，每个人通过其外表、神态、言语、能力、行为等方面的特征，时刻向他人传递有关个人的信息。但交往的对方并不是接受对方的所有信息，而是对信息进行加工而形成对他人的印象。一般来说，个体的某些品质更容易被选择成为对其印象的形成起关键性作用的因素，心理学上将这种容易选择的个性品质称为中心特质，而将不容易选择的特质称为边缘特质。不同的社会文化环境有不同的中心特质，因而会形成不同的人际知觉特征。据研究，中国人较重视伦理道德方面的评价，在人际交往中，与"善良诚朴－阴险浮夸"有关的行为举止被认为是中心特质而易被感知，并在对他人的评价中起关键作用。而西方文化中，与"热情－冷淡"有关的举止则在人际关系中起核心作用。

（2）认知行为的互动性：社会认知是认知者和被认知者之间的互动过程。认知者在获得对方的知觉信息时，被认知者不是被动地等待被感知，而是通过对自己的修饰、言谈、举止的选择来改变认知者对自己的印象。这种有意控制他人对自己形成各种印象的过程，称为印象装饰。例如，护士在与患者的交往中，可以通过服装、言辞、动作、表情等方面的修饰给患者留下良好的印象。成功的印象装饰能赢得他人的好感，调节及润滑人际关系。但一个人如果在人际交往中对自己的行为控制及印象装饰太明显或过分，如过分地利用服装、首饰或其他可以操纵控制的物质手段来显示自己的社会地位与身份，会使人产生"做作"的感觉。

（3）印象形成的片面性：个体对他人的总体印象是在有限的信息资料基础上形成的。在人际交往过程中，双方的认知会受许多复杂因素的影响，如环境、主观感受、文化背景、当时的心理状态等，人们一般会根据交往过程中获取的一些零散信息，形成对他人的片面性印象，即从某一个方面来看待或评价这个人。这些因素可能会对他人的认知发生偏差，而这些偏差一般都具有一定的社会心理规律。

3. 人际认知的内容　从结构上说，人际认知主要包括3个方面的内容：自我认知、他人认知和人际环境认知。

（1）自我认知（self-cognition）：是指人在社会实践中，对自己的生理、心理、社会活动以及对自己与周围事物的关系进行认知。自我认知包括自我观察、自我体验、自我感知、自我评价等。美国心理学家詹姆士（William James）把自我认知分为三种要素：一是物质的自我，即自我的身体、生理、仪表等要素组成的血肉之躯；二是社会的自我，即自己在社会生活中的地位、名誉、人际关系等，也是自我在群体中的价值和作用以及他人对自我的大致评价等；三是精神的自我，即对自己个性、智慧、道德标准、心理素质等的认识。

自我认知的基本途径是从社会交往中认识自己。交往是个体从社会获取知识和经验的源泉，交往也是一种人与人的比较。通过比较可以发现他人的长处和自己的短处，"择其善者而从之，其不善者而改之"，通过比较还可以获得他人对自己的评价，"行有不得，反求诸己"，时时总结自己的收获和差距，防止主观性、片面性。自我认知的基本思想则是"人贵有自知之明"。

（2）他人认知（other's cognition）：是指对交往对象的正确认识。社会交往中，认知主体和客体在认知互动中凭借认知素质（或称心理素质）来认知对方。由于彼此的经验、心理活动不同，各自的认知素质也不同，在实际交往中，人们经常表现出双重人格，即内心和外表有差异。他人认知的内容包括5个方面。

1）对他人情感的认知：即通过他人的面部表情、姿势动作和语音语调等直接获得交往信息。

2）对他人情绪的认知：即对他人心境、激情和应激等3种心理行为的认知，其中最重要的是对他人心境的认知。人的心境是一种能够较长久的、微弱的、影响人的整个心理活动的情绪状态。因此，当人的心境处于一种不顺心不愉快，或者沮丧、悲伤、疑惑等状态时，更需要他人的关心与帮助。

3）对他人能力的认知：即对他人的思维、学习、工作、组织、生活、交际、创造、应变等能力的认知。

4）对他人倾向的认知：即对他人的需要、动机、兴趣、理想、信念与世界观的认知。社会交往中需要对他人倾向作出积极认知的内容很多，未必能兼顾各个方面，一般只能顾及其中的一部分。

5）对他人个性特征的认知：即对他人的气质、性格、智力等方面的认知。其中人的智力在一定程度上反映了人的认知能力，同时，能力也可以影响人的气质和性格，而人的性格又代表了人对社会的态度，并通过各种习惯的行为方式表现出来。

（3）人际环境认知（interpersonal environment cognition）：是指对自身交往的小环境、小空间进行有目的的观察，包括对自己与他人的关系以及他人之间的关系的认知，以此了解自我和他人在共同生活空间群体中的整合性、选择性。这是人际认知的关键所在，是对交往活动的总结和概括，是进一步发展人际关系、深入交往的基础。

人际认知的过程是一个相互感知的过程。人们按照自己的动机、价值观去感知他人，同时观察他人对自己的看法和态度，并以此来修饰自己的行为。对人际环境的认知是以自我认知和他人认知为基础，先知己知彼，然后再判断相互之间的关系，决定是否继续交往、如何发展关系以及发展前景如何等。在一个团体内，要得心应手地处理好复杂的人际关系，就要对人际环境有一个正确的认知，这是协调人际关系的必要条件。

4. 认知形成的心理效应　在人际交往过程中，人们一般会根据交往过程中所获取的对方一些零散性信息或在有限的资料基础上，形成对他人的片面性印象，而不是从全面、整体的角度来看待或评价这个人。人际交往过程中，双方的认知会受许多复杂因素的影响，如主观感受、环境、文化背景、当时的心理状态等。这些因素可能会对他人的认知发生偏差，而这些偏差一般具有一定的社会心理规律，即心理效应。

（1）首因效应（primacy effect）：即日常生活中的第一印象（first impression）或先入为主的效果，指观察者在首次与对方接触时，根据对方的仪表、打扮、风度、言语、举止等外显行为所作出的综合性判断与评价而形成的初次印象。在信息呈现顺序中，首先呈现的信息比后来呈现的信息在社会认知过程中具有重要的影响，因此称为首因效应。

社会心理学家的研究证明，在首因效应中，外表及身材是主要的影响因素。而一个人在言谈举止中表现出的性格特征也具有重要的首因效应。首因效应对人以后的认知过程具有一定的作用，它往往会成为双方以后是否交往的依据。人们在初次交往过程中总是集中注意力，所以印象特别深刻、鲜明、强烈，而对后继的信息，人们的注意力会下降。

首因效应的特征，体现在3个方面。

1）表面性及片面性：由于首因效应来自人们知觉因素与情感因素的结合，因此具有表面性及片面性。在第一印象中形成的感知是表面的整体印象，如面部表情、说话语态、行为举止等，而且是短暂的，无法对一个人的全部经历及在各种情境下的反应作深入了解。

2）先入性：第一印象的重要性在于初始效应的作用，即人会将这种表面、片段的感知与头脑中原有的好坏概念联系起来，而具有先入为主的概念。

3）归因性：第一印象的形成主要是主观推导作用，即通过人的外观特征来推断其内心世界及其他特征。例如，与陌生人初次见面时，人们会通过对方所表现出的举止行为，来推测其性格、能力、为人处世等方面的特征。

（2）近因效应（regency effect）：也称新因效应，是指在对客体的印象形成方面，最新获得的信息比以前获得的信息影响更大。心理学研究证明，首因效应及近因效应都在人们的社会认知过程中起着非常重要的作用，但它们在不同的条件下具有不同的作用，其主要规律有3个：

一是关于某人的两种信息连续被感知时，人们一般倾向于相信前一种信息，并对其印象较深，即首因效应具有重要的作用；而在关于某人的两种信息断续被感知时，近因效应发挥作用。二是首因效应在感知陌生人时起重要的作用，而近因效应在感知所熟悉的人时具有重要的作用。三是首因效应及近因效应的作用主要取决于认知主体的价值选择及评价。

（3）晕轮效应（halo effect）：又称人际关系中的光环效应，主要指人际交往中对一个人的某种人格特征形成印象后，依此来推测其他方面的特征。晕轮效应包括正晕轮及负晕轮。正晕轮是对这个人的好印象的推广，而负晕轮是对一个人坏印象形成后向其他方面的泛化。

晕轮效应实际上是人际交往过程中个人主观判断的泛化、扩张及定型的结果。在对人的认知过程中，如果一个人的优点及缺点一旦被其正、负晕轮所扩大，会导致社会认知的偏差。

（4）社会刻板效应（social stereotype）：表现在对一类人或一群人的认知过程中，某个社会文化环境对某一社会群体所形成的固定而概括的看法。一般社会刻板印象往往不以直接经验为根据，也不以可靠的事实材料为基础，而是以习惯的思维为基础，形成固定的看法，这种固定印象会导致对他人认知的偏差。

社会刻板效应对人的社会认知产生积极和消极两个方面的影响。从积极的方面看，社会固定印象本身包含了一定的合理性、真实性的成分，或多或少反映了认知对象的若干实际状况。因此，社会固定印象有助于简化人的认知过程，为人们迅速适应社会环境提供便利。消极的方面表现为固定印象形成后具有一定的稳定性，很难随现实的变化而改变。因此，会阻碍人对事物或人的准确认识，容易导致偏见。

（5）投射效应（projection effect）：是指在人际交往中，总是假设他人与自己有着相同特性的倾向，即把自己的特性投射到其他人身上，所谓"以小人之心，度君子之腹"，反映的就是投射效应的一个侧面。

投射效应主要表现在两个方面，一是指个人意识到自己具有某些特性，并把这些特性加在他人身上。如富有攻击性的人，往往认为别人也生性好斗，而本性善良的人，很难相信别人会加害于自己等。二是指把已经意识到的不称心特性强加到他人身上，试图通过这种投射重新评估自己不称心的特性，以求得心理的暂时平衡。

（三）人际吸引理论

1. **人际吸引的含义**　人际吸引又称人际魅力，指人际关系中双方在情感方面相互亲近的现象。人际吸引是人与人之间产生的彼此注意、欣赏、倾慕等心理上的好感，从而促进人与人之间的接近，以建立感情的过程。人际交往是社会行为的基本形式，是人际关系产生的基础，而人际吸引是人际交往的第一步。

2. **人际吸引的过程**　包括注意－认同－接纳－交往4个阶段。

（1）注意：是指对某一交往对象有人际感知后，感觉到对方的存在，对其产生了一定的兴趣和专注，并将其从人群中选出来给予关注，从物理方面缩短双方的距离。注意阶段包括对交往对象的注意、抉择、准备初步沟通等多方面的心理活动。在熙熙攘攘的人群中，我们不可能与每个人都建立良好的人际关系，而是对人际关系的对象有着高度的选择性。通常情况下，只有那些能够激起人们兴趣的人，才会引起人们的注意，也才会被人们放在注意的中心。

（2）认同：是指与选择出来的对象进一步深入交往，接纳和内化交往对象的行为及表现，并给予积极和正面的评价。认同可以缩短交往双方的心理距离。这一阶段的目的是探索与对方在哪些方面可以建立真实的情感联系，而不是仅仅停留在一般的交往模式中。在这一阶段里，随着双方共同情感领域的发现，双方的沟通会越来越广泛，接近的欲望会越来越强，对与其有关的信息也会倍加关心，自我暴露的深度与广度也会逐渐增加。

（3）接纳：是指情感上与对方相容，常以喜欢、关心、有好感等形式来表达与对方的情感联系。从这一阶段开始，双方关系的性质开始出现实质性变化，人与人之间的安全感得到确立，谈话开始涉及与自我相关内容，并带有一定的情感。此时，人们会相互提供真实的、评价性的反馈信息，提出建议，彼此进行真诚的赞赏和批评。如果关系在这一阶段破裂，将会给双方带来一定的心理压力。

（4）交往：交往互动是在双方吸引后的必然行动，它不仅反映了人际吸引已经形成，而且可以使人际吸引进一步发展。交往初期，双方尽力约束自己，并努力通过行动显示自己的诚意，证明自己愿意与对方真诚相处，随着交往水平的提高，双方的关系便发展到心理上相互依赖的高级阶段，即形成了良好关系，相互间的吸引力进一步增加。此后，双方在心理上有一个重要的改变，开始将对方视为知己，愿意与对方分享信息。

3. 人际吸引的规律　人际吸引是人际交往的第一步。决定人际吸引的因素错综复杂，许多心理学家对此进行了卓有成效的研究。美国社会心理学家奥尔波特（Gordon Willard Allport，1897—1967）对一群素不相识的陌生人的一个集会进行了人际吸引的研究，发现人际吸引受价值观、信念、个性心理特征、空间等多种因素的影响。归纳起来，人际吸引的规律概括为如下6种。

（1）接近吸引律：指交往的双方存在着诸多的接近点，这些接近点能够缩小相互之间的时空距离和心理距离，因此彼此之间容易相互吸引。人际吸引的接近点很多，主要包括时间 – 空间、观点 – 态度和职业 – 背景等方面。

1）时间 – 空间接近：一般说来，生活中接近的人们比较容易相互吸引。俗话说"远亲不如近邻""近水楼台先得月，向阳花木易为春"等，都说明了时空上的接近点是人际吸引形成的重要因素。比如，人们大部分的朋友不是同学、同事就是近邻，人们总是能够比较方便地与同学、同事或邻居经常接近。另外，与空间接近相同，时间上的接近，如同龄、同期毕业、同时入伍、同年进厂等，也容易在感情上相互接近，产生相互吸引。随着现代化交通、通信技术的发展，邻近性吸引的形式将会发生一些变化，因此我们也要与时俱进地更新。

2）观点 – 态度接近：在人际交往中，如果双方志趣相投、性格特点相似、态度观点一致或价值取向相同，就容易相互吸引，结成"知己"。"情投意合""惺惺相惜""酒逢知己千杯少"等都说明了相似的人易结交成友。费斯汀格的社会比较理论解释说：人人都具有自我评价的倾向，而他人的认同是支持自我评价的有力依据，具有很高的酬偿和强化力量，因而会产生很强的吸引力。也就是说，如果人们发现彼此之间"英雄所见略同"时，便会油然而生"英雄惜英雄"的情感。美国社会心理学家组考姆发现，在交往初期，空间距离是决定谁与谁有来往的重要因素，但到了后期，彼此间的态度、观点的相似超越了空间距离的重要性而成为建立友谊的基础，观点愈接近者彼此间的吸引力越大。

3）职业 – 背景的接近：专业、国籍、民族、经历接近的人，容易找到共同的语言以缩短相互间的距离，因而相互吸引。古诗中的"同是天涯沦落人，相逢何必曾相识"表达的就是这层意思。例如，在谈公务时偶然得知双方曾在同一个单位工作过，或认识同位朋友，或参加过同一活动时，双方便会立刻产生亲近感，再谈起公事来，就不会再打官腔，而是诚恳交往了。这就给我们一个启示：与他人初次交往时，应多谈双方感兴趣的话题，努力寻找双方的接近点和共鸣点，以深化关系，促进交往。

（2）互惠吸引律（mutually beneficial and attractive rule）：指交往双方在收益、酬偿等方面

NOTE

产生的吸引力。收益和酬偿包括知识的、生理的、心理的、政治的（如权力、地位）等各方面需要的满足。得到报偿的概率越大，吸引力就越大；收益与付出之比的比值越大，吸引力就越大；越接近预期的报偿，吸引力就越大。互惠互酬吸引力表现在人的一切交往活动中，最主要表现形式有以下5种。

1）感情互慰：指交往的双方都以自己的表情、姿态和言语动作给对方带来愉快的感情体验，从而增加相互间的吸引力。在交往中，如果一方真情实意，而另一方却怀有戒心，城府很深，则会使对方产生失信之感，形成心理隔阂。正如宋代人程颐（1033—1107）所说："以诚感人者，人亦以诚而应。以术取人者，人亦以术而待"。

2）人格互尊：每个人都有得到他人尊重、信任和认可的需要。因此，真诚地尊重他人是获得他人尊重的最佳方法。你愈尊重、关心他人，你在他人生活中的重要性就愈大，他人就会以同样的态度回报你。

3）目标互促：人与人之间的交往如果有助于双方目标的实现，吸引力就会增强。如果通过行为接触和思想交流，彼此感到受益匪浅，具有"听君一席话，胜读十年书"的感觉，那么双方的交往水平就会提高。要达到这种水平，就需要在生活和工作中努力把自己培养成为博学识广的人，才能使他人在交往时有所受益。

4）困境互助：患难识知己，逆境见真情。当一个人遇到坎坷，碰到困难，遭到失败时，往往对人情世态更为敏感，更需要友谊和帮助。如果对朋友的困难冷漠麻木，小气吝啬，或者怕引起非议、麻烦，就不伸出援助的手，会使对方产生失望或怨恨，从而中断交往。

5）过失互谅：人非圣贤，孰能无过，即使再善良的人，也可能会有伤害他人的时候。因此，对待他人的错误应该学会原谅，即使是他人做了对不起自己的事，说了伤害自己的话时，也应以宽宏大量的态度谅解对方。只有你不知小耻，不拘小节，才能赢得他人的尊敬，才能在你有过错的时候，得到他人的容忍和谅解。此外，互惠吸引力还表现在物质上的"礼尚往来"，利益上的"欲取先予"、道义上的"知恩必报"等方面。

（3）互补吸引律（mutually complementary and attractive rule）：指双方的个性或满足需要的途径正好成为互补关系时产生的吸引力。

互相补偿的范围包括：能力特长、人格特征、需要利益、思想观点等4个方面。例如，在工作中，主观武断的人与思维缜密的人配合时，由于能够互相取长补短，相得益彰，就容易相互吸引，团结合作；在生活中常发现，性格急躁与随和的人容易成为好朋友；活泼健谈与沉默寡言的人容易结成亲密伙伴，这些都是因为双方的个性倾向和行为特征正好都满足了对方需要。互补之所以会产生相互吸引，是因为人们都有追求自我完善的倾向，当这种追求无法通过个人实现时，就会设法从他人身上获得补偿，以达到个人需要的满足。在许多种情况下，互补是建立在态度与价值观一致的基础上，此时相似与互补获得了协同。例如，支配型的男性与依赖型的女性结成的互补型婚姻，就可能同时有相似性吸引关系在其中起作用，双方对婚姻和各自角色的理解很可能是相似的或一致的，即两者都认为应该夫唱妇随。这样，双方的支配与服从，实际上都是在有效地履行自己在婚姻中的角色。

（4）对等吸引律（equalizing and attracting rule）：指人们都喜欢那些同样喜欢自己的人。这就是古人所说的"敬人者，人恒敬之""爱人者，人恒爱之"的心理机制。因为人们都愿意被人肯定、接纳和认可，他人的喜欢是满足这一需要的最好奖赏。

心理学家发现，对等律是按照得失原则变化发展的。得失原则，用一句话来概括就是人们最喜欢那些对自己的喜欢在不断增加的人，最讨厌那些对自己的喜欢在不断减少的人。由否定性评价向肯定性评价转变，谓之"得"；由肯定性评价向否定性评价转变，谓之"失"，故称得失原则。没有渐进过程地喜欢一个人，往往使人感到轻率、唐突；喜欢逐渐增加，使人感到成熟、可靠。根据这个规律，在人际交往中，一要注意对方的心理承受力，使关系建立在充分了解认识的基础上；二是一旦建立了良好关系，就要用热情去浇灌，用真诚去培育，用谅解去护理；三是人与人之间的关系要留有渐进发展的余地。

（5）光环吸引律（light circle attraction rule）：指一个人在能力、特长、品质等某些方面表现比较突出，或者是社会知名度较高，这些积极的特征就像光环一样使人产生晕轮效应，感到他的一切品质特点都富有魅力，从而愿意与他接近交往。光环吸引律最突出地体现在能力、品质、性格和名望等方面。

1）能力吸引：一般情况下，人们喜欢有能力、有才干、有水平或有专长的人，而不喜欢愚蠢无知的人，因为人人都有一种寻求补偿、追求自我完善的欲望。然而，一个群体中最有能力的人可能并不是最受欢迎的人，这是由于人虽然喜欢在各方面比自己优秀的人，愿意与他们交往，但当别人过于优秀时就会对自己形成一定的心理压力，产生己不如人的不安心理，往往会产生逃避或拒绝对方。因此，一定限度内的才能与吸引力成正比，超过该限度，则会起反作用。

2）品质吸引：一个人品质高尚，待人真诚、热情，会让人产生钦佩感、敬重感和亲切感，从而产生人际吸引力。社会文化中对于不同性别有不同的个性品质判定标准。男性吸引人的个性品质一般是勇敢冒险、正直忠诚、理智有思想、思维灵活、襟怀坦荡、事业心强等。女性吸引人的个性品质是温柔善良、体贴忠诚、善解人意、富有同情心、为人随和、情操高尚、正义可靠、开朗活泼等。无论是男性还是女性，最吸引人的个性品质都是忠诚善良。

3）性格吸引：在人际交往中要给人以热情、温暖的感觉，即在对人、事、物等方面有正向的态度，表现出喜欢、欣赏、赞同等。"热情"可以产生很强的光环效应，从而增强个体的吸引力。这是因为，热情待人的态度向他人传达出喜欢、接纳、尊重，能使他人感到温暖和愉快，因而易受到他人喜欢。这就启示我们：待人要诚恳、热情，但热情也有度的限制，即对位尊者不谄媚讨好，对位卑者不冷落歧视，热情而不过度，端庄而不矜持，谦虚而不做作，充分显示出内心的诚意，就会增加他人的好感。

4）名望吸引：社会生活中存在这样一种交际现象，有些人具有某种专长或知名度，从而引起众人的倾慕与追求。这种因能力、特长、社会地位等方面较为突出而产生的声望使人产生崇敬心理，并进而乐于接近和建立关系。常言说："名望是一种强有力的催欲剂"，如崇拜明星的现象就是这个原理的例证。

（6）诱发吸引律（inducing and attracting rule）：由自然或人为环境的某一因素而引发的吸引力。在人际交往的过程中，如人们受到某种诱因的刺激，而这种刺激正是投其所好，就会引起对方的注意和交往兴趣，从而相互吸引。诱发吸引主要包括自然诱发、蓄意诱发和情感诱发3种方式。

1）自然诱发：是指由人的外貌、气质、风度等自然因素而诱发的吸引力。古希腊哲学家亚里士多德曾经说过："美丽比一封介绍信更具有推荐力。"如一位五官清秀、举止从容、衣着整洁、大方得体的女士，初次交往就可能会对他人产生很强的吸引力。这种第一印象产生的吸引力能够促使人们进一步接触，从而结成良好关系。美貌在异性之间更能产生相互吸引，男性比女性更易受到对方外貌的诱发而产生吸引。外貌美产生吸引力的原因是因为爱美是人的天性，美的外貌、风度能使人感到轻松愉快，构成一种美的酬偿。语言美和气质美比外貌美更能

NOTE

使人产生美感。谁都体验过委婉、动听的语言给人带来的美感，也都体验过恶语对人的伤害。气质美则是一种深层次的美，它是建立在内在基础之上的美。一个人纵然有再好的外貌，如果没有内在美，就不会有气质美。气质美在很多时候可以弥补外貌的不足，甚至可以取代外貌而在交往中占重要地位。

2）蓄意诱发：指有意识地设置某些刺激因素，以引起对方的注意和兴趣，从而产生吸引力。如出席某种宴会，可以通过得体适宜的打扮、风趣幽默的故事等增强自己的吸引力。据说英国首相丘吉尔在其第一次当选议员出席会议时，为了充分引起大家的注意，树立自己的形象，不顾新议员首次出席会议不许发言的规定，精心准备演说辞，并反复推敲背诵以达到倒背如流的程度。他以字字如珠的绝妙演说，使众议员拍案叫绝，不仅让大家忘记了新议员没有发言权的规定，而且使他声名大振。蓄意设置诱发因素时应注意：一是投入要适度，诱发因素过量或不足都可能适得其反，产生不良后果；二是诱因刺激因素应适合对方的需要和兴趣，准确投射到对方能够接收的弧度范畴，如果投射方向过于分散，就会影响接收效果；三是含蓄应该自然，使对方没有矫作之感。

3）情感诱发：是通过真诚的关怀、帮助、信任、容忍等因素激发对方的情感，缩小双方的心理距离，从而相互吸引。如不失时机地帮助困难者，安慰失败者，祝贺成功者，都可以使对方产生强烈的情感体验，从而使双方的心灵更亲、更近。

三、护士人际关系的培养

（一）护士人际关系范畴

护士人际关系的范畴主要涉及护理工作中的各种人际关系，包括护士与患者及其家属、与医生、与护理员以及与其他在护理工作实践中发生的人际交往群体。

（二）护士人际关系的作用

人际关系的建立与发展是不以人们的意志为转移的客观存在，尤其是现代社会，人际关系就如同一张开放的多维网络，每个人都必然处在各种各样的关系网络之中。护士也一样。建立和协调好人际关系不仅是个人的愿望，更是护士做好护理工作的必要条件。

护士是一个特殊的社会群体，在卫生技术人员队伍中占了最大的比重。护士在医疗机构中人数最多、直接与患者等各种对象交往，也是患者与医生、患者与家属沟通的桥梁。科学而恰当地处理护士人际关系，不仅有利于解决服务对象的各种问题，促进护理学科的整体发展，而且有利于护士个人的身心健康及事业发展。

1. 提高护理质量和工作效率　良好的护士人际关系能促进护士与患者之间、护士与其他医务人员之间的信任与协作，使护士能发挥在医疗服务体系中人际枢纽的作用，协调好各种关系，相互配合，共同为解决患者的护理问题而发挥作用，使所在健康服务组织的各项活动得以顺利进行，提高护理质量及效率。

2. 创建和谐人际氛围　良好的人际关系使人与人之间的沟通更顺畅，团队形成合力，减少内耗，进而创建和谐的社会心理氛围。这种和谐的社会心理氛围，使医护人员合理的心理需求得到满足，在工作中保持心情舒畅、情绪愉快，能够以饱满的热情投入工作，让患者能够心悦诚服地接受医疗和护理服务并积极主动地配合工作，从而加快身心的康复。正如常言所说的"人心齐，泰山移"，团结和谐的工作氛围进一步促进了人际关系的健康发展。

3. 陶冶情操，提高生活质量　良好的人际关系、广泛的人际交往可让护士从交往对象中学习到更多的知识，开阔眼界，积累经验，历练性格。在护理服务过程中，护士建立各种人际关系的过程，实质上也是人格净化、情操陶冶的过程。良好的人际交往，可以培养护士良好的个性品质，促进能力的发展，知识的更新，并能使护士不断学习，按照理想的专业要求完善自己，从而享有高质量的生活和美好的人生。

4. 贯彻以人为本的护理理念 人本主义主张每个人都有自己的独特性及完整性，强调人的主观能动性、选择权及自主权，关心人的存在、价值、本质、理想、自由、个性、尊严、创造性及生活质量。人本主义的护理理念则是满足患者作为一个人的整体需要，注重人的整体性及自主性。在护理实践中主动与患者沟通，了解患者的身体、社会心理及精神等各方面的需要，尊重患者的权益，不仅能促进良好的护患关系，而且能体现以人为本的护理理念。

5. 促进护理学科的发展 护理作为一门专业，具有其独特性及自主性，护士不仅要严格地执行医嘱，还应在对患者的护理中用自己独特的专业知识及技能，选择对服务对象最有利的护理措施。与服务对象建立良好的人际关系，能帮助护士更好地明确服务对象的需要，用个体化、独特的护理手段促进患者康复。通过与医疗及相关专业人员的交流，护士能从中汲取有益的专业知识，反思护理专业的发展现状，为护理专业的发展贡献力量。

（三）护士人际关系的培养

1. 树立高尚的职业道德 职业道德是从事一定专门职业活动的人们在特定的职业活动中应该遵守的行为准则和规范。护理职业道德是护理社会价值和护士理想价值的具体体现，它与护士的职业劳动紧密结合。形成高尚的护理职业风范，对指导护理专业的道德发展方向，调节护士人际关系，造福于人民的健康事业具有深远的意义。护士高尚的职业道德包括：关心患者，热情负责；尊重人格，平等待人；诚实谦让，文明礼貌；恪守信誉，保守秘密。护士高尚的职业道德，是护士进行人际交往的行为准则，遵循这些准则，就能协调彼此间的关系，解决护士人际交往中出现的各种问题。

2. 培养良好的个性品质 个性品质是影响护士人际关系的重要因素，良好的个性品质对人际交往具有巨大的吸引力。护士与患者沟通，一方面对患者起着潜移默化的作用，另一方面可以向患者展示自己良好的个性品质、传播丰富的专业知识。在护理工作中，护士应以高度的责任心和良好的个性品质，真诚对待患者，尊重患者，真正达到为患者提供满意服务的目的。

3. 汲取广博的知识 人际交往能力是在正确的理念指导下，在长期的社会实践中发展和形成的。培养护士的人际交往能力，就必须加强人际关系知识的传授和沟通能力的训练。在生活中不断汲取广博的知识，为培养和建立和谐的护士人际关系奠定人文底蕴。创设实践机会，在健康教育中，在见习、实习中，在解决实际问题中注重锻炼人际沟通能力，构建和谐的人际交往。

4. 掌握娴熟的沟通技巧 人际交往中要想成为受欢迎者，首先要对他人友好，而对他人友好，又要先学会善言。善言就是善于说话，说好话，说得体话。一名合格的护士应熟练掌握临床护理工作中的常用沟通技巧，遵循沟通原则，注重"第一印象"，善于倾听患者谈话，注意语言的科学性和艺术性，善于运用非语言行为等。娴熟的沟通技巧，对建立良好的护患关系起着事半功倍的效果。

第二节　人际关系策略

一、中华传统美德与人际关系

人无德不立，国无德不兴。道德是人们共同生活及其行为的准则和规范。中华传统美德是维系中国传统社会人际关系的准则规范，是构建中国和谐社会的基础。春秋战国时期，孔子提出了"和为贵"的思想，孔子的儒家思想一直被视为中华传统文化的重要组成部分，其道德观影响了中国社会数千年的历史，成为中华传统文化、道德规范的核心内容。

（一）传统美德构成人际交往的基本准则

"仁、义、礼、智、信"是中华民族传统美德的核心价值理念，也是中华民族人际交往的基本准则。

"仁"，即"仁爱之心"，要求做人要有关心爱护、宽厚待人的心胸。《说文解字》中说："仁，亲也"，意即家族亲人之间要"仁爱"。

"义"即"正义之气"，是指正当、正直和坚持正义，追求美好善良的态度。"义"的原意是指人的仪表，是人们对美好善良的追求，后被引申为表达正直、正义、坚贞不屈的品行。

"礼"即"礼仪之规"，是建立人际关系、社会秩序的一种标准和规则。孔子提倡"克己复礼"，要求克制不正确的言行，"非礼勿视、非礼勿听、非礼勿言、非礼勿动"，做到视、听、言、行，一举一动都符合"礼"的规范。

"智"即"智谋之力"，是人认识自己、了解社会、解决矛盾、处理问题的眼光和能力。所谓"知之为知之，不知为不知，是知也"。

"信"即"诚信之品"，是指诚实守信、坚定可靠、相互信赖的品行。老子说："言，善信"。

"仁、义、礼、智、信"之间相互关联、相互依存、相互支撑，共同构成了中华民族传统道德文化的基石，是中国五千年历史流传下来的优秀道德遗产，是中华民族千百年来处理人际关系以及人与社会关系的基本准则。

（二）人伦关系维护社会交往的基本秩序

人与人之间自然天成的关系，称为人伦关系。人从出生的那一天起，由孩童到成人，逐渐清楚谁是父母，谁是兄弟，谁是朋友，谁是夫妻，谁是子女，明白这层层关系，才能明白自己是谁。中国人如此，外国人亦如此，人类自然地形成了这种共识，这就是人伦规则的共性。中国人为了规范这种人伦关系，自古就以道德、法律、制度等形式对其加以明确，即"五伦"。

"五伦"是中国传统社会基本的五种人伦关系，即父子、君臣、夫妇、兄弟、朋友五种关系。"五伦"强调父子有亲，夫妇有别，长幼有序，君臣有义，朋友有信。五伦之间的亲敬关系，自然而然形成了人与人之间的伦理规则。"五伦"既是一种秩序，也是一种等级划分，它告诉人们，人际关系永远有高低之分、上下之序，平等只是相对的。

（三）孝道文化是传统文化的重要组成部分

孝道是中华民族的传统美德，也是形成现代和谐人际关系的要素。乌鸦反哺、羊知跪乳，更何况人乎。弘扬孝道文化是对传统美德的传承，也是构建和谐社会的需要。

孝道文化的核心是敬老养老，主要包含敬亲、奉养、侍疾、立身、谏净、善终。敬亲，是中国传统孝道的精髓，提倡对父母长者要做到"敬"和"爱"，没有敬和爱就谈不上孝。对待父母不仅仅是物质供养，还应该有"爱"，发自内心的真爱。孔子曰："今之孝者，是谓能养。至于犬马，皆能有养，不敬，何以别乎。"奉养，"生则养"即赡养父母，这是孝道文化中对孝敬父母、长者的最低要求。侍疾，中国传统孝道把"侍疾"作为重要内容，就是要求如果父母老迈病弱，不能自理时，儿女应当在老人身边精心照料，多给父母生活和精神上的关怀。立身，儿女还应该有事业心，勤奋工作，"立身"成就一番事业，是孝敬。正如《孝经》云："安身行道，扬名于世，孝夕终也。"《孝经·谏诤章》指出"父有争子，则身不陷于不义。故当不义，则子不可以不争于父。"也就是说，在父母有不义的时候，不仅不能顺从，而应谏诤，这样可以防止父母陷于不义的境地。善终，指老人过世后要办好丧事，饰终以礼。

二、人际交往的原则与策略

（一）人际交往的原则

人们在人际交往过程中按照一定的原则来建立人际关系，掌握这些原则有利于帮助我们建立和谐的人际关系。

1. **平等原则** 平等原则指在人际关系中双方处于相等同的地位。《世界人权宣言》的第一条"人人生而自由，在尊严和权力上一律平等"强调了人类对平等权益的要求。平等是交往的基础和前提，具体表现为政治、法律、经济及人格等多方面的平等。在人际交往中注重平等原则，要求交往的双方情感对等、价值对等、地位对等、交往的频率对等。

2. **真诚原则** 真诚原则指在人际交往过程中双方要以诚相待，彼此坦诚，实现心理的真实交融，使交往双方都能真切地认识到对方的需求，通过言谈举止，思想沟通，感情交流，以促进人际交往纵深发展。

3. **理解原则** 理解原则指交往双方互相了解，互相换位思考，相互体谅的原则。具体来说，就是要求双方相互了解对方的需要、观点、感受、个人特征等情况，并在此基础上认识自我，了解彼此之间的权利、需要、义务及行为方式；相互体谅，各自站在对方的立场上解释及分析其行为动机，以减少人际关系中的矛盾及冲突。

4. **诚信原则** 诚信原则指在人际交往中双方诚实，讲求信用，遵守诺言。"善大莫过于诚"，诚信是做人之本，诚以待人是人际交往的基础。具体来说，就是要求交往双方不要轻易许诺，如许诺则言必行、行必果，使对方产生信任感。

5. **互利原则** 互利原则指在人际交往中双方都能得到一定的精神或物质利益，以满足各自的身心需要。人际交往，从本质上来说是一种社会交换过程。虽然这种交换与市场买卖中的交换并不完全相同，但与发生在市场中的交换原则是一致的，人们在交往过程中必然会考虑各自的利益。从心理角度看，人际交往既是一种心理需要，也是满足他人需要的一种手段及方式。人际交往具有互利性，彼此间既有所失，又有所得。

6. **适度原则** 适度原则指与人交往时，言谈举止、态度、表情及行为等表现程度适当，把握分寸。具体来说，就是要求一切交往行为都要掌握分寸，在不同场合、根据不同的交往对象体现出不同的交往程度，做到情感表露适度、举止行为适度、言语表达适度。

7. **宽容原则** 宽容原则是指与人交往时要能够容纳、包容、忍让他人。由于社会个体在成长经历、受教育程度、信仰习俗等方面的不同，交往中的反应必定会产生差异，容纳与包涵差异是交往的必需条件。在人际交往中，交往各方经常会出现观点不一致、志不同道不合、意见分歧的情况，要以谦虚、理解和包容之心看待他人的观点，不要歧视、排斥对方，以免彼此之间的关系趋于紧张。

（二）人际交往的策略

1. 主动交往　人际交往中，主动热情的态度和行为更容易获得成功。要想获得良好的人际关系，就必须做交往的主动者，克服羞怯、自卑的心理，大胆主动地与他人交往，使自己处于交往的主动地位。不进行交往，就不可能产生认识及情感，更无法使双方的行为倾向保持一致。人际交往过程中应注意交往的时间、地点、频率、深度及广度的选择。一般交往的频率越高，人与人之间的相互吸引力越强，心理相容水平越高，关系就越巩固。

2. 重视印象整饰　印象整饰又称"印象管理"，是指行为者通过语言与非语言信息的表达，以操纵、控制认知者对他形成印象的过程。它是通过有意识地修饰，主动而适度地展现自身的形象，使之在别人的印象中形成良好的第一印象。因而，要建立良好的人际关系，须注意与对方的首次交往，巧妙地应用印象装饰，主动通过装饰、语言、行为给对方留下一个美好的印象，以保证交往活动顺利进行。

3. 兴趣爱好一致　共同的兴趣爱好，是建立及发展人际关系的重要条件。在交往过程中，双方的兴趣和关注焦点一致时，才能真正起到有效沟通和加强相互关系的作用，从而发展友好的人际关系。了解和掌握交往对象的兴趣爱好，并"投其所好"地进行交流与沟通，从而帮助促进有效的人际交往和建立良好的人际关系。

4. 肯定对方的自我价值　心理学研究表明，人具有强烈的自我价值保护倾向，当自我价值受到威胁的时候，人会处于强烈的自我防卫状态而出现焦虑等负性情绪。而肯定他人的自我价值，就会使对方产生心理上的好感，从而加深双方的友谊。选择恰当的方式及时机，恰如其分地肯定对方，并以真诚的方式赞扬对方是增进彼此情感的催化剂。赞许别人的实质是对别人的尊重，传递的是信任和情感。

5. 及时提供帮助　帮助既包括情感上的支持，也包括解决困难上的协助和物质上的支持。任何人际关系的建立，只有当双方感觉对自己有益时才会愿意去建立及维持。如果能真诚地为对方提供帮助，不仅能确立良好的第一印象，而且能缩小双方的心理距离，赢得对方的信任及接纳感，从而建立良好的友谊关系。

6. 加强自我修养　豁达、诚信、宽容、谦虚、热情、感恩、富有同理心等优良的个性品质，会提升个人吸引力，产生真实感、亲近感及信任感而促进人际关系的发展。而虚伪、失信、孤傲、自私、清高等个性品质会妨碍人际交往。因此，要促进有效的人际交往和发展良好的人际关系，就需要塑造健全的人格，加强品质的培养。

第三节　护理工作中的人际关系

人际关系无处不在，不管是生活还是学习工作，都避免不了与人交往和沟通，护理工作也不例外。护理工作离不开人际交往和与人建立关系沟通，护理工作中的人际关系包括：护士与患者的关系，护士与患者亲属的关系，护士与医院其他工作人员的关系以及护士与社会的关系。如何看待和处理护理工作中的人际关系，并运用道德规范将其调适到和谐状态，将直接关系到患者的生命安危和护理质量的高低，影响到护士自身的工作、生活质量。

🅔 微视频　护理工作中的人际关系

一、护患关系概述

在健康服务过程中，护患关系贯穿于医疗护理过程的始终，是护理工作中人际关系的关键，良好的护患关系有助于患者的身心康复。

（一）护患关系的概念

护患关系（nurse-patient relationship）是指在特定条件下，护士通过医疗、护理等活动与服务对象建立的一种特殊人际关系。这个概念有广义和狭义之分，广义的护患关系泛指护士与患者、家属、陪护、监护人之间的关系；狭义的护患关系则特指护士与患者之间的人际关系。

护理工作中护患关系与护理效果密切相关，构建和谐、平等、信任的护患关系是护士的重要职责。护士是护患关系中处于相对主动地位的群体，只有不断提高护士心理素质，培养其良好的职业修养和人文情怀，才能与患者建立良好的护患关系，并从根本上体现以患者为中心的服务宗旨及整体护理理念。因此，在医疗护理过程中，护士要做到不分民族、信仰、性别、年龄、职业、职位高低、远近亲疏，对所有患者一视同仁；一切以患者为中心，满足患者的身心需求，尊重患者的权利与人格。患者则应尊重护士的职业和劳动，在医疗护理过程中尽力与护士合作，以充分发挥护理措施的作用，争取早日康复。

（二）护患关系的基本内容

护患关系是在医疗实践活动中表现出来的护士角色与患者角色的特定人际关系，由于受到多种因素的影响，在诊疗的过程中会形成不同的护患关系，主要包括技术性关系和非技术性关系两个方面。

1. 技术性关系 技术性关系（technical relationship）是护患双方在护理过程中所建立起来的，以护士拥有专业护理知识及技能为前提的一种帮助关系。护患关系的基础是技术性关系，技术性关系是维系护患关系的纽带。在技术性关系中，护士是服务主体，处于帮助患者解决病痛、恢复健康的主动地位，对护患关系的发展起决定性作用。离开了技术关系，就不能产生护患关系的其他内容。

2. 非技术性关系 非技术性关系（non-technical relationship）是指护患双方由于受社会、心理、教育、经济等多种因素的影响，在实施护理技术的过程中形成的道德、利益、法律、文化、价值等多种内容的关系。对护士来说，它是在护理过程中的服务态度和服务作风等方面的内容，而不是实施护理过程本身中的护患关系。这是护患关系中最本质、最重要的方面。

（1）道德关系：是非技术关系中最重要的内容。由于护患双方所处的地位、环境、利益以及文化教育、道德修养不同，在护理过程中容易对一些问题或行为在理解和要求上产生矛盾。护患双方为了协调矛盾应按照一定的道德原则和规范来约束自身的行为，护患双方应尊重对方的人格和权利，形成一种新型的道德关系。护士应以护理道德来严格要求自己，并贯穿护理工作的始终。

（2）利益关系：是指在护理过程中护患双方发生的物质和精神方面的利益关系。护患双方的利益关系是一种平等互助的人际关系。由于物质利益是一切利益中最基本、最重要的利益，所以更受到患者的关心和重视。救死扶伤、治病救人是医护人员的天职，这种职业道德的特殊性，决定了护患之间的利益关系不能等同于一般商品的等价交换，而是医护人员在以患者为中心的前提下，满足解除病痛、恢复健康的利益需要。

（3）法律关系：是指护患双方在护理过程中，各自的行为和权益都受到法律约束和保护，在法律范围内行使各自的权利与义务，调整双方之间的关系。侵犯任何一方的正当权利都是法律所不容的。随着社会法制的建立与完善，法律规范已成为护患关系的主要调节手段。护患双方都应认真学法、知法、守法，学会用法律武器来维护自己的正当权益。在护理工作中，护患双方都必须承担各自的法定责任和义务，以法律作为自己的行为准则，侵犯任何一方的正当权利都会受到法律的制裁。

（4）价值关系：是指以护理过程为中介的、体现护患双方各自社会价值的关系。在护理过程中，护士运用所学的专业知识和技能为患者提供优质护理服务，履行对患者的社会责任和义务，使患者重获健康，实现护士崇高的职业价值和社会价值。而患者在恢复健康后重返工作岗位为社会做贡献，也同样实现了个人的社会价值。

（三）护患关系的性质与特点

护患关系是护士与患者之间的一种工作关系、治疗关系和信任关系，是组成护士人际关系的主体，其实质就是满足解除病痛、恢复健康的需要，和谐的护患关系是良好的护士人际关系的核心。护患关系是一种双向关系，需要双方在护理实践中共同做出努力。护患关系除了具有一般人际关系的性质与特点外，还具有专业性人际关系的性质与特点。

1. 以患者为中心的关系　护患关系的核心是患者的健康和安全，一切护理过程都必须以解决患者的健康问题为出发点和落脚点。护患关系的实质主要是满足患者的护理需要，这正是护患关系与其他人际关系的不同之处。患者因患病入院接受治疗护理，护士掌握着帮助患者恢复健康的知识和技能，应当履行职责，对患者提供帮助。

2. 治疗性工作关系　治疗性关系是护患关系职业行为的表现，是一种有目标、需要认真促成和谨慎执行的关系，带有一定的强制性。无论护士是否愿意，也无论患者的身份、年龄、职业和素质如何，护士作为一名帮助者、治疗者，有责任与患者建立并保持良好的护患关系，以利于患者治疗疾病、恢复健康。

3. 专业性互动关系　护患关系是护患之间相互影响、相互作用的专业互动关系。这种互动不仅体现在护士与患者之间，也体现在护士与患者家属、朋友和同事等社会支持系统之间，是一种多元化互动关系。因此，互动双方的个人背景、情感经历、价值观、对疾病与健康的看法均会影响相互间的期望与感受，进而影响护患关系的建立与发展。护患之间要达成健康行为的共识，就是一个专业性的互动过程。

4. 指导性服务关系　患者的治疗和护理需要专业性的指导，这种需要构成了护患关系的基础，这种指导性服务关系贯穿于患者就医的整个过程，包括从门诊、入院、住院及出院等各个环节。

5. 帮助性人际关系　护患关系建立于患者的健康需要得到帮助时。在护理过程中，护患之间通过提供帮助与寻求帮助形成一种特殊的人际关系，帮助系统的作用是为患者提供服务，履行帮助职责；而被帮助系统则是寻求帮助，满足需求。在帮助与被帮助两个系统中，护士与患者的关系不仅仅代表护士与患者个人的关系，而是两个系统之间关系的体现。帮助系统包括医生、护士、辅助人员以及医院的行政管理人员；被帮助系统包括患者、患者家属、亲友等。

（四）护患关系的基本模式

护患关系模式是医学模式在护理人际关系中的具体体现。医患关系（physician-patient relationship）模式是指在医疗活动中形成的描述和概括医患关系的标准样式。医患关系模式包括了护患关系模式，较为公认的医患关系模式理论主要包括以下几种理论。

1. 萨斯和霍华德的理论　美国学者萨斯和霍华德根据护患双方在共同建立及发展护患关系中发挥的作用、心理方位、主动性及感受等的不同，将护患关系归纳为以下 3 种基本模式：

（1）主动 – 被动型模式（active-passivity model）：这是一种传统的护患关系模式，也称支配服从型。该模式的特点是"护士为患者做治疗"，模式关系中的原型是母亲与婴儿的关系。由于护士在此模式中处于专业知识的优势地位和治疗护理的主动地位，因此护士常以"保护者"的形象出现在患者面前。

这种模式过分强调护士的权威性和主导地位，忽略了患者的主观能动性，忽视了患者的知情权。在对不能表达主观意愿、不能正常进行沟通交流的患者，如全麻、昏迷、婴幼儿、危重、休克、智力严重低下者，以及某些精神疾病患者制订护理决策时，医护人员应适当征求患者家属或其监护人的意见，同时关心、关注患者的身心需求。

（2）指导 – 合作型模式（guidance-cooperation model）：是近年来在护理实践中发展起来的一种模式，也是目前临床护理工作中护患关系的主要模式。这是一种微弱单向性的一方指导、另一方配合的有限度的合作过渡模式。该模式的特点是"护士告诉患者应该做什么和怎么做"，模式关系中的原型是母亲与儿童的关系。在护理过程中，医生护士的作用占优势，同时又有限度地调动患者的主动性，使其配合。患者的主动合作包括诉说病情、反映治疗情况、配合检查和各种护理措施，但都以护士的要求为前提。这种模式下，患者仍处于消极配合状态，医护与患者不对等。护理过程中需注意患者及其家属的知情同意。

（3）共同参与型模式（mutual participation model）：这是一种双向性的、平等的、新型的护患关系模式。该模式的特点是护士积极协助患者自我护理，该模式的原型是"成人 – 成人"。

这一模式是以护患间平等合作为基础，护患双方同时具有平等权利，双方相互尊重，相互协商确立护理目标、方法，共享护理信息，共同参与治疗护理过程及决策实施过程，双方的积极性都能得到充分地发挥。此模式是一种理想的护患关系模式，对于建立良好的护患关系，提高护理工作质量有着重要的作用。

2. 维奇医患关系模式　美国学者维奇（Robert Veatch）根据医生在医患关系中角色的不同，提出 3 种关系模式。

（1）纯技术模式：又称工程模式。在这种模式中，医生充当科学家的角色从事医疗工作，只管技术，不问其他。医生只将所有与疾病、健康有关的事实提供给患者，让患者接受这些事实，然后医生根据这些事实，解决相应的问题。这是一种把患者当成生物变量的生物医学阶段的医患关系模式，在新的医学模式问世后它已淡出。

（2）权威模式：在这种模式中医生充当家长的角色，具有巨大的权威性。医生不仅能为患者做出医学决定，还能为患者做出道德决定。该模式下，一切都听从医生安排，患者丧失了自主权，不利于调动患者的主观能动性。

（3）契约模式：在这种模式中，医患关系是一种非法律性的关于医患双方责任与利益的约定，医患双方不是完全平等的，而是相互之间有一种共同利益，对做出的决定负责。按照这种模式，医疗过程中的一些具体技术方案实施的决定，由医生负责。

3. 布朗斯坦医患关系模式　布朗斯坦（Braunstein）在《行为科学在医学中的应用》一书中，提出两种医患关系模式。

（1）传统模式：是指医生拥有绝对权威，为患者作出决定，患者则听命服从，执行决定。

（2）人道模式：是将患者看作完整的人，在诊疗过程中重视患者的社会、心理方面，不仅给予患者技术方面的帮助，而且具有同情、关切和负责的态度，体现对患者的尊重。在该模式中，患者主动参与治疗过程，在做医疗决策时有权发言并承担责任；医生在很大程度上是教育者、引导者和顾问。

（五）良好护患关系的重要性

保障人民健康，为人民群众提供更好的健康服务，是党和国家对我国医务工作者提出的要求。构建良好的护患关系是服务好人民健康的重要因素，对构建和谐社会具有重要意义。

1. 利于护理工作的开展　构建良好的护患关系是护士基本而重要的职责，是护理的重要组成部分，是护理过程顺利实施的基础。在信任的基础上，患者才能积极配合治疗，加快康复。

2. 利于患者满意度的提升　良好护患关系有利于患者保持良好的心理状态，让患者及其家属在诊疗过程中有好的体验，进而提高患者对护理工作的满意度，提升医院形象。

3. 促进护士工作满意度　护士在护患和谐的氛围中工作，增加职业成就感和幸福感。反之，不良的护患关系则可能导致护患矛盾、纠纷，甚至发生工作场所暴力事件，给护士带来伤害。良好的护患关系是对护士的最好保护。

二、护士与患者的人际关系

护患关系是一种双向关系，双方需要在护理实践过程中共同做出努力，才能建立和谐的护患关系。

（一）护患关系的发展过程

护患关系的建立与发展是一个动态过程，一般分为观察熟悉期、合作信任期和阶段评价期3个阶段。每个阶段相互重叠、相互影响。

1. 观察熟悉期　观察熟悉期是护士与患者初期接触阶段。此期的主要任务是护患之间相互认识，建立彼此信任关系，确认患者的需要。在此阶段，护士应事先向患者做自我介绍，并介绍病区环境、设施、医院规章制度、与治疗护理有关的人员等，同时进一步了解患者病情进展、一般情况、家庭和社会情况等。实施责任制护理时，责任护士向患者介绍自己，表明是责任护士，对患者有护理负责，患者有事可随时找护士，这是建立护患关系非常好的手段，对患者适应新环境、尽快消除陌生和紧张的心理起到帮助作用。在此阶段，护士应通过得体的举止、热情真诚的服务给患者留下良好的第一印象，为进一步开展护理工作奠定基础。

2. 合作信任期　合作信任期指护士为患者实施治疗护理的阶段，是护士完成各项护理任务，患者接受治疗和护理的主要时期，是护患之间相互获得信任关系的时期。此期主要的任务是在彼此信任的基础上，帮助患者解决已确认的健康问题，满足患者的需求。在此阶段，护士通过高尚的医德、娴熟的技术和良好的服务态度赢得患者的信任，取得患者的合作，最终满足患者的需要。由于工作期的时间跨度较长，护患关系可能会因为一些不愉快的事情发生波动，护士要始终保持关注、诚恳和尊重的态度，维护患者的权利，鼓励患者充分参与其康复治疗与护理过程，热情为患者服务，尽量满足其合理需求，以获得患者的信任。

3. 阶段评价期　经过精心治疗与全面护理，患者的病情已显著改善或基本康复，达到了预期的治疗目标。这标志着护患关系进入了一个新的阶段，即阶段评价期。此期的主要任务是护士与患者共同评价护理目标的达成情况，并根据尚存的问题或可能出现的问题制定相应对策。在此阶段，护士与患者将共同对护理目标的达成情况进行全面评估，并基于当前状况或潜在问题制定相应的对策。护士应提前做好患者出院前的准备工作，了解治疗效果，进行出院指导、评价护患关系发展全过程，以及了解患者对自身健康状况和护理质量的满意度。此外，护士还需协助患者逐步摆脱康复期可能出现的依赖心理，提升自我照顾能力，促进全面康复。在处理护患双方尚未解决的问题时，护士需保持专业、稳重的态度，确保问题得到妥善解决。

（二）护患关系的影响因素

护患关系受多因素影响，护患双方本身及外部环境都存在着引起冲突的因素，因此分析影响护患关系的因素，才能针对性地预防冲突，使护患关系和谐发展。

1. 护患双方因素

（1）角色模糊和责任冲突：护士和患者对其承担的角色功能认识不清，不清楚自己的责任和义务，导致护患双方的责任冲突。如果护士存在专业知识不足、护理工作执行不力、健康教育不到位、缺乏主动关心患者、护理质量欠佳等问题，均可能导致患者不满，进而对护患关系产生负面影响。同时，患者在不了解自身权利和义务的情况下，可能无法积极配合治疗和护理，一旦出现治疗效果不佳，便可能归咎于医护人员，从而引发护患之间的角色期望差异，最终造成护患冲突。

（2）忽视权益和过度维权：获得安全、优质的健康服务是患者的正当权益。但由于患者缺乏健康专业知识，在维护自己的权益的过程中处于被动依赖的地位；护士处于护患关系的主动地位，但在处理护患争议时，容易倾向于自身利益和医院利益，而忽视患者利益。在临床工作中，部分医护人员忽视了患者的权益和感受，积累了患者的负面情绪，使其产生不良心理外向投射。少数患者对治疗护理的效果期望值过高以及过度维权，也是导致医患矛盾和医疗纠纷的原因之一。

（3）理解分歧和沟通障碍：由于护患双方在年龄、职业、受教育程度以及生活环境等方面的差异，导致沟通差异，可影响护患关系。另外，部分护士沟通意识不强、语言表达不当、不注意说话的方式和语气，或语言过于简单，或由于工作繁重，护士急于完成工作，没有足够的时间倾听患者诉求，都会影响护患关系的和谐。

2. 医院因素　医院为更有序地保障患者的诊疗秩序，制订了各种规章制度，如入院须知、探视制度、陪护制度等，既是对患者的指导，又是对患者的约束，因而会对患者产生一定的影响。护士作为医院管理制度的重要执行人，常成为患者不满的焦点，导致护患冲突的发生。另外，医院某些软硬件不足也会引发患者不满，如医护人手不够、看病排长队、医院床位紧张等，导致患者因等候过久而抱怨。

3. 社会因素　当前，我国医疗卫生事业的发展尚不能完全满足人民群众的需要，主要表现在优质医疗资源分布不平衡、信息化系统不完善、社会医疗保险制度改革不到位、相关卫生法律法规修订滞后、医疗服务收费标准不规范等，这些因素都直接或间接影响着护患关系。

（三）护士在促进护患关系中的作用

1. 提升业务素质，建立信任关系　护患之间建立良好信任关系的基础是信任。在护患关系形成过程中，护士处于相对主动地位，护士的态度和行为对护患关系的建立与发展起决定性的作用，作为专业技术人员的护士在护患关系中应承担主导作用。护士不仅应具备高尚的人文素质和职业素养，还必须有适应工作需要的专业知识和娴熟的操作技能。护士只有掌握现代医疗护理的科学知识和技能，才能赢得患者的信任，才能有效避免护理工作中的冲突和纠纷。

2. 明确角色功能，切实履行职责　在护理工作中，每一项护理操作都要以患者为中心、以患者需求为导向。对患者的健康问题进行诊断和护理时，护士是计划者和决策者；帮助患者争取权益时，护士是代言者和维护者；进行健康教育和卫生宣传时，护士是教育者和咨询者。护士只有全面认识和准确定位自己的角色功能，才能更好地履行自己的角色责任和工作职责，使自己的言行符合患者对护士角色的期待。

3. 维护患者权益，改善就医体验　"以患者为中心"的理念贯穿于医疗服务各环节，患者享有对自身疾病诊断、治疗和护理措施的知情权和同意权。但由于各种原因，许多情况下患者只能依靠医护人员来维护自己的权益。如果医护人员忽视了患者的权益，不能及时将疾病进展、治疗方案、护理措施、用药情况等信息传递给患者，甚至拒绝回答其提出的问题，患者的知情权就得不到保障，就医体验和满意度也就会随之下降，护患关系就不能得到正常发展。

4. **重视护患沟通，避免理解分歧**　护患沟通是护士与患者之间的信息交流和相互作用的过程。语言是沟通的桥梁，它能影响人的心理及整个机体状况，尤其对人的健康具有重要作用，可作为生理和心理的治疗因素，也是心理护理的重要手段。在护理工作中，护士要主动与患者沟通，倾听患者，了解患者的身心状态与需求，及时为患者提供相应的支持和帮助。在进行护患沟通时，要注意沟通内容的准确性、针对性和通俗性，掌握与患者沟通技巧，尽量使用患者易于接受的方式和语言，确保沟通效果，减少误会和分歧。

ⓔ案例分析　像哄孩子一样陪伴患者

三、护士与患者亲属的人际关系

（一）护士与患者亲属关系的意义

在护理工作中，护士与患者家属的关系占据着举足轻重的地位，是护患关系的重要组成部分。患者亲属作为与患者关系密切的纽带，在沟通和联络患者感情、调整护患关系方面发挥着重要作用，尤其在一些特殊情况下，如婴幼儿、重症昏迷患者、高龄患者、精神病患者等，护士与患者亲属的有效沟通显得尤为重要。在护理实践中，护士与患者亲属之间的良好关系在提高护理效果和促进患者康复的过程中起着积极作用。

（二）影响护士与患者亲属关系的因素

1. **角色理解欠缺**　在护理工作中，护士与患者亲属之间容易产生矛盾和冲突的一部分原因是由于彼此对角色理解的不足。由于临床护士不足，护理任务繁重，且因医学知识的局限性，护士不能为患者解决所有的问题。有些患者亲属不了解护理工作特点，不理解护士工作中存在的不能解决的特殊情况，当护士的工作不能完全满足患者家属的要求时，就可能产生情绪、埋怨、指责护士。此外，少数护士可能因为自身由于职业身份处于主导地位而有较强的优越感，在与患者家属交流中不善于换位思考，缺乏沟通技巧，没有争取到患者亲属的理解，就有可能造成矛盾和冲突。

2. **角色责任模糊**　在护理患者的过程中，家属和护士应密切配合，共同为患者提供心理支持、生活照顾。但在工作中，护士、患者、患者家属有时存在角色责任模糊的情况。如部分家属误将自己当成旁观者和监督者的角色，将全部责任包括一切生活照顾推给护士，不知道家属角色在配合患者康复中的作用；也有个别护士由于工作忙，或是其他角色理解的失误，将本应护士完成的工作交给家属，造成护理效果不佳，甚至严重影响护理质量。这些角色责任模糊的情况容易引起护士与患者家属之间的矛盾。

3. **角色期望冲突**　患者家属往往因亲人的病情而承受不同程度的心理压力，容易产生紧张、焦虑、烦恼、恐慌等一系列心理反应，因而对医护人员期望过高，他们希望医护人员能妙手回春、药到病除，认为护士应该有求必应、有问必答、随叫随到、操作无懈可击，能为患者解决一切健康问题等。这种理想化的期望对护士来说是不能企及的要求。当患者家属发现护士的某些行为与他们的期望不相符，或患者的某些健康问题通过护理手段不能解决时，就会对护士产生不满或抱怨，甚至采取过激言行，从而导致护士与患者亲属之间的矛盾冲突。

4. **经济压力过重**　随着现代社会经济和技术的发展，人们的生活质量也不断提高，但生

活成本、经济压力也在增大。由于高端诊疗技术、新药的研发和应用，医疗费用也随之升高，当家里有患者时，家庭经济负担会进一步加重，患者和家属的经济压力逐步加大，这种压力会传递到各个层面。患者和家属会因为经济压力而产生负面的心理，尤其是当患者家属花费了高额的医疗费用，却未能达到期望的治疗效果时，就会产生不满情绪，容易将这种情绪转移到为患者提供服务最多的护士身上，从而引发护士与患者家属之间的矛盾。

（三）促进护士与患者亲属关系的策略

1. 充分尊重，热情对待 护士应给予患者家属充分的尊重，并热情地对待。主动向患者家属介绍医院环境和有关规章制度、注意事项，向患者家属介绍患者的病情、治疗护理措施、健康宣教、预后等内容。在沟通过程中，护士耐心倾听患者家属的疑问和关切，并以专业知识和经验为其解答。对于患者家属可能面临的困难和挑战，护士应积极鼓励，共同探讨解决方案，并提供力所能及的帮助。

2. 理解包容，耐心解答 患者家属最关心患者的病情预后，护士应充分理解患者家属对患者的病情的关切，即使他们有一些着急和不太理解的情绪，也要给予包容理解，了解他们内心的疑虑和担忧。当他们向护士询问时，护士应耐心倾听并给予适当的解释。这不仅有助于满足患者家属的合理需求，还能及时解决他们可能面临的困难。通过这种方式，护士可以与患者家属建立更加紧密的联系，共同为患者的康复创造条件。

3. 加强沟通，提供帮助 为了与患者家属建立良好的关系，护士应加强与他们的沟通并向其提供必要的帮助。通过细致沟通，护士可以评估患者家属在照顾患者过程中所面临的问题，与他们共同探讨解决方案，给予他们实用的建议和指导。

4. 心理支持，人文关怀 心理支持是建立良好护士与患者家属关系的重要环节，需要护士具备专业素养和人文关怀精神。除了关注患者家属的身体健康，护士还需要充分关注他们的心理状态，对其给予人文关怀。面对亲人患病，患者家属往往会承受巨大的心理压力，出现焦虑、抑郁等情绪，护士应该给予患者家属充分的心理支持，帮助他们缓解情绪，增强信心，使其能配合医护工作。

第四节 护 际 关 系

护际关系是护士为了服务对象的健康与安危同其他医务人员之间所建立起来的工作性人际关系，这主要包括护士与医生、护士与护士等的人际关系。这种关系的实质是一种相互合作、相互配合关系。

一、护士与医生的人际关系

医护关系是指护士为了服务对象的生命健康，与医生共同建立起来的工作性人际关系。"三分治疗、七分护理"。医生与护士在临床医疗工作中扮演着重要的角色，他们是一个紧密合作的团队，这种合作是患者康复的重要条件。良好的医护关系不仅能够提高医疗服务的质量，还能提高工作效率，为患者提供更好的服务。

（一）医护关系模式

随着医学模式的转变，医护关系模式也发生了相应的变化，从传统的"主导－从属型模式"转变为现代的"独立－协作型模式"。在现代医学模式下，医护关系更是形成了新型的"并列－互补"医护关系。

"并列"是指在治疗疾病的过程中，医疗和护理是两个并列的要素，共同构成了医疗护理体系；"互补"指的是护士在与医生不断进行信息交流、专业互补、优势互补、不足互助。具体主要表现在以下方面。

1. 相互依存，平等协作 医护双方各有自己的专业技术领域和业务优势，医护关系的背后是诊断、治疗与护理的学科合作，在学术上有着学科、专业平等的关系，医护之间只是职责分工的不同，没有高低贵贱之分，更没有孰重孰轻之别。

但在医疗过程中，医护存在着交替变换的主从关系。医护双方要站在为患者提供全程优质服务的高度，自觉地摆正自己的位置，建立起医护双方平等、尊重、和谐的关系。医生的诊疗过程和护士的护理过程，两者目标一致，既有区别又有联系，既有分工更有合作，两者相互依存、相互影响、平等协作。并列互补型医护关系中，医生和护士同等重要、缺一不可。

2. 相对独立，不可替代 在医疗服务体系中，医疗和护理各自扮演着重要的角色。医生主要负责疾病的诊断、治疗方案的制定以及治疗效果的评价，医生凭借专业知识和技能，为患者提供个性化的诊疗服务。而护理工作则由护士主导，根据患者的实际情况和医生的治疗方案，从患者的实际需求出发，提供包括心理护理、健康教育、饮食指导以及多元文化护理在内的整体护理服务。因此，医疗和护理在服务过程中保持相对独立，各有侧重，医生和护士在各自不同的专业领域发挥作用。这种医护协作模式有助于提高医疗服务的质量和效率，为患者提供更加优质的健康保障。

3. 相互促进，优势互补 医疗和护理作为医疗服务体系中的重要组成部分，各自具有独特的优势和局限性，因此在共事中需要学科渗透、优势互补、不足互助。没有医生的准确诊断和治疗方案，护理工作就不会有正确的护理措施。没有护士的辛勤努力，医生的诊治方案就无从落实。双方的合作是保证医疗护理质量和安全的基础。

（二）医护关系的影响因素

在医疗服务体系中，医疗和护理虽然是相互依赖、相互补充的两个环节，但由于职业特点和职责分工的差异，医生与护士之间也会存在沟通不畅、认知差异或利益冲突等因素产生矛盾而影响医护之间的关系。

1. 角色压力过重 在医疗过程中，医护双方都面临着较大的压力，如繁重的工作负荷、高风险的工作环境、紧张的医患关系等。这些压力可能导致医护人员出现心理压力过大、情绪不稳定等问题，从而影响医护之间良好的关系。

2. 角色理解欠缺 在医疗过程中，医生和护士各自承担着自己的角色任务，这种角色任务的相互理解，对医护良好关系的建立有至关重要的作用。有效的沟通和理解对于医护关系的和谐发展至关重要。当医护间没有建立有效的沟通，相互之间角色任务理解欠缺时就可能出现互相指责、埋怨的情况，这不仅会影响医护之间的关系，还可能对患者的治疗和康复产生负面影响。

3. 角色心理差异 受传统观念影响，仍有许多医生将医护角色定位为"主导－从属"关系，当医生在言谈举止中表现出太强的优越感或支配欲，会挫伤护士的自尊，影响护士的工作积极性，甚至破坏医护关系。例如，护士对医嘱有不同看法时，医生认为开具医嘱是医生的事，无须护士干预；而护士则认为自己有权对不妥的医嘱提出意见，此时如果沟通不当将影响医护关系和谐发展。

4. 角色权力争议 在医疗过程中，医护人员各自拥有一定的专业自主权，这是基于他们的工作分工和职责的不同。但在某些情况下，医护人员可能会因自身角色权力的定位理解差异，感觉自己的专业自主权受到干预而产生矛盾。护理专业的迅速发展和护理专业自主权的进一步扩大，医护各自的角色权力和相互之间的关系都发生了改变，但某些医生和护士可能仍受传统医护关系模式的影响，导致对护理专业新的发展和专业自主权尚没有充分认识，对护士工作的主导性产生误解，从而导致医生与护士之间产生矛盾或争议。

（三）促进医护关系的策略

医生与护士建立和谐、互信的医护关系，是提高工作效率和服务水平的重要保障。

1. 主动作为，赢得信任和尊严　医生和护士是两个不同的职业，虽然专业分工不同，但在人格尊严上应保持平等，相互尊重。护士作为医疗团队的重要成员，应具备高度的敬业精神和专业素养，充分发挥自己的专业知识和技能。在工作中，护士应以高度的责任心、爱心和细心，认真落实各项护理措施，密切观察患者的病情变化及心理状态。一旦发现异常情况，护士应及时采取相应措施，或独立处置，或与医生协同解决，以确保患者的生命安全和健康。通过这些实际行动，护士不仅能够展现自己的专业素养和良好形象，更能够赢得社会及整个医疗团队的尊重和信任。

2. 虚心学习，尊重科学　护士需要具备扎实的专业知识和技能，同时应处处做到虚心学习，深入理解疾病诊疗过程及医疗新进展，以尊重科学的态度开展护理工作。在医疗护理过程中，医护之间的沟通需以患者为中心，彼此尊重，护士应尊重医生的专业自主权和技术权威。在执行医嘱时，护士应保持谨慎负责的精神，秉持尊重科学的态度对有疑问的医嘱进行核实，不盲目遵从医嘱，用扎实的专业知识和科学的从业态度，认真审核执行医嘱，确保其正确性和安全性。若医嘱存在问题或风险，护士应及时与医生进行沟通，对有明显专业错误的医嘱护士有权拒绝执行，并向上一级医生和护士长反馈情况。

3. 理解支持，密切合作　医护之间的相互理解、精诚合作是医疗护理工作顺利进行的基础。护士要理解医生工作的辛苦与压力，主动配合医生的工作，保持与医生的协作与沟通，把自己对患者的病情观察、护理效果以及建议及时反馈给医生。当医护之间出现协调配合欠妥时，护士要主动分析产生矛盾的原因，善意地提出合理建议，协商解决，谅解对方。当患者对医生的工作有不满时，护士要积极协调处理，取得患者的理解，化解医患矛盾。同时，护士遇到困难时，可以请医生出面协调，给予支持和帮助。通过医护间的相互尊重与合作，打造一支高效、和谐的医护团队，为患者提供更加优质、安全、高效的医疗服务，为人民群众的生命安全和身体健康提供坚实保障。

二、护士与护士的人际关系

护士与护士之间的人际关系，主要包括同级护士之间、护士与上级护理管理者之间、护士与实习生之间的关系。一个健康、和谐的护际关系不仅有助于创造一个融洽、和谐的工作氛围，也是医院和谐与稳定发展的重要部分。

（一）护际关系的模式

1. 优势互补型　护士是一支庞大的队伍，每个护士都有自己的优势和短板，处于共同进步、优势互补的状态。护士构成一个有恰当的角色定位的团队之后，会产生和谐、融洽的感觉，在动态中维系着扬长补短的合作共事关系。

2. 指导学习型　护理队伍是由不同资质的人员组成的，从实习护士、护士、护师、主管护师、副主任护师、主任护师等。不同资质的人员各司其职，共同为患者的健康负责。在这种复杂的团队结构中，不仅存在同事间的合作关系，还存在指导与被指导、带教与学习的师生关系。这种师生关系是护理管理的需要，也是专业建设的需要。

3. 合作竞争型　护士之间根据患者健康需求，在患者护理态度和技术、护理教学、护理科研创新、护理质量等方面开展比、学、赶、帮、超，每个人既履行自己的职责，又相互支持相互合作，实行公平竞争。例如，各种护理管理岗位的竞争上岗，不仅促进了护理事业的健康发展，而是也是建立良好护际关系的必要手段。在这种合作竞争型的护际关系中，合作是最为关键的因素，而竞争则是次要的关系，每位护士都充分发挥自己的专业能力，履行职责，同时又相互支持、紧密合作。这种积极向上的工作氛围促使每位护士都努力做出自己的贡献，充分体现他们的职业价值。

（二）护际关系的影响因素

1. 工作因素　由于护士工作紧张，任务繁重，加之长期轮班导致的生物钟紊乱以及休息质量不佳，护士自身容易出现心理紧张和情感波动，这些负性心理不仅影响护士的身心健康，还可能对护士之间的人际交往造成不利影响。此外，护理工作的随机性和突发性特点也增加了护士之间的误解和矛盾风险。在紧急情况下，如抢救患者或处理突发事件时，如果护士缺乏足够的应急能力和心理调适能力，可能会因小事产生误解，进而引发矛盾。

2. 性别因素　很多护士是女性，在情绪反应和人际关系方面通常更为细腻和敏感。在生理上，内分泌变化及轮班工作造成的自身节律紊乱易导致情绪波动，都容易使女性护士的情绪行为调节能力下降，这也是影响护士人际关系的客观因素。

3. 管理因素　护士长与护士之间的关系是管理者与被管理者的关系，这种关系的特点决定了双方在期望和角色功能上存在一定的差异。护士长通常希望护士能够很好地领会自己的工作意图，更多地考虑科室集体利益，妥善处理好家庭、生活和工作间的关系，并能尊重和配合自己的管理；而护士则希望护士长具备优秀的管理能力，扎实的业务技术本领，并且关心、理解下属。一旦认为对方角色功能缺失，就有可能产生矛盾。

4. 年资因素　新老护士之间的矛盾也是一个不容忽视的问题。由于工作经历、学历等方面的差异，新老护士在工作中容易产生摩擦和误解。一方面，年长的护士通常具备丰富的专业知识和经验，对护理工作有深入的理解和高度的责任心。他们希望年轻护士能够迅速掌握技术和知识，勤奋工作，保持对职业的热爱和敬业精神。对于一些怕苦怕脏、工作马虎、缺乏责任心的年轻护士，年长的护士可能会产生反感。另一方面，年轻护士往往更具有活力和创新精神，但对护理工作的理解和经验相对较少。他们可能会觉得老护士的某些观念过于传统或过时，甚至有些"爱管闲事"。这种相互之间的成见如果不及时消除，不仅会影响团队的和谐氛围，还可能引发工作场所的暴力行为。

（三）促进护际关系的策略

美国现代成人教育之父卡耐基（Dale Carnegie，1888—1955）说："无论你从事何种工作，只要你学会处理人际关系，你就在成功的路上走了 85% 的路程"。护际关系是反映护士素质及工作状态的重要标志，护际之间的沟通是以相互理解、尊重、友爱、帮助、协作为基础，以创造民主和谐、团结协作的良好人际氛围为目标的。

1. 相互理解，互帮互学　在护士之间的沟通中，信息的传递与相互交流是至关重要的。护士长首先要严于律己、以身作则、一视同仁、平易近人、耐心热情。对待下级护士要多用情、少用权，多用非权力因素的影响力去感染下属，工作中体现人性化管理。普通护士要体谅护士长工作的压力和艰辛，尊重并服从管理。护士之间要相互关心、爱护和尊重，不同资历护士之间要互帮互学、教学相长，年轻护士要多向年长护士请教，年长护士要帮助年轻护士掌握正确的护理方法和技巧，在护理实践中耐心传、帮、带，以形成民主和谐的人际氛围。

2. 换位思考，团结协作 护理工作任务的完成，不仅依赖于护士个人良好的综合素质，更需要护士之间的协作与配合。在护理团队中，每个护士都应具备主动协作的精神，即使不是自己分内的工作，当其他岗位的护士遇到困难时，也应主动伸出援手，共同解决问题，而不是过分强调分工。为了维护团队的良好运转，各班护士之间应多换位思考，理解他人的工作困难，并为他人创造良好的工作条件。每位护士都应在自己的职权范围内工作，明确自己的职责，保证护理工作有序进行。护士长作为病区护理管理工作的组织者和指挥者，同时也承担着协调护士之间关系的重任，要充分发挥护士长在协调关系中的枢纽作用。为此，护士长必须了解自己的所有成员，了解每位护士的长处和短处，以及个人情况。护士不仅要乐于接受护士长的安排，还应帮助护士长出谋划策，做护士长的好帮手。只有团队中的每个成员都发挥自己的作用，整个团队才能更高效地运转，为患者提供优质的护理服务。

总之，在处理工作中的各种人际关系时，护士不仅要注重策略，更要遵循人际沟通的基本原则。为了提高自己在处理人际关系方面的能力和水平，护士需要在实践中不断学习和成长。

三、护士与其他同事的人际关系

在医院的日常运营中，各部门之间的协作至关重要。医院作为一个有机整体，为患者提供优质服务需要全院各个部门的相互配合与共同努力。护士作为一线工作人员，与患者接触最为密切，在为患者提供护理过程中，应注重与其他部门（后勤、营养科等）的协作与配合，建立良好协作关系。只有各部门、各科室人员的通力合作才能为患者提供更好、更优的服务。护士与其他部门人员打交道的过程中，要努力创建良好的工作氛围，遵循人际关系、人际沟通的基本原则，尊重相关部门的领导和员工，配合对方的相关工作，积极寻求相关部门的帮助和支持，对各部门的支持和帮助表示感谢，这样才有助于工作目标的达成。

护士在工作中与各部门建立良好合作关系是提供优质护理服务的必要条件。通过尊重、沟通与合作，共同为患者创造一个更加温馨、高效的治疗环境。

思 考 题

1. 简述怎样建立良好的人际关系。
2. 举例生活中遇到的人际认知心理效应。
3. 简述理想的医护关系。
4. 维护良好护际关系的策略有哪些？

（荣燕、陈英）

@ 数字资源详见新形态教材网

🗺 学习目标　　✆ 思维导图　　🖳 案例分析　　🖨 随堂测试　　🖵 拓展阅读

📖 思政元素　　🖥 微视频　　📝 自测试题　　🗂 教学课件

第 八 章
护士人际沟通修养

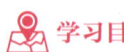学习目标

思维导图

沟通无处不在，无时不有，像水和空气一样，伴随着人们的生活和工作。借助沟通人们实现与他人之间的交流互动，并以此建立情感联系，确立和发展良好的人际关系。对于护士而言，不仅要通过沟通在临床工作中收集患者的各种信息，与患者交流有关疾病和治疗的种种问题，还要借助沟通评估患者的情绪及感受，表达对患者的理解与共情，为患者提供舒适的照护，创造良好的治疗性护患关系。因此，护士人文修养中，掌握人际沟通的知识和技能，提高人际沟通能力，具有重要的实践意义。

第一节 人际沟通概述

有人的地方，就有人际沟通。人际沟通不仅是个体生存的基本需求，也是必要技能之一，沟通的存在不仅与个体的身心健康存在密切关系，同时也是人们认识自我、满足社交需求、实现自我发展的重要手段。

一、人际沟通的概念

1. **沟通的定义** 沟通（communicate）的本意指开沟而使两水相通。"沟"，指凹陷下去的部分，就是"断开的地方"；"通"，是使陷下去、断开的两边能够连接起来。二者结合为"沟通"，意为彼此连通、相通。在西方，"沟通"一词源于拉丁文 communis，它有两个意思：一个是 to be common；一个是 to share，它们分别是达成一致，形成共识进而共享的意思。综上，沟通是指信息发送者遵循一系列共同规则，凭借一定媒介将信息发送给接收者，并通过反馈以达到相互理解的过程。沟通的结果不但可使双方相互影响，还可使双方建立、发展一定的关系。

2. **人际沟通的定义** 人际沟通（interpersonal communication）是指人们运用语言或非语言符号系统进行信息、意见、知识、态度、思想、观念以及情感等交流的过程。人际沟通过程，不仅仅是单纯的信息交流，也是沟通者彼此间思想情感与态度的相互渗透、共享。因此，人际沟通中双方的关注和投入程度决定了沟通的品质。甚至有学者认为，人际沟通只有在一方将另一方视为独一无二的个体，并有积极的互动时才能成立。

因此，人际沟通的定义包含着以下几层含义：①因为沟通是"将一方的信息、意见、态度、知识、观念以及情感等传至另一方"，因而人际沟通的基本要求是各种信息及其含义的正

确表达和被理解；②人际沟通的过程涉及传递和交换各自的意见、观点、思想、情感与愿望，因而双方是相互影响的；③人际沟通中，"传递信息的目的"是要使对方有所扰动，因而人际沟通的目的是影响他人的认知、行为及建立一定的人际关系；④有效的沟通需要沟通双方积极参与，及时反馈，因而人际沟通过程表现为一种人际互动形式。

对人际沟通概念的理解，将有助于我们在人际交往和互动中更好地与他人沟通，建立良好的人际关系。

拓展阅读　人际沟通研究的 3 个领域

3. 人际沟通的基本要素　人际沟通是由多个要素组成的、动态的和多维的复杂过程。其构成要素主要有信息背景、信息发送者、信息接收者、信息、信息渠道、反馈。

（1）信息背景（information background）：也称沟通背景，既包括人际沟通发生的时间、场所、环境及事物，也包括参与沟通者的个人特征，如情绪、知识水平、经历、文化背景等，即参与沟通者的个人经验及文化脉络。

几乎所有沟通的发生都有其一定的信息背景，这些信息背景反映在沟通者的头脑中，刺激了沟通者产生沟通的愿望和需要。因此，在人际互动中，信息背景往往被认为是引发沟通的"理由"，是人际互动过程的重要因素。人际沟通中信息的产生，通常来自沟通者自身经验、对目前沟通环境的领会、感受以及对沟通未来结果的预期等，这些信息的背景可能是清晰的，也可能是模糊的或无意识的。因此，要了解一个信息所代表的意思，不能只接受信息表面的意义，还必须考虑信息的背景因素，领会其中的真实含义。

（2）信息发送者（message sender）：是指发出信息的人，也称为信息的来源。信息发送者决定将什么样的信息传递给接收者，并根据所要发送的内容选择传递信息的形式，即对所要传递的内容进行编码。所谓编码就是信息发送者将要传递的信息符号化，也就是将信息转换成语言、文字、符号、表情或动作。在人际沟通中，信息发送者首先要对自己的想法进行解释（即充分理解），并在此基础上找到恰当的表达形式。这一过程受信息发送者身份地位、表达能力、沟通目的以及与对方的关系及情感体验等影响。口头语言和书面语言是常用的编码形式，此外还可以借助表情、动作等非语言形式进行编码。

（3）信息接收者（message receiver）：是指获得信息的人。从信息发送者传递过来的信息，需要经过信息接收者接受之后，为其赋予意义，即解码，才能够相互理解并形成有效的沟通。信息接收过程包括接收、解码和理解 3 个步骤。首先，信息接收者必须处于接收状态；其次是将接收到的信息符号解码，即将符号信息还原为意义信息，变成可以理解的内容；最后是根据个人的思维方式理解信息内容。信息接受者对信息的理解，受个人文化背景、愿望、情绪、态度等影响。只有当信息接受者对信息的理解与信息发送者的信息含义相同或近似时，才能形成有效的沟通。在大多数沟通情境中，由于沟通的互动性，信息发送者和接收者的角色是不断互换的。

（4）信息（message）：是指沟通时所要传递和处理的内容。沟通信息包括人际互动中的语言和非语言信息以及这些沟通行为所传递的所有影响。沟通信息包含了两方面的含义：一是语言或非语言符号所表达的具体内容，即内容信息，这是沟通双方在沟通过程中明确谈论的内容；二是关系信息，也就是沟通过程中，沟通者对彼此在人际互动时的感受及对双方关系的认知、界定。关系信息是将沟通者对对方的感觉转化成某种表述，嵌入沟通过程中，是双方在沟通中的情绪感受、内心体验、关系判断，它影响着沟通的进展和结果。因此，在一个具体的沟通过程中，所有信息的互换不仅包含我说了什么，还包括我对沟通过程及其双方关系的认知和体验，如谁是关系的主控者，我们对于彼此究竟有多重要。这就提示人们，在人际沟通中决定沟通效果的，不仅是我们所传递出的语言、非语言信息，还包括沟通者对彼此的感觉以及他们所感知到的人际关系的远近亲疏和关系的品质。理解沟通，既要注意语言信息，也要重视非语言信息；在关注内容信息的同时，不能忽略关系信息。

（5）信息渠道（communication channel）：是指信息由一个人传递到另一个人所经由的渠道，是信息传递的手段或媒介，也称信息途径，如视觉、听觉和触觉等。在信息传递过程中，如果沟通渠道选择不当，有可能导致信息传递中断或失真，如选用书面报警传递火警显然是不合适的。因此，有效的沟通离不开恰当的信息传递途径。一般来说，信息发送者在传递信息时使用的传播途径越符合沟通的目的和对方的认知水平和表达习惯，对方越能更多、更快、更好地理解信息的内容。

（6）反馈（feedback）：是信息发送者和信息接收者相互间的反应，是信息接收者回应信息发送者的过程。反馈可以显示信息发送者的信息意义是否被正确理解，这是确定沟通是否有效的重要环节。信息发出后必然会引起信息接收者的某种变化，包括生理的、心理的、思想的或行为的改变等。同时，这些改变又会成为新的信息返回给信息发送者。一般情况下，面对面的沟通反馈较为直接迅速，而通过辅助沟通手段进行的沟通，反馈环节易被削弱。

精神分析学有一句名言：无回应之地，即绝境。这充分说明人际互动中，反馈作为回应的重要意义。只有通过反馈，信息发出者才能判断和确认信息传递的效果，也只有当信息发送者所传递的信息与信息接收者所接到的信息相同时，沟通才是有效的。

二、人际沟通特征

作为发生在人和人之间的信息、情感交流及共享过程，人际沟通具有以下几个特点。

1. **互动性**　人际沟通是一个相互影响、相互作用的积极过程。在沟通过程中，沟通双方不断将自己对信息的理解反馈给对方，并积极关注对方的反馈，因此人际沟通不同于通信设备之间简单的信息往复，沟通双方都是积极参与的主体。为使沟通达到预期目的，信息发送者须准确判断对方的沟通状况，分析其沟通的动机、态度、目的、预期沟通结果，并根据对方的反馈及时调整自己的沟通内容和方式。

2. **目的性**　人际沟通是以改变对方的态度或行为为目的，是一个沟通者对另一沟通者的心理作用的过程。在人际沟通中，沟通双方都有自己的动机、目的和立场，都对自己发出的信息会产生何种反馈有所期许和判定。因此，沟通的双方都有着明确的目的。

3. **关系性**　在任何形式的人际沟通中，人们不只是分享沟通内容，也呈现彼此间的关系。这种关系性一个层面是表现为双方关系中的情感性，另一层面表现为双方谁是关系的控制者。沟通关系的控制层面有对称的也有互补的。在对称关系中，双方权力较均等，没有谁是居于关系的控制地位；而在互补关系中，一方让另一方决定谁的权力较大，因此一方的沟通信息可能是支配性的，而另一方的信息则是在接受这个支配性。通常互补关系较少发生公然的冲突。

4. **共识性**　指的是人际沟通中，双方对所使用的语言符号及概念的共识。人与人之间的信息交流是借助符号系统而实现的，因而只有在信息发送者和信息接收者共同使用统一的编码译码系统的情况下，沟通才能实现。沟通的双方在沟通过程中应有统一的或近似的编码规则和译码规则。这不仅指双方应有相同的词汇和语法体系，而且要对语意有相同的理解。通俗地说，就是用双方都熟悉的语言进行沟通。不仅如此，对于沟通中所涉及的用语、词汇，其概念的内涵与外延同样需要保持共识，这样才不会出现"鸡同鸭讲"，导致明明嘴上说的是同一词汇或语言，但实际讲的却是完全不同的两件事的沟通误差。

5. 情境制约性　任何人际沟通都是在一定的交往情境下进行的，因而人际沟通始终受情境因素的影响和制约。这些情境制约性因素包括社会、心理、时间、空间等，这些因素可能在某种程度上能促进人际沟通顺利进行，也可能使人际沟通产生障碍，进而影响沟通目标的达成。

e 随堂测试　自己测一测，你建立了令人满意的沟通基础了吗？

三、人际沟通的层次

在人际互动中，由于人们之间信任度、亲密性等交往关系的不同，其沟通的内容和分享的感觉也不尽相同。心理学家鲍威尔（John Powell）提出人际沟通由低到高有以下 5 个层次，随着沟通者相互间信任程度的增加，沟通层次逐渐升高，沟通的信息量也逐渐递增。

1. 寒暄式沟通　寒暄式沟通指一般性社交应酬的开始语，属于人际沟通中的最低层次。双方在沟通中只表达一些社交应酬性的寒暄话语，如"你好！""下班了？""今天天气真好"等。这类交谈方式一般不涉及双方的私人信息，也无须太多思考，话题比较安全。寒暄有利于在短时间内改变彼此陌生的交往局面和帮助建立关系，但这种沟通的参与程度也最差。因此，护患之间如果长期停留在这一沟通层次上，将不利于引导患者说出有意义的话题。

2. 陈述事实　陈述事实指不加入个人意见，不涉及人与人之间的关系，仅限于陈述客观事实的沟通。在沟通双方还未建立充分信任感时，交谈多采用陈述事实的方式，以防止产生误解或引起麻烦。在护患交往中，陈述事实的沟通对护患间相互了解非常重要，同时也是护士收集患者健康信息的重要途径。应该注意的是，在这一层次的沟通中，护患沟通的重点应是要让患者充分叙述，护士不轻易阻止患者对事实的陈述，因为这些客观信息将有助于增加护士对患者的了解和对病情的诊断。

3. 交换看法　交换看法指沟通双方已经建立起一定的信任，可以彼此谈论看法、分享判断、交流想法和意见的沟通。在此层次上，沟通双方容易引起共鸣，获得认可。护患之间可以在这一层次就某一问题的看法或者对疾病的治疗护理意见进行探讨、交流。作为护士，在沟通时应以关心、共情、信任的语言和非语言行为鼓励患者，引导其说出自己的想法和意见。应注意，当患者的认知和观点有违医学常识时，护士不要流露嘲笑、嫌弃的表情，以免影响患者的信任，导致其不再继续说出自己的看法。

4. 分享感觉　分享感觉指双方充分交流情感和感受的沟通，是在沟通双方彼此有了安全感、不再心存戒备时所进行的沟通。在这一层次上，人们愿意说出各自对于事件的感受和所经历的情绪反应与情感体验。双方在安全、信任的支持性人际互动中，乐于分享感觉并尊重彼此间的感情。在护患沟通中，为了给患者创造一个适合的感情环境，护士应具有共情能力，尽量做到坦诚、正确理解患者，尊重患者的个人体验，帮助患者建立信任感和安全感。

5. 沟通高峰　沟通高峰是在沟通过程中产生的一种短暂的、完全一致的、高度和谐的情感共鸣。"心有灵犀""与我心有戚戚然"等说的都是这种沟通，这是沟通双方分享感受、情感共鸣程度最高的一种交流方式，也是沟通交流希望达到的理想境界。

上述 5 个层次沟通的主要区别是个人希望与他人分享自己真实感觉的程度，而这种希望又取决于沟通双方的信任程度。护士在与患者沟通过程中，应让患者自主选择交流方式，不要强迫患者进入更高层次的沟通。同时，护士也要加强对护患沟通进程中沟通层次的评估，以判断是否存在因为自己语言行为的不妥而使患者不愿意进入高层次沟通的情况。

四、人际沟通的影响因素

在人际沟通过程中，影响有效沟通的因素很多，既有来自信息发送者和接收者的个人因素，也有沟通时所处的环境及沟通发生的组织和媒介因素。

（一）环境因素

1. 物理环境　物理环境指沟通的场所，包括环境的安静程度、光线、温度、湿度、布局、装饰等。沟通场所的选择会影响沟通者的情绪体验和沟通效果，主要有以下方面。

（1）安静度：安静度是影响沟通的重要因素，尤其是保证口头语言沟通的必要条件。沟通环境中的噪声，如汽车喇叭声、电话铃声、门窗开关撞击声及与沟通无关的谈笑声等，都会影响沟通的效果，造成信息传输过程的失真或沟通者心情烦躁。所以，护士在与患者进行交流前要尽量排除噪声源，安排好交谈环境，避免噪声的干扰，为护患沟通创造一个安静的环境，以达到有效沟通。

（2）舒适度：指沟通场所带给人生理及心理上舒服安逸的感觉，如明暗适宜的光线、恰当的室温、柔和的色彩布局、清新的气味等。舒适的空间和环境有利于心情的放松和情感的表露。

（3）相距度：心理学家研究发现，根据沟通过程中双方的距离不同，沟通也会有不同的气氛背景。在合理的距离内进行沟通，容易形成融洽合作的气氛。沟通距离较远时，易使人感到疏远、防御；而距离过近，则容易形成敌对或相互攻击的气氛。护士在与患者沟通时，应注意保持适当的距离，既让患者感到亲近，又不对其造成心理压力和形成敌对。

2. 心理环境　心理环境指沟通双方在信息交换过程中是否存在心理压力。沟通时缺乏保护隐私的条件，或因人际关系紧张导致焦虑、恐惧等情绪，都不利于沟通的进行。

（1）隐秘因素：在护患沟通过程中，可能会涉及一些个人隐私，患者通常不希望被其他人员知晓，此时护士就应考虑沟通环境的隐秘性是否良好。条件允许时可选择无人打扰的房间，或请其他人暂时离开，或注意压低说话声音等，以解除患者顾虑，保证沟通的有效进行。

（2）背景因素：是指出现在沟通环境中的所有设施、人物、事件和关系。沟通总是在一定的背景中发生，任何形式的沟通都会受到各种环境背景的影响，包括沟通者的角色、情绪、态度、关系等。例如，学生正在自由交谈时，突然发现学校领导或老师在旁边，就会马上改变交谈的内容和方式。由此可见，在某种意义上，与其说沟通是由沟通者自己把握的，不如说沟通是由背景控制的。

（二）个人因素

1. 心理因素　不同人的心理特征和心理过程存在很大的差异，在人际交往中，沟通活动受到个人的情绪、个性、认知等多种心理因素影响，有时还可能引起人际沟通障碍。

（1）情绪因素：人的七情六欲等各种情绪都对沟通的有效性产生直接或间接影响。轻松愉快的正向情绪能增强一个人的沟通兴趣和能力；而生气、焦虑、烦躁等负面情绪可干扰一个人传递或接收信息的本能。当沟通者处于不良的情绪状态时，常常会对信息的理解"失真"。如当沟通者处于愤怒、激动的状态时，对某些信息出现淡漠、迟钝的反应，就会影响沟通效果。护士应有敏锐的观察力，及时发现隐藏在患者内心深处的情感；同时也要学会控制自己的情绪，不要让自己的情绪妨碍沟通。

（2）个性因素：个性是指一个人对现实的态度和行为方式所表现出来的心理特征。个性是

影响沟通的重要因素。一般来说，性格热情、直爽、健谈、开朗大方、善解人意的人易于与他人沟通，而性格孤僻、内向、固执、冷漠、狭隘、自我为中心的人，很难与人沟通。护士作为一个主动的沟通者，应对人的性格类型有一定的认识，并尽可能做到知己知彼、扬长避短，不断纠正不利于沟通的个性心理，逐步成长为沟通高手。

（3）认知能力：认知是指一个人对待发生于周围环境中的事件所持的观点。由于每个人的经历、教育程度和生活环境等存在差异，其认知的深度、广度和类型都不尽相同。一般来说，知识面广、认知水平高、生活经历丰富的人，比较容易与不同认知范围和水平的人进行沟通。因为信息发出者把自己的观点编译成信息符号的过程是在自己所拥有的知识和经验内进行的；同样，信息接受者也只能在自己的知识和经验范围内对信息符号进行解译，如果传递的信息符号是在对方的知识范围之外，就会影响沟通效果，甚至造成无法沟通的局面。护士在与患者沟通时，要充分考虑对方对医学知识的认知水平，避免使用难懂的医学术语。

（4）态度因素：态度是指人对其接触客观事物所持的相对稳定的心理倾向，这种心理倾向以不同的行为方式表现出来，并对人的行为具有指导作用。态度因素是影响沟通行为的重要因素，积极、诚恳、热情的态度有利于沟通的开始与进展。

2. **生理因素**　影响沟通的生理因素包括：性别，年龄，如老人、幼儿等因素；身体健康状况，包括永久性生理缺陷如弱视、聋哑、盲人、痴呆等；暂时性的生理不适如疼痛、饥饿、寒冷、疲劳等；疾病的治疗结果等。护士在沟通时要注意评估生理影响因素，并主动寻找对策。

（三）社会文化因素

社会文化因素包括知识、信仰、价值观、习俗等，它规定并调节着人们的行为，对人际沟通产生着深远的影响，可概括为以下方面。

1. **价值观念**　价值观念是人们对现实生活中各种事物重要性和意义的判断，是一种对世界、人生的看法和态度，它是指导人们思考和行动的基本准则和理念。价值观念不同，对事物的态度和反应也不同，对问题的判断可能产生重大差异，从而成为沟通的障碍因素。正所谓"道不同不相为谋"。

2. **文化习俗**　不同的文化传统影响着人们沟通的方式方法。文化传统相同或相近的人在一起会感到亲切、自然，容易建立相互信任的沟通关系。当沟通双方文化传统有差异时，理解并尊重对方的文化传统有利于沟通的进展。护患沟通中，护士应理解并尊重患者的文化背景、民族习俗。

3. **社会角色**　不同的社会角色关系有不同的沟通模式，只有符合社会所认可的沟通模式，才能得到人们的接纳，沟通才可能有效。例如，老师可以拍拍学生的肩膀说：好好学习！但学生绝不能拍老师的肩膀说：认真上课！护士在与儿童、老年患者交流时，可以适当运用身体接触的方法，但与异性患者沟通时则应慎重，以免产生误会。

此外，组织和媒介因素也会对人际沟通产生影响。如果一个组织过于庞大，层次繁多，在人际沟通中，信息传递的层次越多，其失真的可能性就越大。沟通媒介的选择不当或媒介操作错误，也会造成沟通的无效或错误。

五、人际沟通与护理工作

常言道"言语之外无患者"，在护理领域，没有沟通，就没有高质量护理。良好的护患沟通，对于改善治疗、护理结局，改变患者身心状况，构建支持、合作性护理工作环境，提高护患双方满意度，发展良好护患关系，促进医院和谐都具有十分重要的意义。

（一）人际沟通在护理工作中的作用

1. 沟通是护理临床实践的重要组成部分　护士在临床工作中，不仅需要通过沟通收集资料、完成护理评估、制定并实施护理计划，还需要通过沟通了解患者的感受、需求、身心状况，以开展心理护理、健康教育等。因此，护患沟通已成为临床护理实践中非常重要的环节。

2. 沟通是一种核心的临床技能　美国高等护理教育学会制定的《护理专业高等教育标准》中，护士应具备的 4 种核心能力，其中之一就是沟通能力，与之并列的是评判性思维能力、临床评估能力、技术能力。有效沟通是高质量护理的关键，实现良好的沟通可以提高患者的满意度，增进患者的依从性，并可以改善治疗、护理效果。护士的沟通技能同其他临床技能一样，需要通过学习和训练才能掌握。

3. 沟通是达到护理目标的有效工具　希波克拉底（Hippocrates，前 460—前 370）曾说，医生有三大法宝——语言、药物、手术刀。之所以把语言放在第一位，是因为在他看来，语言可以治病。护理亦然。护士进行各项操作前要进行沟通解释，健康教育要通过口头和书面语言去完成，化解患者负面情绪也要使用语言去表达。此外，患者的诊疗和康复是需要多科室、多人员、多部门合作完成的系统性工作，护士在工作中，不仅要和医生、科室的其他护士相互配合，还要和医疗机构其他工作人员协调合作，良好的沟通可以减少相互之间的矛盾和冲突，形成团队合力，更好实现临床护理目标。

4. 沟通是促进护患关系和谐的桥梁　沟通是人与人之间建立关系、联结情感的桥梁。一方面，护患之间的有效沟通可以维持及增进护患之间良好人际关系。大多数患者对就诊医院及医护人员是否满意，不仅仅出于疾病诊断、治疗及护理措施是否优劣，还出于对医护人员是否用心、是否耐心、是否真心关注患者的患病经历和就医体验等方面的考量，这些都是通过医护人员和患者的沟通来表现的。在护理工作中，护患关系与护患沟通的频率和质量常常成正相关，即双方沟通的机会越多、效果越好，关系越融洽。另一方面，沟通同样是护士与患者及其家属、护士与其他医护人员、护士与社会群体之间情感连接的主要纽带。因此，在临床护理工作中，沟通有利于构建一种以患者为中心，以促进患者和医护人员之间合作关系的达成为目标的互动关系。

5. 沟通是护理人文关怀的具体实践　人文关怀是护理学科的精髓和核心，是对人的生、老、病、死全生命过程给予理解、关心、尊重和照护。融人文关怀于护理之中，不仅是满足人们健康需求的时代要求，也是现代护理的发展方向。护理工作的对象是患有疾病或有潜在健康问题的人，是在病痛中挣扎的、脆弱的、最需要关怀和帮助的人，因此护理工作从一开始就注定了要给予对方关怀、照护和帮助，而这种关怀、照护和帮助的具体实践又是在护士和患者及其家属的高质量和有效沟通中完成的。

（二）护理工作中的治疗性沟通

护患关系的核心是帮助患者康复并促进身心健康，护理工作中的护患沟通，多是围绕患者疾病的疗护，以实现康复为核心目标而展开的，因而具有治疗性属性。

1. 治疗性沟通的含义　治疗性沟通（therapeutic communication）是指护患之间起到治疗作用，围绕患者的健康问题，具有服务精神、有目的的沟通行为。它是一般性人际沟通在护理实践中的具体应用，是以患者为中心，围绕患者健康问题进行有目的的沟通，是医护人员为患者提供健康服务的重要途径。

2. 治疗性沟通的目的　治疗性沟通是为了更好地解决患者的健康问题，主要包括：①建立相互信任、开放、融洽的护患关系，并使之有利于治疗与护理的顺利完成；②收集患者资料，评估患者需要，明确健康问题；③共同商讨健康问题和治疗护理方案，使患者积极、主动地配合；④明确治疗护理目标，指导遵医行为，使患者自觉配合医疗和护理；⑤进行健康知识宣教，增强患者健康意识和自我护理能力；⑥提供心理社会支持，促进患者的身心健康。

3. 治疗性沟通的特征　对治疗性沟通特征的理解建立在其与一般性沟通区别的基础上。治疗性沟通的特征包括：①以患者为中心；②有明确的沟通目的和目标；③沟通的发生不以人的意志为转移；④在沟通中需要护患双方不同程度自我暴露。

4. 影响治疗性沟通的因素　治疗性沟通障碍的因素主要来自护士和患者两方面。

（1）护士因素：由于护士在治疗性沟通中起主导作用，护患双方能否达到有效沟通，更多取决于护士的职业情感、专业素质（专业知识和技能）和沟通技巧。如果护士缺乏职业情感，就会对患者态度冷淡、缺乏关怀与尊重，容易造成护患间的沟通障碍。护士丰富扎实的专业知识和娴熟的操作技能不仅是完成护理工作的基础，也是护患间实现良好沟通的重要前提。此外，护士还要学会恰当运用各种沟通技巧，实现治疗性沟通目的，建立良好的护患关系。

（2）患者因素：治疗性沟通是否有效，与患者的个人经历、文化程度、心理状态以及疾病程度有密切的关系。另外，患者对护患双方的权利与义务缺乏了解，对护理效果期望值过高等因素，也会影响治疗性沟通的效果。

第二节　有效沟通技巧

如果说人际沟通的概念侧重解释了什么是发生在人际互动中的沟通过程，那么有效沟通就是从目标导向及结果评价方面，关注人际沟通所引发的结局及实际效果。在现实的人际互动中，人与人之间的沟通并不总是像我们希望的那样有效，有时沟通没有发挥应有的作用，而不得不被动结束。要提高沟通的有效性，就需要探讨有效沟通的基本原则及应用技巧。

一、有效沟通原则

（一）有效沟通的概念

什么是有效沟通，从不同的立场和视角出发，可以得出不同的结论。如果从沟通的结果而言，有效沟通就是实现了沟通的预期目标，沟通者双方达成共识，且沟通结果符合彼此的预期；如果从沟通的过程而言，有效沟通就是双方在沟通过程中，体验到较高的满意度，对双方发出的信息表达及情感连接给予积极的评价，并能从过程中感受到支持性的人际氛围与和谐的人际关系；如果从沟通信息的角度而言，有效沟通就是信息被清晰、准确地表达和传递，无误解，没有攻击，不产生伤害，即信息发送者能"吾口言吾想"——我表达的就是我想要表达的，而非言不达意或言不及义；信息接收者对接收信息的解读，就是言者本意，而非断章取义或自己的主观臆想。

尽管对有效沟通的界定有所不同，但是综合而言，有效沟通包含了以下几方面的特征。

1. 非单向的信息传递　有效沟通是互动而非单向的信息传递过程。如果把沟通看作是单向的传递过程，那么信息的发送者可能会假定，一旦他们表达并发送了信息，沟通就完成了。但如果将沟通看作是一个互动的过程，那么只有在发送者接收到反馈，知道有关信息如何被解释、是否被理解，以及对接受者产生什么影响之后，沟通才算完成。有效沟通强调信息发送者和接收者的互相依赖、彼此的贡献和主动性同等重要。双方共同理解是有效沟通的基础，而理解基础的建立和确认都需要互动。

2. 具有确定性 有效沟通需要减少沟通的不确定性，消除语言含混性。不确定性会分散注意力，干扰准确性、效率以及关系的构建。例如：患者如果不确定一次会谈能期望什么，或者不确定医护团队中某个特定成员的角色及对方的态度、意图或可信任度，就会导致沟通中的注意力不集中或焦虑。在临床实践中，对于疾病的诊断、治疗、护理有必要保留一些不确定性，但需要通过建立双方对同一问题的共同理解基础来减少对沟通过程及预期结果的不确定性，以提高沟通效率。

3. 明确的沟通目的、计划和预期效果 有效沟通有明确的沟通目的、计划和期望达到的效果。沟通的有效性取决于双方都朝着预期结果方向开始沟通，以及沟通的进展情况。例如，如果护士因为遭受患者误解而感到愤怒，沟通所寻求的结果是发泄情感，那么护士就会朝着解决不快情绪的方向推进；但如果护士想要的结果是解决问题或消除可能导致其愤怒的误解，那就必须以聚焦问题解决的方式推进沟通进程以达到预期效果。

4. 动态变化性 有效沟通是动态变化而非刻板僵化的。适合一种人际情境的沟通，在另一种情境下却有可能完全不合适，因为不同个体的状态、需求都在不断变化。患者因为病程的进展和治疗护理程序的不同，或者受情绪、身体状况、疾病转归等因素影响，对护患沟通的需求会出现动态变化，这使得护士对沟通目的、内容及方式的评估必须因人、因时、因地而异，保持随机应变。在人际沟通过程中，动态变化不仅要求灵活性，而且强调回应、参与以及与患者的适配。

5. 螺旋式沟通模式 螺旋式沟通模型是由美国传播学者丹斯（Frank Dance）在 1967 年提出的，该模式描述了沟通过程的各个不同侧面，以及整个沟通过程是如何随沟通双方的互动而逐渐演变的。围绕着沟通的螺旋循环往复，每一次所在的水平都有轻微不同。在螺旋式沟通模式下，双方经过一轮又一轮的信息交流，伴随时间的推移和交往的累进，扩大了认知范围，或者达成了某种共识并获得更多的交流话题。螺旋沟通模式强调了沟通的动态性、发展性和创造性，这对有效沟通起着重要作用（图 8-1）。

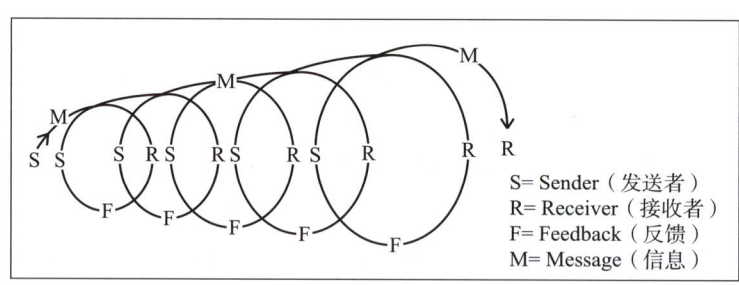

S= Sender（发送者）
R= Receiver（接收者）
F= Feedback（反馈）
M= Message（信息）

图 8-1　螺旋式沟通模式

（二）有效沟通应遵循的基本原则

俗话讲"被误解是表达者的宿命"，但无误解、不伤害的有效沟通，是可以通过遵循一些沟通的基本原则和掌握必要的技巧来实现的。有效沟通应遵循以下原则：

1. 尊重性原则 尊重是有效沟通的第一原则。人际沟通是发生在两个独立自主的个体之间的信息、情感交流过程，对彼此独立人格及其沟通过程中感受和体验的尊重，是沟通得以有效进展的前提和基础，也是沟通顺利完成的保障。尊重包括两个方面：尊重他人和尊重自己。尊重他人就是尊重他人的习惯、爱好、性格和价值观等。尊重自己是指对自己的价值、优点、缺点以及需求有清晰的认识，并且接受自己的情感、思想和行为，维护自己的尊严，在任何场

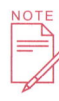

合都不自暴自弃。只有充分尊重自己，才能够在人际关系中保持自信，不被他人的言语和行为所影响。此外，尊重自己还可以增强自己的自我价值感和自尊心，从而更好地面对沟通中的挑战和困难。

在护患沟通中，尊重原则意味着护士在人际沟通过程中要做到：①理解人际沟通中尊重的意义；②确认护患沟通中基于彼此尊重的行为方式；③训练表达尊重的技能。相互尊重、理解差异，是良好护患关系的基本特征，也是护士与患者有效沟通的重要保证，更是护士必须具备的基本素质之一。

2. 情感性原则　人际沟通中双方的情绪体验和提供给彼此情感支持是有效沟通的重要部分。德鲁克（Peter Drucken，1909—2005）说过："人无法只靠一句话来沟通，总是得靠整个人来沟通"。这句话说的是，沟通中需要个人全部心智及情感的全然投入。在人际沟通过程中，作为信息载体的语言不仅作用于人的感官，更作用于人的心灵。言为心声，境随情动，语言交流的过程也是情感交流的过程。具体到护理工作实践中，护士的语言不仅是专业信息的传递，更是职业情感的表露，传递着护士对患者的关注和关爱。沟通交流有技巧，技巧之上是理念，理念之上是情感，人际沟通的技巧与沟通中双方的情感体验及心理关系密不可分。护士只有在沟通中注入职业情感，才能有效地发挥交谈技巧的作用。因此，情感的投入和体验是沟通有效性的重要因素，没有情感就没有真正意义上的沟通。

3. 真实性原则　真诚地表达真实的信息，不仅能让双方在沟通过程中保持平静、踏实，更会把沟通者的态度、想法、体验准确地传递给对方，也能使对方清楚地知道信息所表达的真实意思。

人际沟通的真实性，首先是信息的真实。事实是沟通中最具有说服力的武器之一，是树立可信度的必要前提。在缺乏事实的情况下，个人动机更容易遭到猜疑。因此，让沟通聚焦的最好方式，就是呈现具体事实，引导人们迅速将注意力放在中心议题上，减少不当的臆测。其次是沟通态度的真实与真诚。真实意味着可信；真诚意味着没有欺骗，这是一份关系可以真正信赖和亲近的安全基石。而没有安全感的沟通交往是难以有效推进的。只有抱着真诚的态度，以真实的自我与人沟通，才能使对方有安全感，从而引起情感上的共鸣。一旦缺乏信任感，会加重彼此的防御心，沟通时就会有所保留，甚至隐藏一些重要信息，降低沟通的有效性。相反，互信会让双方在沟通时打开心扉，坦诚说出自己的需求与考虑，并且提高合作意愿，共同解决问题。最后，真实的沟通意味着沟通者愿意放下自己的立场、预设和偏见，对沟通过程和双方都保持开放，真诚地努力理解对方的语言背后想要传达的真正信息，越过话语、文字和情绪看到对方真正的需求和渴望。

4. 通俗性原则　通俗性是指沟通中，使用简单易懂的词汇和语句，使对方能够轻松理解沟通者所表达的信息。通俗易懂的语言通常具有口语化、个性化、规范化和形象化的特点，能深入浅出地表达沟通内容，具有社会通用性。人际沟通中，通俗意味着放下身架，愿意把晦涩、难懂的专业术语，用一般性、易懂的、被人们喜闻乐见的方式表达和传递出来。使用通俗易懂的语言，对于有效沟通非常重要，其益处有两方面，一是提高沟通效率，使用简单易懂的语言可使对方更容易理解沟通者所传递的意思，从而减少沟通的误解和时间；二是增强说服力，沟通中，过度使用专业术语和复杂语言会增加理解难度，人们很难被自己所不懂、不理解的内容说服。越是朴实的东西越能打动人。因此，沟通时，要心中有听者，意识到所说之言是讲给对方听的，尽量使用浅显、平易、朴实的语言，少用专业术语。沟通语言需"上口""入耳"。

5. 简明性原则　语言的简明性，是指简洁、明确，用尽可能少的语言来承载尽可能多的信息，并取得最佳沟通效果。"简"即"简洁而无冗余"，是对语言文字数量上的要求；"明"即"明确而无歧义"，是对信息表达效果的要求。简明的本质要求是用最经济的语言传达出最丰富的信息，达到最高的准确性和可理解性，实现沟通效果的最佳化。在人际沟通中，首先简洁明确是沟通者自信心的体现，简洁的语言往往更具确定性力量；其次，简明还代表一种洞察事物本质的能力；再次，简明也是沟通者抽象能力、概括能力的体现；最后，说话简洁明确不仅是一种技巧和能力，也是一种责任和义务，即尊重对方的时间和投入，是对高效解决问题的承诺。

保持简洁沟通的方法有：①去次留主，即沟通时每一句话都要围绕既定中心，抓住要点，不要节外生枝。所谓"简明扼要"，只有扼住"要"，才能做到简明。②避免含糊，消除歧义。③删繁就简，即防止重复，删除多余。④避免使用口头禅，不滥用术语。⑤多佐以手势和表情，以增加表达的准确性和生动性、丰富性。

🄴 **微视频** 有效沟通

二、护士有效沟通的基本形式和常用技巧

（一）语言沟通

1. 语言沟通在临床工作中的应用 语言是人类特有的一种符号体系，是人类文明的重要标志，也是传递信息的第一载体。语言沟通直接、迅速、灵活、丰富、传神，是其他沟通方式所无法替代的。护理工作时刻离不开语言沟通，如患者的入院介绍、健康教育、护理操作、心理护理、出院宣教等都依托于语言沟通。常言道"良言一句三冬暖，恶语伤人六月寒"，护士的良好语言沟通能力和修养不仅有利于诊疗的顺利进行，促进患者健康，还可以通过沟通与患者建立良好的护患关系，提升患者的满意度。因此，对于护士而言，语言沟通技巧是重要的专业基本功。

2. 护士语言沟通的基本形式

（1）书面语沟通：是借助于书面文字进行的沟通，如各种文件、书信、电子邮件、传真、手机短信等。书面语沟通是人际沟通中较为正式的方式，信息发出者可以对发出的信息反复核对、修改，接受者也可以反复推敲、琢磨后再给予反馈。因此，书面语沟通不受时空限制、传递信息较准确且信息可长期储存，但书面语沟通不如口语沟通及时、简便，接受者的反馈也较慢。

医院的书面语沟通很多，如各类医疗文书、宣传手册等，包括入院须知、医院简介、专科介绍、医师介绍、疾病知识与健康教育、收费标准、手术知情同意书等。这类文字内容针对性强，护士在进行口语沟通的同时可以利用这些资源，提高沟通效率。

此外，书面语沟通还适合不能或不适合进行口语沟通的患者，如聋哑患者、失语症患者、气管切开患者等。在新冠疫情期间，火神山医院的护士就制作了《新冠护患沟通手册》，通过超萌的卡通图片和贴心的问题与危重症患者进行沟通，方便患者准确及时地表达自己的需求，充分体现了护理的人文关怀精神。

（2）口语沟通：是人们利用有声语言系统，通过口述和听觉来实现的，是最常用的沟通形式，如面谈、小组讨论、演讲、电话、网络会议，也包括电视、电影、广播、微视频等。口语沟通的优点是信息传递速度快、内容多、效果好，特别是沟通双方可以及时反馈。但口语沟通也存在着一定的局限性，如沟通过程和效果受时空条件的限制、信息不易存储等。

护理工作中最重要的口语沟通方式是交谈。护士需要通过交谈去采集病史、收集资料、核

对信息、进行健康教育、介绍操作目的及注意事项、实施心理护理等。在口语沟通中，护士恰当地运用沟通技巧，对于促进有效沟通进行起着极其重要的作用。

3. 护士语言沟通的常用技巧

（1）提问：是收集信息和核实信息的重要手段，提问还可以围绕主题引导沟通不断向纵深持续进行，以获取更多的有关信息。有效的提问可以让护士获得更完整、更准确的信息。临床工作中常用的提问方式有开放式和封闭式提问。

1）开放式提问：又称敞口式提问或无方向提问，问题答案没有范围限制，鼓励对方自由回答，不限回答的内容和方式，如"您最近感觉怎么样""上次的治疗效果如何"等。开放式提问的优点是可以获得更多、更真实的资料，尤其是患者的感受方面；有利于患者敞开心扉，发泄和表达情感，利于进一步沟通。其缺点是沟通的时间较长，且容易偏离主题。

2）封闭式提问：又称限制性提问或方向性提问，是一种回答者的应答受到限制的提问方式。回答者回答的选择性很小，甚至可以通过简单的"是"或"否"，"有"或"无"回答，如"您今天有没有按时服药？""是否有头痛？"封闭式提问的优点是回答者可以直接、明确、清晰地做出回答，提问者能够在短时间内获得最需要的、最有价值的信息，有利于节省时间。护患沟通中，封闭式提问可以让护士快速获取针对性资料。但由于回答空间受限，提问范围外的其他信息可能会被遗漏；患者不能对自己的想法进行解释，不能释放情感，不利于深入沟通。

提问时应该注意的问题：①聚焦沟通目的：提问应该围绕沟通目的循序渐进开展，切勿偏离主题。②提问要温暖亲切：在询问中，不能为了提问而提问，语气要亲切温暖，让患者感受到护士的人文关爱。③避免连续提问：给予患者思考的时间，也避免连续提问给患者咄咄逼人的感觉。④避免引导性提问：如在采集病史时，提问患者"有胸痛吗""有心悸吗"等。⑤开放式和封闭式提问组合使用：通过开放式提问让患者陈述有关信息，再使用封闭式提问补充了解一些细节。

（2）核实：是指交谈者在沟通过程中，为了证实自己的理解是否准确而采取的沟通技巧。核实是一种反馈机制，借此可以对所获得的信息进一步核实，以确定信息的准确性；还可以让对方知道自己正在认真倾听，并且理解所沟通的内容。核实主要包括4种方式，即重述、改述、澄清、归纳总结。

1）重述：即重复，指沟通中倾听者对讲述者话语的复述。重述表示倾听者认同对方的观点，让对方感觉自己的叙述已经生效，可加强对方继续诉说的信心。重述是一种不加任何判断的重复，在护患沟通中，护士适宜地重复患者的话语，可以让患者有被尊重和被认同的感觉，愿意与护士进一步沟通。例如：

患者："我昨天晚上失眠了，睡不着……"

护士："您昨晚没睡着。"

患者："是的……"

2）改述：即意译，是把对方的话用不同的说法表述出来，但意思不变，或是将对方的言外之意说出来。例如：

患者："我感觉我的身体在发抖。"

护士："您觉得冷。"

患者："是的……"

3）澄清：是对模棱两可、含糊不清或不完整的陈述提出疑问，以获得更加具体、明确的资料。可以用以下的话语来引导："我还不明白，您告诉我的是……""刚刚您说的内容，我的理解是……"在护患沟通中，对于一些表示数量的词常常需要进一步澄清，如患者说自己头痛有一段时间了，护士需要通过澄清进一步确定头痛的时间，是几个小时还是几天。澄清可以帮助双方弄清最重要的问题是什么，提高信息的准确性。

4）归纳总结：就是用简单、概括的描述将对方的主要意思表达出来，以核实自己的理解。归纳总结亦可以表明对方所要表达的内容，可进一步沟通。在护患沟通中，归纳总结可以让护士获取关键信息，也可帮患者明确自身的主要问题。例如：

患者："26周产检的时候，医生发现我血糖高，随后一直指导我控制饮食，加强运动。我严格按照医生的要求，吃东西一直很控制，不敢大吃大喝，每天都要扎手指监测血糖情况。可为什么我现在还是因为羊水过多需要剖宫产？宝宝还没有到预产期啊，提前剖宫产会不会对他有什么影响？我看网上很多网友说，没到预产期的宝宝还没有发育好，出来就需要进保温箱。"

护士："您被确诊为妊娠期糖尿病，一直遵医嘱控制血糖，但现在因为羊水过多需要剖宫产，您是担心剖宫产会影响宝宝的健康，对吗？"

（3）回应：是指在交谈过程中信息接收者对发出者谈话内容的反应。在交谈中，如果信息接收者只是被动地听，可能会让对方觉得你对他的谈话内容不感兴趣，对彼此的交流不够积极。在护患交流中，护士要给予患者及时的反馈，并提出一些问题。可以通过点头等身体语言表示收到了信息，鼓励对方继续说下去；也可以用语言，如"嗯""是这样呀，还有什么""您继续说，我听着呢"等鼓励对方继续讲述。

（4）应答：是对患者提出的问题作出回答。临床上，护士与患者接触较多，经常会被问及很多问题，如"护士，我这个点滴速度可以调快一点吗？""护士，这些检查我上次住院已经做过了，这次就不用做了吧？""护士，我什么时候可以出院？""护士，做完手术我就可以恢复到以前的状态了吧？"某些不够合理的答复，如"不知道，你去问医生吧""这个问题谁能给你答案啊"等，不但会影响护士的专业形象，还会导致护患矛盾，甚至引发护患纠纷。对于患者不同类型的问题，护士可以采取不同的应答技巧。以下分为四类介绍。

1）健康知识类问题：是指患者对于饮食、操作、用药、康复训练等方面的注意事项问题，如"护士，我应该如何控制血糖？""护士，我今天运动时感到心跳加快，我还能继续做下去吗？"对于知识性问题，可结合专业知识直接回答，回答中尽量减少医学术语的使用，让答案通俗易懂。

2）诊疗、预后类问题：是指关于患者病情、治疗、预后类的问题，如"护士，做完手术我就可以恢复到以前的状态了吧？""护士，治疗的成功率有多高啊？"对于这类不确定的问题，护士需要避免直接回答。直接、确定的答案如"放心吧，手术后你就跟之前一样了""治疗的效果很好的，100%呢"，这样回答容易导致医疗纠纷的发生。在回答时，护士可以采用模糊的方法或者是不直接回答，如"我们之前手术的成功率都很高，绝大多数人都恢复到了之前的状态，但也有个体差异性。""我们这里有很多专业人员，他们会根据您的具体情况为您选择最适合您的治疗方案。"同时，还需要与其他医护人员做好沟通，保证回答的一致性，不能给患者确定的承诺。

3）质疑、不满类问题：这类问题是指患者对于治疗方案、费用、治疗效果、态度等方面存在疑惑或者不满，如"护士，这些检查我上次住院已经做过了，这次就不用做了吧？""护士，这药我都吃了好久了，怎么一点效果都没有？"对于此类问题，护士首先应与患者进行核实，然后根据实际情况，结合专业知识向患者解释并说明。

4）不会回答类问题：对于自己确实不会回答的问题，护士可以坦诚告诉患者"这个问题我不是很清楚，您等我先确定一下，随后答复您"；或是引导患者找到合适的人进行解答。同时，护士需要向患者表示歉意，如"很抱歉没能给您满意的答复，希望您能谅解"。

（5）共情：是指设身处地站在对方的立场，正确理解对方的感受，不加任何评价地将这种理解传达给对方。共情不同于同情，同情是面对他人的困境时，对他人的关心和怜悯，是自我情感的表露；而共情是从对方的角度去感受和理解对方的感情，是分享他人的感情而不是表达自己的感情。在护患沟通中，应用共情的沟通技巧，可以帮助我们更好地理解患者的情感和需求，让患者感到被尊重、被接纳、被理解，有利于护患沟通的深入、护患关系的建立。在使用共情时，需要注意以下三点。

1）换位思考：设身处地站在对方的角度，体验其内心感受，最大限度地理解并体谅对方。

2）主动倾听：认真、专注地倾听对方的讲述，仔细观察对方的非语言信息，如动作、表情、语气等，及时给予反馈。

3）表达尊重：尊重和接纳对方的选择，善于理解对方的观点和行为，不评判不说服，不将自己的观点强加于人。

（6）安慰："有时去治愈，常常去帮助，总是去安慰"这是护士工作最贴切的描述。安慰在临床护理工作中不可或缺，是护士常用的心理护理手段，也是护士人文关怀的体现。安慰可以减轻患者痛苦，让其感到温暖体贴，树立战胜疾病的信心。护士在实施安慰的过程中，常用的形式有以下两种。

1）常规性安慰：这种安慰不带有明确目的，多为一般性的支持或鼓励，常出现在日常医疗实践中。例如，护士对住院患者说："您好，我是您的责任护士，住院期间您有任何问题都可以找我。这是呼叫铃，有需要您随时按铃，我们护士都在您身边。"

2）针对性安慰：这类安慰多具有指向性和目的性，不仅仅是一般性的支持，而是针对具体情况给予安慰。例如，护士对慢性病患者说："您这个病，只要合理用药、坚持锻炼，治疗效果是很好的，不会对您的生活造成太大影响。"针对性安慰旨在帮助患者树立战胜疾病的信心，使用时需注意：①最佳时机：患者的情绪有波动性，应待患者情绪稳定后再给予安慰，效果更佳；②因人而异：在安慰患者前，需要先对患者有一定的了解，明白其"痛处"再给予安慰；③共情心态：站在患者的角度思考，去体验其内心世界，这样的安慰可以让患者感到被理解、被接纳。

（7）沉默：是一种特殊的语言交流，是指沟通中倾听者对讲话者的沟通在一定时间内不做语言回应的一种交谈技巧。沉默既可以表达接受、关注和同情，也可以表达委婉的否认和拒绝。在护患沟通中，适当应用沉默技巧，可以给患者思考的时间，提供倾诉的机会，也可以给护士提供观察、思考的时间。尤其是当患者情绪激动或是不愿意回答某些问题时，沉默可以让患者感觉被尊重和被支持，如"如果您现在不想说，可以不说，我在这里陪您一会"。但使用沉默技巧时应避免沉默时间太长，以免沟通中断。

（二）非语言沟通

1. 非语言沟通在护理工作中的应用 "眉眼唇鼻载情意，举手投足皆语言"，非语言沟通的形式丰富多彩，可伴随语言沟通同时进行，也可独立于语言沟通单独进行，它可以用于补充、替代或反对语言沟通所传递的信息。资料表明，在面对面的沟通过程中，65% 的信息和情感是通过非语言沟通来传达的。

非语言信息有时会表露出个人内心的真实感受。例如，即将要做手术的患者告诉你"我不紧张"，但其神情慌乱，两手互搓，不知所措。这时候，我们更相信非语言形式所传递出来的信息。非语言沟通有以下 4 个特点。

（1）持续性：无论是否处于沟通情景中，非语言沟通一直在发生。我们的仪表、身体姿势、举止、面部表情都在传递信息。护士的仪表、举止、风度都会影响患者对我们的"第一印象"，进而影响患者对护士的信任及护患关系。

（2）情境性：在不同的情境中，相同的非语言符号所表达的含义也有可能不同。颤抖的手可能是因为脑部疾病引起的临床症状，也可能是紧张，还可能是因为寒冷而发抖。因此，在沟通过程中，需要结合当时的情景和其他沟通行为，来正确理解对方的非语言符号所传递的信息。

（3）文化性：与语言沟通一样，不同文化的非语言符号所表达的意思也不相同，手势和身体姿势在不同文化中的含义可能是完全不同的。例如，通常来说，点头表示同意、摇头表示不同意，但对于某些外国族群，却恰恰相反；竖起大拇指的手势在我国、美国等国家中代表的是"干得漂亮"，德国指的是数字 1，日本指的是数字 5。此外，在不同的文化背景下，肢体接触、空间距离这些非语言符号也存在差异性。临床沟通中，需要注意患者的文化背景及其对非语言符号的理解，避免造成沟通误解。

（4）可信性：相比语言沟通，非语言沟通更加能够传递信息的真实含义。语言沟通是经过大脑加工后所传递出来，不一定能够表露一个人真实的想法。而非语言行为往往是无意识的，如人在困倦的时候打哈欠、想睡觉的时候揉眼睛、难受的时候皱眉头。因此，非语言行为的可信性更高，传递的信息也更真实。

护患关系是一种临时性的关系，护士与患者接触的时间短，患者在沟通中可能会存在保留或是表达不全的情况。此外，婴幼儿、昏迷患者、使用呼吸机的特殊患者更难以通过语言来表达需求。护士要通过观察，结合患者的非语言信号，正确理解患者所要表达的真实意愿。例如，饥饿的婴儿会一边啼哭一边转头表示在寻找奶头，使用呼吸机的患者会用手指唇表示口干。

另外，护士的一举一动、一颦一笑也会被患者看作传递信息和情感的途径。例如，护士在为患者处理排泄物时皱了一下眉头，患者会感到被厌弃；动作轻柔的护士会让患者感到温暖。因此，在临床工作中，我们需要留意并恰当使用非语言沟通。

2. 非语言沟通的基本形式

（1）身体语言：身体语言又称身势语，是非语言沟通中最重要的形式，包括目光、表情、动作、姿势等。沟通中人们可以通过身体语言来表达感情、传递信息，护患沟通中身势语也发挥着不可低估的作用。身势语主要有以下 4 种。

1）身体动作：是通过肢体动作来表达情感、传递信息的沟通方式，在各种非语言沟通中最容易被发现。护士走路轻、关门轻、操作轻这些基本动作都体现了护士的职业情感及对患者的关怀照顾。

2）表情：面部表情可以传递多种信息。心理学家艾克曼（Paul Ekman，1934—）指出，从面部表情可以辨别出几种基本情绪，分别是快乐、悲伤、愤怒、恐惧、厌恶和惊讶，这些基本情绪是人类所共有的，而且不同文化背景的人们都会表现出相似的面部表情。在人们的各种面部表情中，微笑和目光袒露的信息最多，也是护士最需要掌握的沟通技巧。

3）姿势：身体姿势可以反映态度、传递信息。中华民族礼仪中，讲究"站如松、坐如钟、卧如弓"，坐立行走的姿势能展示一个人的精神面貌，也能展示对他人的态度。在护患沟通中，患者可以通过护士的站、坐、走等动作行为形成对护士的初步印象。

4）手势：手势可以传递丰富多彩的信息。古罗马哲学家西塞罗曾说过："一切的心理活动都伴随着指手画脚等动作，双目传神的面部表情特别丰富，手势恰如人体的一种语言，这种语言连最野蛮的人都能理解。"手势可以作为语言沟通的补充，也可以表达传递感情、态度，还可以体现性格特点。"心有所思，手有所指"，合适的手势可以带来良好的效果。常见的手势种类有：①指示手势：用手势来表示具体的信息，特定的含义。这些手势在不同的文化中其含义大多相同，如借着手势说"你""我""这边走"等。护士在指导糖尿病患者使用胰岛素笔时，可以通过手势告知患者注射的部位。还有一些是特定场合、特殊情景下使用的手势，如聋哑人的手语、交通指挥、合唱队指挥、体育裁判等，这些特定的手势在语言沟通不畅时可以作为很好的补充。②模拟手势：用手势来描述事物的形状特点等，让对方对自己所描述的事物有初步的印象。例如，护士在为患者进行健康教育时，可以通过手势比画出食物的大小，让患者对摄入的食物量有更加形象的认识。③情意手势：用手势来表达感情，是人内在情感的自然流露。比如高兴时的拍手称快，悲痛时的捶胸而泣，愤怒时的双手握拳，为难时的双手互搓。情意手势可以渲染气氛，有助于情感的表达，很容易给人留下深刻的印象。④象征手势：用手势来表示抽象的意念，用得准确恰当可以引起对方的联想，如常用的表达胜利的"V"手势，表达停止的"T"手势，表达允许的"OK"手势等。⑤习惯手势：在下意识状态时产生的含义不太明确的手势，每个人都有自己特有的手势，在说话的时候会不自觉地表现出来。这种手势的含义不明确，随着说话内容的变化而变化。在沟通中，我们需要留意自己的习惯手势，避免因为手势不当而影响沟通的效果。

（2）界域语：界域语的概念由人类学家霍尔（Edward Twitchell Hall Jr，1914—2009）提出，是指沟通者双方之间的空间距离所传递的信息，界域语也称个人空间、人际距离等，它们都会传递信息，影响沟通效果。

1）个人空间：每个人都具有一个心理上的个人空间，就像一个无形、可变的气泡，气泡大小会因为个人成长环境、身边的人以及所处的环境不同而不同。当个人空间被他人所侵犯时，个人会感受威胁，会有焦虑和失控感。患者处于陌生、公共的医疗环境中，且需要接受多种诊查和治疗，其个人空间和私密性都会受到影响。护士可以采取一系列的措施来保护患者的个人空间，如进行私密操作时，关好门窗、拉上床帘、随时遮挡，保护患者的隐私，允许患者在个人领域拥有一定的控制权，如床边物品的摆放等。

2）人际距离：是指人际交往中沟通双方的距离。霍尔根据人们之间的亲密关系，划分出4种人际距离：①亲密距离（0.5 m以内）：存在于有亲密关系的人之间，如夫妻、恋人、父母与子女之间。在这样的距离里，可以感受到对方的气味、呼吸，甚至体温。护患交往中，亲密距离多见于护士为患者进行操作时，在操作前需要向患者说明情况，以免患者觉得被侵犯。②个人距离（0.5~1.2 m）：存在于熟人、朋友、同事之间，这种距离既能体现友好而亲切的氛围，又有一定的分寸感。护患沟通中，护士与患者之间的交谈多是采用这种距离。③社交距离（1.3~3.5 m）：存在于个人的社会交谈或商务谈判中，这种距离交谈的双方一般不是私人性的关系，而是公开的。护患沟通中，对于异性或敏感患者，可以采取这种距离，以减轻对方的紧张情绪。④公众距离（3.5 m以上）：存在于公众场合，如演讲、授课等。一般情况下，公众距离不适合交谈沟通。

现实生活中，以上的距离范围并不固定，受沟通双方文化背景、沟通场合、沟通内容、相互关系等因素影响。护患沟通中，应了解对方的文化背景、性格特点等，恰当地选择合适的界域语，为患者提供一个舒适的沟通环境，达到良好的护患沟通效果。

（3）副语言：广义的副语言是指伴随语言沟通同时进行或单独进行的一些非语言沟通，包括身势语、界域语、体触语等；而狭义的副语言是语言沟通中声音的使用，包括语速、节奏、音量、音调等。副语言符号在交际中可以传递信息、表达感情、反映个性等，也是一种非常重要的非语言沟通形式。相同的一句话，当语音、语调等发生变化时，其所表达的含义完全不同。比如一句简单的口头语"真棒"，当语调较低、语气肯定时，"真棒"表达的是由衷的赞赏；而当语调升高、语气先抑后扬时，"真棒"表达的是讥讽和幸灾乐祸。

1）音量：俗话说"有理不在声高"，语言的威慑力和影响力并不是靠音量的大小来体现，适当的音量可以显示个体的修养及自我控制能力。如果音量过大，会给人咄咄逼人的感觉，让对方感到被挑衅或被威胁；而音量过小，会导致对方听不清，影响信息的传递。在临床工作中，护士需要注意控制自己的音量，既能让对方听清，又能体现出自身的修养和素质。

2）语气：可以反映说话者当时的内心世界、情感和态度。合适的语气可以让沟通更加顺畅，避免误会和冲突的发生。例如，在护患沟通中，亲切的语气可以帮助护士拉近与患者之间的距离，进而沟通会更加轻松、顺利；在介绍病情时，使用客观的语气可以让患者感受到护士的专业。

3）语速：由于听话者感知的速度较语言传播的速度慢，因此说话不可太快，太多的语言信息会使沟通对方难以理解和领会。同时，在感知过快过多的语言信息时，听话者注意力必须高度集中，全神贯注，容易产生疲劳和厌倦，甚至不愿意继续听。相反，语速过慢，会使说话的过程拉得太长，提不起对方的兴趣，也不利于沟通的进行。在沟通中，我们需要结合患者的语言习惯和沟通的内容、情境，合理调整语速，快慢结合，交替使用。

4）节奏：是指说话时由于不断发音与停顿而形成的强弱有序和周期性变化，不注意说话的节奏，会导致说话单调乏味。在护患沟通中，护士可以通过节奏的技巧来让沟通更加顺利。例如，健康教育时，说到重点内容，护士可以通过重音和停顿来引起患者的注意，还可以通过停顿来观察患者的反应，判断患者是否理解刚刚说到的内容。

（4）装饰性符号系统：包括服饰、颜色、气味等。

1）服饰：在人际沟通中，着装、饰品也可以传递很多信息。服饰可以反映一个人的审美情趣、文化修养以及身份、地位、经济水平、生活习惯等，还可以反映一个人对他人及社会的态度。通常，穿着整齐端庄的人多是严肃、深沉的，穿着时髦新颖的人多是活泼、开朗的，衣冠不整、不修边幅的人多是不拘小节或潦倒的。服饰这种静态无声的语言在交际过程中传递着重要的信息。护理工作中，护士穿着得体、规范，不仅可以为患者带来视觉上的美感，同时也可以彰显护理的可信性和专业性，更是对患者和专业的尊重。

2）颜色：由于色彩独特的视觉效果，人们在看到不同的颜色时会产生不同的情绪和情感。暖色系的颜色，如红、橙、黄等，会给人温暖的感觉；冷色系的颜色，如绿、白、紫等，会让人产生宁静的感觉。护士服最常见的白色，可以给人平和、沉稳的感觉；浅粉色使人容易联想到温馨和亲切，常用于产科、儿科病房；绿色象征生命活力和希望，常用于手术室。

3）气味：在人际沟通中，气味也会引起人们不同的情绪反应，并产生联想或想象。

3. 护士非语言沟通的常用技巧

（1）倾听：良好的倾听是有效沟通的基础。倾听是指沟通者全神贯注地接受和感受交谈对象所发出的各种信息（包括语言和非语言信息），结合对信息的全面理解，做出积极反应的过程。一名善于倾听的护士，在整个倾听的过程中，应注意控制好倾听的神态，及时核对倾听的内容，适时给予反馈。①完整倾听，体察语意。在倾听的过程中，不仅要关注语言信息，同时还需要关注对方的非语言信息，善于理解其言外之意、弦外之音，了解对方的真实想法。②专注倾听，适时反馈。全神贯注地倾听需要语言及非语言的共同参与。在倾听的过程中，面向对方、保持合适的距离、适当的目光接触、点头回应等非语言沟通是十分重要的。此外，适时适度的反馈、鼓励式回应、不打断对方的诉说、排除外界干扰因素也是倾听过程需要注意的。倾听不仅仅是吸收对方言语中所传递的信息，更需要关注对方的感受及情绪，让对方感受到接纳、信任与尊重，为后续的沟通做好铺垫。③准确倾听，及时核对。为了减少沟通误会，在倾听中还需要注意"核实"的适时适度使用。核实可以帮助沟通双方了解自己对所听内容的理解是否正确。核实中不要随意打断患者的谈话，可以适时适度地提问，但不可妄加评价和争论，不要急于作出判断，要耐心地将患者的讲话听完整，以便全面掌握完整情况。

（2）微笑与目光：也是重要的沟通技巧。

1）微笑：是人类最基本、最自然的表情之一，是人际沟通中美好而无声的语言，它可以跨越语言和文化的障碍，传递美好、善意和关爱。在护患沟通中，护士的微笑应做到真诚、自然，用发自内心的微笑去温暖、接纳对方，建立良好的护患关系。此外，护士的微笑需要做到适时、适度，在不同的情境下表现出不同的微笑，避免由于假笑、不合适的微笑而造成误会，进而引发护患矛盾。

2）目光：眼睛是心灵的窗户。在人际沟通中，目光可以提供信息、调节互动、告诫批评、启发引导、表达关系。在为患者实施护理的过程中，护士应有不同的目光语言，对手术后的患者投以关切、询问的目光，对年老体弱的患者投以关爱的目光，对进行功能训练的患者投以鼓励的目光，对不配合治疗、依从性差的患者投以责备、批评的目光。此时，虽然没有语言行为，但患者可以从护士的目光中得到鼓励、感到愉快或是产生内疚。同样，患者对护士赞许的目光，也可以让护士感到欣慰，认可自身工作的价值。

在目光沟通中，需要注意以下几点：①注视的角度：护士应平视患者，以表达对患者的尊重和平等。在与儿童或坐轮椅的患者交谈时，护士可以采取蹲式、半蹲式或坐式以保证可以与患者平视。②注视的时间：在与患者沟通中，与患者目光接触的时间应控制在全程的30%~60%，对于异性患者，需要避免长时间的目光接触，每次对视时间不要超过10秒。在为患者进行操作时，也需要"忙里偷闲"与患者进行目光接触，否则患者会觉得护士心不在焉或是冷漠无情。③注视的部位：以两眼为上限，唇心为下顶角所形成的三角区域是人们在社交场合中常用的凝视区域。

（3）体触：是指通过身体间的接触、抚摸等动作来传递或交流信息的一种非语言沟通形式。体触在临床人际交往中有着非常重要的作用，最具代表性的有袋鼠式护理（kangaroo mother care，KMC）。袋鼠式护理是指早产儿的母（父）亲，以类似袋鼠、无尾熊等有袋动物照顾幼儿的方式，将早产儿直立式地贴在母（父）亲的胸口，提供婴儿所需的温暖及安全感。袋鼠式护理可以有效降低早产儿的死亡率、促进其生长发育，同时还可缓解母亲的负面情绪、增进亲子关系。由此可见，人与人之间的触摸可以满足人类的原始需求。

体触包括抚摸、握手、拥抱、搀扶、依偎等形式。在人际交往中，体触可以表达出对对方的关心、理解、支持、鼓励、安慰等。在医护工作中，身体接触本就是工作的一部分，体触在护理工作中应用包括：

1）评估和诊断护理问题：护士常常需要采用触摸来对患者的健康状况进行评估，如触诊、测量血压等。

2）进行护理操作：很多护理操作，如静脉输液、清洁护理、测量生命体征、婴儿抚触等都依赖护士与患者的接触，体触是完成护理操作的基础。

3）提供心理支持：在护患沟通中，体触是一种非常重要的心理支持，可以表达护士对患者的关心、理解和支持；可以根据沟通情景、沟通对象的特点采用适宜的体触方式向患者传递"我在你身边""你不用害怕""有我陪着你"等信息，以减轻患者的恐惧和焦虑，建立护患之间的信任关系。

4）辅助治疗：抚触治疗可以激活人体免疫系统，增强免疫力，调节内啡肽、皮质醇等激素分泌，增加神经纤维的传导，缓解疼痛和皮肤瘙痒，还可以抑制交感神经兴奋，促进副交感神经兴奋，调节因刺激源所致的血压升高、焦虑抑郁等不适症状。目前，抚触疗法已应用于肿瘤护理、老年护理、围手术期护理等多个临床领域，起到了一定的保健和辅助治疗作用。

5）体触语的注意事项：体触的使用需要沟通双方对身体接触所显示的信息理解一致，才能发挥应有的作用，否则很容易造成反感或误会。护士在使用体触语时需要注意：①要根据沟通情景选择体触的方式。只有与具体的沟通情景相协调的体触才能起到良好的沟通效果，例如在分娩、疼痛、临终关怀时，抚触就可以起到良好的效果。②要根据沟通对象的特点选择体触的方式。在进行体触沟通时，需要关注沟通对象的年龄、性别、文化程度、情绪状态等。如在我国传统文化的影响下，对于年轻异性，护士在进行体触沟通时应当谨慎，避免引起误会。③要根据双方关系选择体触的方式。只有当沟通双方的关系达到一定程度后才采用体触的沟通方式。护患沟通中，护士需要注意自己与患者的关系，采取合适的体触方式，避免患者产生被侵犯、不舒服的感觉。④要根据文化背景选择体触的方式。不同文化对于体触的理解和接受程度是不一样的。如西方人们会通过拥抱、亲吻等方式表达友好，而我国主要是采用握手的方式表示友好；东南亚一带，不论大人还是小孩都不允许别人随便触摸头部，他们认为触摸头部会给他们带来晦气。

总之，在运用身体接触时，我们需要综合考虑性别、年龄因素，还要根据社会文化背景、关系亲疏、情景等诸多因素，选择合适的体触方式。

第三节　沟通能力的培养与评价

沟通能力作为护士的核心能力之一，在提高护理质量、促进患者健康、增进护患关系、解决护患纠纷中都发挥着重要作用。

一、沟通能力概述

沟通能力（communication competence）是指顺利而有效完成沟通这项活动所必需的心理特质。护患沟通能力是护士运用各种沟通技巧（包括语言及非语言），与患者及其家属之间进行信息及情感交流，帮助患者和家属理解、配合护理工作，促进患者疾病康复或病情缓解的一种能力。

二、护士沟通能力的培养

护士沟通能力具有岗位的特殊性，需要护士职业情感、专业知识及技能的支持，在培养沟通能力的同时还需要加强人文素质教育，树立以人为本的沟通理念，提高护患沟通效果。

（一）加强人文素质教育

人文素质教育不仅仅是人文知识的灌输，更是将人文学科中内含的价值、人文精神向个体身心的内化。人类优秀的文化成果通过知识传授、环境熏陶及自身实践，可以内化为气质、修养、人格，成为人相对稳定的内在品质。人文素质教育可以帮助护士树立尊重、关怀他人的意识，养成人文关怀习惯，进而提高护患沟通效果。

（二）设置沟通课程和专业培训

学校和医院均可设置沟通有关的课程和培训，注重培养学生的沟通能力，同时还应与人文社科课程相结合，加强人文素质教育，树立以人为本的沟通理念，增进护患沟通效果。

1. 制定教学目标　沟通课程及培训旨在通过学习让护士掌握沟通理论知识，提高护士与患者沟通的策略、技术和艺术等，建立良好的护患关系，以高质量沟通助力患者康复。

2. 设计教学内容　沟通课程的内容包括沟通理论知识、沟通形式、沟通技能、沟通模式、特殊情境下的沟通技巧、沟通实践等内容，还包括人文素质内容，如人文关怀、文化及文化差异、人际关系、心理素质等。具体的教学内容可根据教学对象的特点进行针对性选择。

3. 创新教学方法

（1）叙事教育法：叙事是叙述者将自己的经历、故事进行讲述，从自己的主观视角，带着自己的看法和理解、情绪和情感讲述故事。在沟通的课程和培训中，可以通过沟通相关故事分享、重塑来发掘内隐于沟通故事背后的意义、思想等，引发学生的共情和反思，进而提高沟通能力。

（2）情景模拟训练：情景模拟可以根据教学目标，灵活地设置场景和剧情，学生可进行角色扮演，也可作为观察者，让学生在扮演或观察的过程中体验、揣摩和讨论，关注哪些因素会对沟通结果产生影响，提高其沟通能力。

（3）以问题为基础的学习（problem based learning，PBL）：这是一种以学生为中心的小组讨论式教学方法，强调从问题着手，学生去探索知识，并运用知识分析和解决问题，激发学习动机。该教学法应用于沟通课程和培训中可以充分调动学生的主动性和积极性，引导学生思考及反思，可以提高学生的沟通能力。

（4）巴林特小组（Balint group）：让所有组员围成一个圈，形成一个封闭环，营造一种安全、和谐、温暖的环境以及被团体所需要的感觉。活动开始后由组员自行报告自身亲身经历的沟通事件并提出疑惑，其他小组成员假设自己是沟通事件中的患方并根据自身的感受进行反馈，案例提供者根据小组成员的反馈发现自身在沟通实践中的认知盲点，进而提高沟通能力。巴林特小组培训方法对于提高护理专业学生、新入职护士等的护患沟通能力均有显著效果。

（三）选择合适的沟通模式

1. 流程化沟通方式　流程化沟通方式简称CICARE，即接触（connect）—介绍（introduce）—沟通（communicate）—询问（ask）—回答（respond）—离开（exit）的英文首字母缩写，最早是由美国加州大学洛杉矶分校综合医院推行的一种以流程为导向的沟通方式，指导护士利用治疗、护理的时间，通过循序渐进、环环相扣的6个步骤与患者沟通。这种系统化、标准化的沟通方式简明扼要、便于操作，同时具有以人为本的内涵，可以迅速提高护士的沟通能力，实现更加高效和满意的沟通。我国学者对其进行汉化并修订，形成中文版"六步标准沟通流程"，即"一看、二引、三告知、四问、五答、六再见"。

2. SBAR沟通方式　SBAR沟通方式曾被用于美国海军核潜艇和航空业，在紧急情况下保证了信息的准确传递。它是一种以证据为基础的、标准的沟通方式，即situation（现状）、background（背景）、assessment（评估）、recommendation（建议）。在与患者的沟通中，分别从现状（患者的一般情况）、背景（患者的病情及护理要点）、评估（患者目前的生理、心理状况及问题和患者家属的要求）和建议（针对评估结果，提出相应的建议）4个方面来进行，保证沟通过程的完整性，减少因缺乏信息所带来的沟通不良事件。SBAR 沟通方式多用于病情汇报、护士交接班、患者转交和健康教育等方面。

3. **AIDET 沟通模式** AIDET 沟通模式最早由斯特德公司（Studer Group）创建，是美国医疗机构常用的一种针对医疗卫生保健专业人员的沟通框架，适用于护士、医生、技术人员、管理人员以及所有床旁及护理过程中与患者和家属接触的人员。AIDET 沟通模式包括 5 部分：①A（acknowledge），即问候：护士用热情、礼貌的态度接待患者，建立良好的护患关系；②I（introduce），即介绍：向患者介绍病区环境及制度，缓解患者陌生情绪，增强其信赖感和安全感；③D（duration），即过程，向患者介绍其将要接受的诊疗过程，减少焦虑和不安；④：E（explanation），即解释，为患者讲解疾病基础知识、操作目的和注意事项，以及住院期间可能出现的状况，以缓解其焦虑情绪并提前制定应对措施；⑤T（thank you），即感谢，感谢患者及家属在住院期间耐心配合，对患者遵医及感谢行为给予肯定，使其感到被重视和尊重。AIDET 沟通模式可以使护士及时掌握患者的需求，为患者提供更加全面和针对性的健康教育，促进患者康复。

4. **特殊病情的告知模型** 由于文化和个体的差异，每个患者对病情的知情要求也会不一样。我们可以通过一些特定的模型，将特殊的病情与患者进行沟通，如六步癌症告知模型。

六步癌症告知模型是基于巴克曼（Robert Buckman）医师的告知坏消息六步法进行修订，以癌症告知的操作步骤为架构，操作指导性强，容易掌握和推广。具体六步骤如下：①面谈前准备 S（setting up the interview）：安排隐私的环境，允许家属参加，营造较为轻松的气氛，避免面谈中受到干扰。②评估患者的感知 P（assessing the patient's perception）：在病情告知前，可采用开放性问题来了解患者对自己病情的认知情况，如"关于您的病，您知道多少呢？"③确认患者对信息的需求度 I（obtaining the patient's invitation）：通过引导性提问来判断患者对疾病的需求度，是否想知晓病情结果或治疗方案，如"对于病情及治疗方案，您想了解吗？"若患者不愿知晓细节，可与家属交流。④向患者提供知识和信息 K（giving knowledge and information to the patient）：通过评估患者对疾病的感知和态度，予以准确告知病情，并更正患者理解错误的信息。在告知之前，先暗示坏消息即将来临，减轻坏消息带给患者的冲击。如"不幸的是，我有一些坏消息要告诉你。"⑤以共情来应对患者的情绪 E（addressing the patient's emotions with empathic responses）：应对患者的情绪是癌症告知最困难的挑战之一，通过共情为患者提供情感支持。⑥策略和总结 S（strategy and summary）：制订诊疗计划。在讨论诊疗计划之前，应询问患者是否做好了充分的准备，有明确诊疗计划的患者，其焦虑和不确定感会更少，将更有信心战胜疾病。

5. **非暴力沟通** 非暴力沟通（nonviolent communication，NVC），由美国著名的心理学家卢森堡（Marshall Rosenberg，1934—2015）提出，以观察、感受、需要和请求为沟通的四要素，构建语言交流的桥梁。

观察是非暴力沟通的第一要素，强调客观描述所发生的事情，不加入任何评价、解释或者观点。例如，可以说"你今天没有进行康复训练"，而不是说"你今天没有进行康复训练，怎么这么不听话"。"非暴力沟通"提倡在特定时间和情境中进行观察，并清楚描述观察结果，例如"你在过去两天都没有按时服药"，而不是说"你是一个不守规矩的人"。

非暴力沟通的第二要素是感受，即感觉如何，如开心、满意、欣慰、担忧、难过、失望等。非暴力沟通强调区分感受和想法，表达自己的感受，不仅可以使对方更好地了解情绪状态，还可以促进双方的情感交流。当表达自己的感受时，需要避免使用攻击性的言辞，而是用中立、客观的语言来描述自己的情感。例如，可以说"你没有进行康复训练，让我有点担心你的身体"，而不是说"你没有进行康复训练，你对自己的健康也太不负责了"。

需要是非暴力沟通的第三要素，是指明确表达自己的需求。在护患沟通时，护士和患者双方都明确说出自己的需求，倾听对方的需求，护患沟通将进入良性局面。

请求是非暴力沟通的第四要素。请求是向对方提出具体而明确的要求，避免模糊、抽象或模棱两可的语言，说明要什么，而不是不要什么。例如，可以说："我希望你能完成今天的康复训练"，而不是抽象地说："我希望你对自己的健康负责"，或者用反向语言说"我不希望你觉得康复训练不重要"。

（四）通过实践提高沟通能力

从护生到护士，沟通能力需要在实践中不断产生、发展并完善。在护理技能训练中增设沟通内容，开展健康教育的义务活动，在见习、实习中真实感受护患沟通，通过这些实践不仅可以提高护士的人际沟通能力，还可以锻炼其解决问题和应用知识的能力。

（五）重视跨文化沟通

跨文化沟通的关键在于沟通的对象来自不同的文化背景。不同的文化有不同的价值观和沟通方式，因此需要了解不同文化的差异性。在临床实践中，护士常遇到来自不同文化的患者，培养跨文化沟通能力可以帮助护士更好地理解和尊重他人的文化背景，避免因文化差异而导致的误解和冲突。

三、护士沟通能力的评价

（一）沟通能力的评价方法

对于护士沟通能力的评价方法主要有 4 种：观察法、笔试法、模拟患者测试法和自我评价法。

1. 观察法　观察法是评价护士沟通能力时使用较多的一种方法，它是基于护士在临床工作的表现进行评价。观察法简单易行，但主观性强，难以确定严格统一的标准。

2. 笔试法　笔试法是通过纸笔考试对护士的沟通知识及应用进行考察。笔试法可以避免主观性，但所得的结果与护士实际的沟通能力相关性欠佳。

3. 模拟患者测试法　在护士进行角色扮演或对受过培训的标准患者进行沟通的过程中，对其沟通技能进行评价。此方法对护士的沟通能力评价较为客观，但耗时较长。

4. 自我评价法　由护士对自己的沟通能力进行评价，这种方法不仅可以达到沟通能力的测评作用，同时可以帮助护士了解自己的沟通现状及未来的改进方向。

（二）沟通能力常用的测评工具

沟通能力是一项综合多种技巧和途径而展现的能力，量表测评能从多个维度对沟通能力进行测量，这有利于了解护士沟通能力的现况，为其加强和提高沟通能力提供依据。

1. 国外护患沟通能力评价量表

（1）沟通行为量表：沟通行为量表由 Steyn 于 1999 年编制，该量表基于罗杰斯（Carl Rogers，1902—1987）的"患者为中心"理论，包括 6 个维度，即建立和谐关系、敏锐倾听、确定患者问题、共同参与、传递有效信息和验证感受，通过这些沟通行为的有无来判定沟通能力。量表共包括正反条目 25 对共 50 个条目。该量表可自评与他评相结合，但部分维度条目较少，且评价标准模糊，容易受评价者的主观影响。

（2）模拟患者访谈评定量表（simulated client interview rating scale, SCIRS）：该量表由

Arthur 于 1999 年编制，可用于测评护生在与模拟患者会谈过程中的临床沟通技能和访谈技巧，量表包括两部分，第一部分是沟通能力（16 个条目），主要反映护士以患者为中心的基本沟通技能，包括建立良好的关系、展示对患者尊敬的行为、确定患者改变的意愿 3 个维度；第二部分是访谈技能（23 个条目），反映护士访谈的基本技能。量表适用于与模拟患者沟通的情景中，由观察者进行评价。

（3）利物浦沟通能力评价量表（Liverpool communication skills assessment scale，LCSAS）：该量表由 Humphris 于 2001 年编制，包括基本沟通能力、尊重和共情、提问能力、给出信息能力 4 个维度，共 12 个条目。该量表为他评量表，评价者根据被评者沟通行为的满意程度进行 Likert4 级评分，分值越高沟通能力越好。

（4）其他：杰弗逊共情量表（the Jefferson scale of empathy，JSE）、医患沟通技能评价量表（set elicit give understand end framework，SEGUE framework）、全球人际交往能力量表（global interpersonal communication competence scale，GICCS）、沟通技巧清单（communication skills inventory，CSI）、阿姆斯特丹态度与沟通量表（Amsterdam attitude and communication scale，AACS）等。

2. 国内护患沟通能力评价量表

（1）护士临床沟通能力量表（曾凯编制）：该量表包括困难情景沟通能力、情感感知能力、情感支持能力、基本语言沟通能力、基本非语言沟通能力、团队沟通能力 6 个维度，共 58 个条目。该量表采用 Likert5 级评分，得分越高沟通能力越高。

（2）护生护患能力沟通评价量表（许亚红编制）：该量表以 1999 年在美国卡拉马祖（Kalamazoo）医患沟通会议上确定的 7 项沟通要素为基础，包括 6 个维度（42 条目）：沟通的计划和准备、护患沟通的启动、收集信息、给予信息、获得并理解患者的观点、护患沟通结束，另含 1 条教师的总体评价条目。通过教师观察护生各行为使用的频率来评价其沟通能力的高低。

（3）护士沟通能力评估量表（李晓辉编制）：该量表包括交流及反馈、沟通行为、沟通价值观 3 个维度，共 63 个条目。量表最初被应用于测量二级医院护士沟通能力，现在也应用于测量其他不同级别医院护士沟通能力水平。该量表对护士与患者沟通能力的针对性评价不足，更多的是一般的人际交流评价。

（4）护士临床沟通能力测评量表（王侣珍编制）：该量表包括 6 个维度，即建立和谐关系、敏锐倾听、确认患者问题、共同参与、传递有效信息、验证感受，共 28 个条目。该量表适用于评价护生、护士，尤其是低年资护士的沟通能力。

（5）护理专业大学生护患沟通能力量表（叶倩编制）：该量表由 4 个维度构成，分别是基本语言沟通能力、基本非语言沟通能力、运用沟通技巧能力、协调沟通网络能力，共 21 个条目。该量表最初用来评价护理专业大学生护患沟通能力，现在也被用来测量低年资护士沟通能力。该量表信度良好，维度划分较少，条目较少，填写比较方便。

（6）护生临床沟通能力测评量表（杨芳宇编制）：该量表由 6 个维度构成，分别是建立和谐关系、敏锐倾听、共同参与、确认患者问题、传递有效信息、验证感受，共 58 个条目。该量表适合评价一般情况下的护患沟通能力，对于特殊情境的沟通能力评价可能不适用。

思 考 题

1. 简述人际沟通的影响因素。
2. 讨论什么是有效沟通，分析有效沟通的基本原则。
3. 护士人际沟通的基本形式及常用技巧有哪些？

（郭记敏、王媛）

ℯ数字资源详见新形态教材网

🗺学习目标　🎯思维导图　🎭案例分析　🖨随堂测试　🖥拓展阅读

📊思政元素　🖥微视频　📝自测试题　🎬教学课件

NOTE

第九章
护士礼仪修养

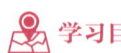 **学习目标**

思维导图

礼仪是人们在社会交往中所形成的用以美化自身、敬重他人的行为规范和准则。学礼、知礼、用礼，不仅是具有现代意识的个体的主观意愿，而且是整个人类共同生活的客观需要。随着经济的发展和社会的进步，各行各业对职业修养与礼仪规范的要求也越来越高。护士学习必要的专业礼仪知识，养成良好的礼仪修养是提高专业人文内涵的必然要求。

第一节 礼仪概述

礼仪是人类文明的结晶，是一个民族和国家文明程度的重要标志。尽管中外礼仪因东西方地理环境、历史文化背景的不同而存在一定的差异，但总体来看，其反映人们追求真善美的愿望是一致的，其基本礼仪均为社会各阶层人士所共同遵守的准则与行为规范。

随着生物医学模式向生物–心理–社会模式的转变，护理理念也随之发展，新的理念要求护士对患者实施"以患者为中心"的整体护理，满足患者身体、心理以及社会等各方面的需求。这就要求护士不仅要有高尚的道德修养、精湛的护理技术，还应具备相关的礼仪知识，在为患者提供护理服务的过程中，使患者充分感受到被尊重、被关注，感受到护理的人文关怀。

一、礼仪的基本概念

（一）礼

"礼"的本意为敬神，后引申为代表敬意。礼是一个非常宽泛的概念，但其本质是"敬"，含有关心、友好、敬重、谦恭和体贴之意。在《中国礼仪大辞典》中，礼被定义为特定的民族、人群或国家基于客观历史传统而形成的价值观念、道德规范以及与之相适应的典章制度和行为方式。在一般的表述中，与"礼"相关的常见词有 3 个，即礼貌、礼节和礼仪。多数情况下，它们被视为一体，混合使用，但从内涵上说，它们之间既相互联系又有区别。

1. 礼貌 是指人与人交往过程中相互表示敬意和友好的规范行为和精神风貌，是个人待人接物的外在表现。东汉经学家赵岐解释为："礼者，接之以礼也；貌者，颜色和顺，有乐贤之容。"司马光则进一步要求："凡待人无贵贱贤愚，礼貌当如一。"因此，礼貌是通过人的语言、仪表、仪容及举止等外在表现来体现对交往对象的恭敬，在社会交往中，无论对什么人都要一视同仁，讲究礼貌，不可有高低贵贱之分。

2. 礼节 礼节是指人们在日常生活和工作中，相互表示问候、祝愿、致意、慰问以及给

 NOTE

予必要的协助与照料的形式。《礼记·儒行》说："礼节者，仁之貌也"，即"仁儒之外貌"。礼节是礼貌的具体表现，具有形式化的特点，主要指日常生活工作中的个体礼貌行为，包括待人的方式、招呼和致意的形式，以及公共场合的举止、风度和衣着等。礼节是社会文明中行为文明的组成部分。从形式上看，它具有严格规定的仪式；从内容上，它反映着某种道德原则及对人的尊重和友善。礼节虽然不同于法律，但它是人与人之间约定俗成的"法"，它是人们在社会交往中必须遵循的表示礼仪的一种惯用形式。

3. 礼仪　礼仪是"礼"和"仪"两个字的合成词，是人们在各种社会交往中所形成的用以美化自身、敬重他人的行为规范和准则，以礼貌和礼节的形式来体现。

中国最初的"礼"和"仪"是常常分开使用的。将"礼"和"仪"连用始于《诗经·小雅·楚茨》："为宾为客，献酬交错。礼仪卒度，笑语卒获"。中国古代的"礼"和"仪"从本质上讲是道德教化，它不仅是道德的重要内容，还是其重要表现形式。

微视频　传承礼仪之风，弘扬君子文化

西方国家的礼仪一词源于法语，原意是"法庭上的通行证"。在古代法国，法庭规则通常被写在进入法庭的通行证上，发给进入法庭的每个人，让他们了解并在进入法庭后严格遵守。后来，礼仪一词，演变成"人际交往的通行证"，它有三层涵义：一是指谦恭有礼的言辞和举动；二是指教养、规矩和礼节；三是指仪式、典礼和习俗等。

礼貌、礼节和礼仪三者尽管名称不同，其本质都是指在人们相互交往中表示尊敬、友好的行为，三者都属于"礼"的范畴。礼仪在层次上要高于礼貌、礼节，其内涵更深、更广，由一系列具体的礼貌、礼节所构成。护理职业礼仪将三者的内涵融于护理工作中，形成了具有自己特征的职业礼仪，成为一种特定行业的行为规范。

（二）护理礼仪

护理礼仪（nursing etiquette）属于职业礼仪范畴，是护士在护理实践活动中必须严格遵守的准则、程序和行为规范体系。它既是护士素质修养的外在体现，也是护士职业道德的具体体现。

护理礼仪作为一种特定行业的行为规范，除了具有礼仪的基本特征外，还具有其自身的特性，包括规范性、强制性、传承性、差异性和时代性。规范性要求护士在待人接物、律己敬人、行为举止等方面必须遵循护理职业标准和行为规范的规定，使之合乎护理职业礼仪的要求。强制性要求护士在实施护理服务的过程中，必须约束自己的不正确、非专业的语言和行为，在严格遵循操作技术原则的基础上为患者提供优质护理服务。传承性是强调在医疗护理传统礼仪的基础上，对符合社会进步需要的、积极的内容进行改造、吸收升华和发展。差异性要求护士在工作中面对不同年龄、受教育程度、性格以及病情的服务对象时，在尊重服务对象的前提下，根据具体的情境提供符合服务对象现实需要的护理服务。时代性是指护理礼仪要随着社会的发展而不断更新，使护理礼仪在传统的基础上不断被赋予新的内容。

现代护理礼仪绝不是单纯地表现为护士的外表，更不局限于服饰要求、面部修饰和站、立、行、走等方面。护理礼仪是护理工作中一种善的体现，它要求护士将自己善的本性纳入规矩，加以约束，时时用道德的标尺衡量自己的行为。

二、礼仪的基本原则

礼仪规范的内容庞杂，又因民族、地域的不同而存在很大差异。但无论何人，无论身处何时、何地，在行礼致仪时都需要遵循一些共同的基本原则。这些原则是人们在处理人际关系时

的出发点和指导思想，它是保证礼仪的正确施行和达到礼仪应有目标的基本条件。

（一）遵守原则

礼仪是在人类共同生活、相互交往中自然形成的，是人们共同认可并为维护社会生活稳定而存在和发展的。礼仪客观上反映着人们的共同利益，人人都应自觉、自愿地遵守礼仪，以礼仪去规范自己在交往活动中的言行举止，否则就会受到公众的谴责，交际也就难以成功。

（二）自律原则

自律是对待个人的要求，是礼仪的基础和出发点。学习礼仪知识，不仅帮助人们更多地了解和掌握具体的礼仪规范，还能使人们在内心逐渐树立起一种道德信念和行为修养。这种信念是一种内在的力量，使人们不断提高自我约束能力，逐渐养成在没有任何监管的情况下，能够自我要求、自我约束、自我控制、自我对照、自我反省、自我检查，这就是自律原则。

（三）尊重原则

尊重他人是一种态度，是礼仪的感情基础。这种态度要求承认和重视每个人的人格、感情、爱好、职业、习惯、社会价值以及应享有的权利。尊重他人从社会角度来说，是一个重要的道德规范，对个人来说，是一种良好的道德品质。正如孟子所说，"恭敬之心，礼也"，尊重他人之心的精神渗透在交际礼仪的方方面面，我国古代专门论述礼仪规范的《礼记·曲礼》开宗明义的第一句也是毋不敬。这都充分说明了尊重他人的地位和意义。

（四）真诚原则

苏格拉底曾说过："不要靠馈赠来获得一个朋友，你必须贡献你诚挚的爱，学习怎样用正当的方法来赢得一个人的心"。真诚是人与人之间相处的基本态度，是一个人外在行为与内在道德的统一，是打开交往对象心灵的金钥匙。在运用礼仪时，务必诚信无欺，言行一致，表里如一。只有这样，才能使对方感受到自己施礼时的尊敬与友好，赢得对方的信任和接受。不能把运用礼仪作为一种道具和伪装，口是心非、言行不一，更不能阳奉阴违，当面一套、背后一套。

（五）平等原则

公平对等是建立良好人际关系的必要条件，这是指尊重交往对象，对任何交往对象都一视同仁，给予同等程度的礼遇。不能因为交往对象彼此之间在年龄、性别、国籍、文化、身份、财富等方面有所不同，就厚此薄彼，给予不同的待遇。在礼仪上，只有辈分、长幼、主宾的不同，而无贫富、尊卑之别。正如孔子告诫人们的"上交不谄，下交不渎"，人们不论职位高低、权力大小、财富多寡，在人格上都是平等的。

（六）宽容原则

在交往活动中运用礼仪时，既要严于律己，又需宽以待人，不计较对方礼仪上的过失。由于每个人自己的处境、国籍、信仰、情感、个性以及认识水平的差异，反映到礼仪上，可能有自己的特点，应加以尊重，不苛求，多体谅理解他人，不要求全责备、斤斤计较，或者一味要求他人服从自己的意愿或按照自己的要求行礼致仪。在人际交往中，要能容人之短，要有海纳百川的胸襟与度量，给对方个人行动和自我判断的自由，这也是尊重原则的具体体现，这样才能赢得对方的交往意愿，正如孔子所说"宽则得众"。

（七）适度原则

适度就是要把握分寸，大方得体。凡事过犹不及，无论是运用礼仪表达尊敬还是显示热情，都需掌握一个"度"的问题。既要彬彬有礼，又不能低三下四；既要热情大方，又不能轻浮谄谀；既要诚挚友好，又不能虚伪客套；既要优雅得体，又不能夸张造作；既要尊重习俗，

又不能粗俗无礼。做过了头或做不到位，都不能正确表达自己的本意。

（八）从俗原则

各个民族在历史发展过程中形成并保持着自己特有的礼仪规范和形式，存在着"百里不同风，千里不同俗"的现象。从俗就是交往各方都应尊重相互之间的风俗、习惯，了解并尊重各自的禁忌，做到"入乡随俗"。入乡随俗可以给人以亲切感、友善感。反之，若目中无人，自以为是，唯我独尊，随意批评或否定他人不同于己的做法，则给人以陌生感、距离感，有时甚至还会引起不必要的麻烦。

三、礼仪的表现形式

（一）语言礼仪

语言礼仪是通过语言形式表现出来的礼仪，包括有声语言和文字语言两类。俗话说"相由心生、音由心起"，在人际交往中，有声语言的声音的高低、语速、语气、声调的变化，传递着不同的情感信息。人的内心充满尊重和敬意，声音才会表达出真实、朴实、自然和诚意。因此，应注意需轻柔时勿高昂，需低沉时勿喧哗，同时也要注意声音的抑扬顿挫、和谐有致。文字语言是指通过书信、贺电、请柬等形式传递情感信息的方式。文字语言虽是一种无声语言，但却有一种"见字如面"的沟通效果。文字语言的措辞、修饰、表达方式、书写形式等是否符合礼节性和规范性，是一个人礼仪修养的外在流露。

（二）仪表礼仪

仪表礼仪是人们在其外表（包括容貌、服饰、风度等方面）表现出来的礼仪，是一个人精神面貌的外在体现。它涵盖了人作为社会之人的全部美，将人内在的心灵美与外在的形象美有机地统一。仪表堂堂，风度翩翩，历来为人们所赞美和青睐。在人际交往的初始阶段，仪表是最能引起对方注意的，它不仅给人以视觉上的享受，同时也给人以人格上的尊重。在仪表礼仪中，服饰化妆要与个人的身材、气质、年龄、职业、身份以及周围的环境相一致。

（三）体态礼仪

体态礼仪是通过体态语所展现出来的礼仪。体态语也称为身体语言，是通过表情、眼神、举止行为以及交往中的空间距离等符合礼仪规范的细节，来表达感情、传递信息的一种交流方式。体态礼仪是一种无声但却有形的语言，它可以表达人的某种思想，展示人的修养。因为体态语看起来更真实、更直观，一个人的体态所表达的信息和情感要比有声语言更具有说服力和感染力。与人交往时，无论你是否愿意流露一些信息，身体语言有时会毫无掩饰地传递出来。体态礼仪受不同民族、不同文化、不同风俗习惯等因素影响，存在较大的差异。从总体上讲，体态礼仪应注意：忌松垮，忌冷淡，忌傲慢，忌轻佻。

（四）媒体礼仪

媒体礼仪是通过各种媒介物所展现出来的礼仪，如通过名片、请柬、礼品、信函等媒介展现出的礼仪。媒体礼仪禁忌：重礼轻义；送礼不分对象，不择礼品；礼贿；礼仪媒体粗俗。

在行礼致仪的过程中，不同形式的礼仪既可以单独使用，也可混合使用。其中，语言礼仪、仪表礼仪和体态礼仪3种形式的礼仪是直接表现，而媒体礼仪则是通过一定的媒介物间接表达出来的礼仪，如通过名片介绍自己等。礼仪的划分也不是绝对的，它们之间有交叉重叠的现象。例如，在信函礼仪中，既包括语言礼仪，如信函使用的称谓，又包括媒体礼仪，如整洁的信封和纸张等。

四、礼仪的基本功能

礼仪在社会交际、个人发展、社会安定及国家兴盛中具有不容忽视的价值，主要体现在它的功能与作用上。礼仪的主要功能包括 5 个方面，即沟通功能、协调功能、塑造功能、维护功能和教育功能。

（一）沟通功能

《礼记》中说："入境而问禁，入国而问俗，入门而问讳。"可见，礼仪本身就是一种特殊的语言，犹如社交活动中的一把钥匙，凭着它就能够自如地打开各种交际场的大门。个人如果能通达不同场合的礼仪知识，就能更容易地与交往对象相处融洽，使其觉得此人熟悉他们、理解他们、尊重他们，从而乐于与此人交往，彼此之间的了解与信任就有了一个良好的基础。礼仪行为本身就是一种信息性很强的行为，每一种礼仪行为都表达一种甚至多种信息。热情的问候、亲切的微笑、文雅的谈吐以及得体的举止等礼仪行为传递着一种亲和的信息，唤起交往对象沟通的欲望，利于彼此建立好感和信任。

（二）协调功能

礼仪是人际交往的润滑剂，是化解矛盾、增强感情的催化剂。遵循一定礼仪规范的交往不仅在出现矛盾的场合能够以"礼"感人，消除双方的心理隔阂，拉近双方距离，起到化解矛盾、平息事态的作用，还有助于促进人与人之间建立相互尊重、友好合作的新型关系，使人际关系更和谐，社会秩序更有序。

人与人的交往中，各个交往主体之间由于自身利益，必然会产生矛盾。解决矛盾的方法有多种，如果通过"礼仪"的方法，双方都持真诚、理解的态度，通过摆事实、讲道理、平衡利害关系，动之以情、晓之以理，互谅互让，矛盾不但会合理解决，取得一个"双赢"的结果，而且双方有可能成为更加亲密的合作伙伴。

（三）塑造功能

礼仪有助于提高人们的自身修养，完善人格，塑造美好形象。礼仪在行为美方面指导人们不断地充实和完善自我，并潜移默化地熏陶人们的心灵。正如英国哲学家洛克（John Locke，1632—1704）所言："礼仪的目的与作用使得本来的顽梗变柔顺，使得人们的气质变温和，使他敬重别人，和别人合得来，没有良好的礼仪，其余一切成就会被人看成骄傲、自负、无用和愚蠢。"一个人讲究礼仪，可以变得充满魅力，能够广交朋友。对于一个组织来说，社会形象已成为一个组织立足于社会的必备条件，也是一个组织向社会介绍自己的最好名片。在竞争日益激烈的社会中，良好的社会形象有助于产生良好的社会效益和经济效益。

（四）维护功能

礼仪的本质是社会的道德规范，对于人们的社会行为具有规范和导向作用，维护着社会正常生活。正如《礼记·曲礼上》所言："夫礼者，所以定亲疏，决嫌疑，别同异，明是非也""道德仁义，非礼不成；教训正俗，非礼不备；分争辩讼，非礼不决；君臣上下，父子兄弟，非礼不定；宦学事师，非礼不亲；班朝治军，莅官行法，非礼威严不行；祷祠祭祀，供给鬼神，非礼不诚不庄"。一言以蔽之，礼仪是人们的行为准则，一切社会交往都必须以礼仪为规则，在维护社会秩序方面，有时礼仪能够起到法律所不能起的作用。社会的发展与稳定、家庭的和谐与安宁、邻里的融洽、同事之间的信任与合作，都依赖于人们共同遵守的规范与要求。社会交往中运用礼仪的人越多，社会的文明程度自然就越高，社会就会更加和谐稳定。

（五）教育功能

礼仪是人类社会进步的产物，是人类文明的结晶，是传统文化的重要组成部分，蕴含着丰富的文化内涵，体现着社会的要求与时代精神。礼仪通过评价、劝阻、示范等教育形式纠正人们不良的行为习惯，倡导人们按礼仪的规范要求去协调人际关系，维护健康和正常的社会生活。遵守礼仪原则的人，在客观上起着榜样的作用，无声地影响和教育着周围的人们。社会生活中的各种礼仪形式，如婚礼、开学典礼、开业典礼等具有强化教育作用的活动，能够使人们潜移默化地受到礼仪文化的熏陶，从而影响个人的礼仪素养。

五、护士职业礼仪

（一）护理礼仪的作用

南丁格尔曾说过："一个护士就是没有翅膀的天使。护士走路的艺术、谈话的艺术、操作的艺术，都会给患者带来不同的心理感受，而我们希望的是带给患者幸福、安宁和健康。"一个优秀的护士不仅要具备广博的专业知识、精湛的专业技能，还要有良好的人文道德修养。在护理工作中运用护理礼仪不仅能够塑造良好的职业形象，融洽护患关系，对营造和谐的医疗环境也起到不可忽视的作用。

1. 塑造良好的职业形象 护士在工作场所的言谈举止、衣着服饰，已不再是单纯的个人行为，而是代表着医疗机构，甚至是整个医疗行业的职业群体形象。护理礼仪是护士良好医德的外在反映，也是医疗环境文化的具体体现。在护理活动中，如果每个人都能自觉遵守职业道德，运用护理礼仪，传播医院文化，充分表达对患者及公众的尊重、重视和友好，使患者在医疗环境中感受到家的温暖和亲人般的关怀，将有利于提高医疗卫生行业在社会公众心目中的地位和声誉，树立良好的职业形象。

2. 建立密切的护患关系 护士的仪表仪容、言谈举止等对患者及公众均会产生直接或间接的影响，继而影响到治疗、护理效果。在接诊患者时，护士整洁端庄的仪表、文雅得体的举止、热情温和的语言、规范准确的操作都会给患者留下良好的印象，得到患者更多的信任、理解、配合和支持，也使患者及公众得到心理上的满足和慰藉，双方产生情感上的共鸣，从而密切护患关系。

3. 提升护理质量 护士是患者在住院期间获取信息的重要来源。一个具有良好礼仪风范的护士，能够快速获得患者的信任，利于相互之间信息的交流。护士通过有效的信息交流为患者提供有温度的专业照护。此外，护理礼仪通过从细微处满足患者的心理需求，强化了护理行为效果，从而提高了护理工作效率和质量。

4. 建立融洽的医护关系 医护工作是相互配合、共同完成对患者疾病的治疗，并以促进患者康复为最终目标的工作。工作场合中同事之间一个亲切的微笑、一句简单的问候、一句关切的话语，都可以拉近彼此之间的距离，形成愉悦的工作氛围。工作中仪容整洁、精神饱满、行为干练，可以争取他人的信任，利于彼此协作。

（二）学习护理礼仪的方法

礼仪修养不是与生俱来的，也不是短期就能够实现的，而是靠后天的不懈努力和精心教化才逐渐形成的。个人礼仪由文明的行为标准真正成为个人自觉、自然的行为是渐进的过程。因此，护士良好礼仪修养的养成需要长期的知识积累、情操熏陶和不断实践。

1. 努力提高自身修养 礼仪不是单纯的动作表演、姿态训练以及语言的规范，它必须以个人的良好素质为基础，个人不管先天条件多优越，后天训练多严格，如果不努力提高自己的内在素质，礼仪对其而言也只是一种缺乏内涵的机械模仿。因此，护士必须不断提高自身的道德修养，严格遵守护理职业道德规范，注重个性的自我完善，培养健康的性格和灵活应变的交往能力，保持健康积极的心态，以体现出护士高尚的职业形象。

2. 理论联系实际　礼仪本身是一门实践性很强的应用学科，理论联系实际是学习并掌握礼仪知识和技能的最佳方法。护士要注重实践，将知识运用于日常生活和护理实践中，不断学习。在实践过程中，掌握敬人、真诚、适度、自律等礼仪原则和相关知识，并把礼仪原则和规范运用到自己的生活、学习和工作中，时刻对照检查，有助于自己发现问题，找到不足，将学习和运用礼仪真正变为个人的自觉行为和习惯做法。

3. 多种途径学习　护士需利用课堂听课、课下阅读图书资料、接触广播电视和互联网络等多种途径全面获取有关礼仪规范的知识，同时也可以从社会实践中学习。社会交往实践作为学习礼仪的一个具体过程，不仅可以使学习者加深对礼仪的了解，强化对礼仪的印象，而且对礼仪也起到检验的作用，并且据此判断个人掌握、运用礼仪的实际水平。

总之，加强礼仪修养必须在不断提高内在素质的基础上，注重理论结合实践，采用多种途径不断完善自我，才能真正达到"秀外慧中"的自然流露。

随着经济的发展、社会的进步和人们生活水平的提高，各行各业对职业修养与礼仪规范的要求也越来越高。医疗卫生行业作为一个特殊的服务行业，关系到人们的生命健康，其从业人员应该具有较高的职业修养。护士是医疗卫生行业队伍中的成员，必然要学习必要的专业礼仪知识，在医疗护理服务中彰显人文关怀，充分体现以患者为中心的服务理念，真正做到爱护患者、尊重患者。培养良好的礼仪修养已是现代医学和社会进步的必然要求。

第二节　社 交 礼 仪

人际关系通过人与人之间的交往和联系表现出来，正如体育运动和游戏需要有规则一样，这些交往和联系得以正常进行，需要用一定的行为规范来调节，以增进彼此间的关系。社交礼仪正是在上述情况下根据实际需要而产生的。随着商品经济的大规模发展，社交礼仪已成为人们社会生活中不可缺少的内容。讲究礼仪，注重礼貌，遵守一定的礼仪规定，已成为文明社会生活的一项重要标志。因此，社交礼仪是人们在社会交往中相互沟通必须遵循的礼节和礼貌行为。

一、交往礼仪

我国自古以来就非常重视社会交往礼仪，《三字经》等一些古籍中包含着许多有关交往礼仪的内容。当前，在日常的人际交往工作中，只有具备一定社交礼仪，才能在人际交往中保持和谐的社会关系。因此，在人际关系处理中，交往礼仪发挥着重要的作用，人们要学会科学的交往礼仪，不断发扬我国的优良传统道德，以实现自身全面发展。

（一）交往礼仪的相关概念

社会交往礼仪（social etiquette）指在一定的社会交往过程中，通过言行举止等表现出日常的行为标准与交往规范。交往礼仪是调整人际关系的重要行为规范与准则，注重交往礼仪可以全面促进社会友好人际关系的建立。因此，人们要充分学习与掌握相关的交往礼仪基本知识。现代交往礼仪主要有以下几方面的特征：一是普遍性，对任何地区与场合的人来说，在人际交往过程中都要充分遵守交往礼仪；二是规范性，以标准化的形式规范交往礼仪，才能够获得社会的一致性认可；三是对象性，在面对不同的人际交往对象时，要注重讲究个性化的交往礼仪；四是可操作性，在交往礼仪的使用过程中，要不断明确具体化的操作模式。

（二）交往礼仪的主要功能

1. 信息交流与传递　实现信息的交流与传递是交往礼仪的时代发展特点。在人际交往过程中，人们要注重信息的双向流动，明确交往礼仪作为内在素质和心态的外在表现，传递着多样化的信息，在不知不觉中被人们接收与利用，成为彼此之间相互认识与理解的重要交流手段。

2. 情感的有效交流　情感是维系人与人之间相互合作与交流的重要催化剂。在日常的社会交往过程中，人们可以通过表情达意的形式来进行交流与合作。在人际交往过程中，通过全面地遵守与履行交往礼仪，人们可以充分分析对方的情感与心态，产生积极的情感体验。

3. 调整人际交流行为　日常交往礼仪可以实现有效的调整与规范功能。在交往礼仪的形成过程中，可以将符合时代的价值标准与行为加以发展与衍化，以多样化的交往礼仪来规范人们的日常行为，全面推动人类文明的有效发展，注重培养新时代的文明人。

（三）交往礼仪的作用

1. 帮助获取信息　在日常的人际交往中，良好的交往礼仪可以促进信息交流，为人们的日常生活提供大量的相关信息。由于个人的活动范围具有一定的限制性，导致直接获取信息的能力受到有限，生活中的许多信息都是通过人际交往获得的。好的交往礼仪可以实现人与人之间的有效交流与沟通，实现信息资源的共享。

2. 增进人际感情　良好的交往礼仪可以使人在人际交往中增进感情。在人际交往过程中，主要由交往礼仪形成一定的情绪体验，表现在两个方面：一是实现情感上的共鸣，实现彼此之间的相互交流与尊重；二是促进双方实现共同吸引，努力构建良好的社会人际关系。

3. 建立有效社会关系　良好的交往礼仪可以促进社会关系的有效建立。当下的社会人际关系存在着较为复杂的情况，在日常交往过程中，应注重促进人与人之间关系的有效协调，紧密彼此之间的交流联系。

（四）人际关系与交往礼仪的相互关系

1. 交往礼仪是人际关系的体现　拥有良好的交往礼仪规范可以促进人际交往的顺利开展。人是群居动物，具有较强的社会属性，交往礼仪可以帮助人们获得一定的社会满足，通过信息与知识的有效交流与合作，使彼此之间的友谊更加深厚。通过构建交往礼仪，帮助人们获得更多交流的自信，充分体现出自身价值与存在感。交往礼仪也可以满足人们更多的交往需求，帮助人们建立更加有效的工作关系。在实际工作生活中，不同的人际交往类型需要通过一定的社交工作礼仪来规范。在交往礼仪中，互相尊重是基础，可以满足彼此之间的交往需求，只有充分尊重彼此，才能赢得他人的尊重，形成积极向上的人际关系，从而促进社会文明的发展与进步。

2. 人际关系是交往礼仪的载体　在日常的社交过程中，交往礼仪不可能单独存在，需要将交往礼仪融入人际交往，才能促进交流内容的多样化与丰富化，只有懂得适当的交往礼仪，才可以使交流双方彼此之间拥有更好的人际交往体验，引导人们收获归属感与尊重感。首先，交往礼仪是促进社会文明发展与进步的重要动力，人际交往过程也是人类生产实践工作的重要组成部分，能够反映出人们一定的心理需求，促进自身形象的有效构建。其次，交往礼仪是社会交往过程中的积极因素，可以促进同伴之间保持良好的交流与合作关系，促进个体不断被社会群体所认可，收获更多的关心与帮助。最后，通过遵守交往礼仪，个人的品格与能力能够得到社会的有效认可，具备一定的社会工作地位，产生一定的自信心与责任感，彰显人际交往的重要价值与意义。

（五）交往礼仪的应用原则

为充分满足日常交往礼仪规范的实际需求，在日常的人际交往过程中，人们应充分遵循以下几个原则。

1. 入乡随俗原则　入乡随俗一般指在不同的地域，多种文化层面的相关因素产生了一定差异性。当一个人到了一个完全陌生的环境中，就要按照当地的相关交往礼仪开展相关的人际交往模式，充分展现对当地文化的尊重。

2. 人文性原则　在日常的礼仪原则应用过程中，要充分尊重不同文化的具体差异，坚持人文性应用原则，充分关注个体的实际需求与差异性特征，以获得相关的人际交往成效。

3. 发展性原则　在不同时期与阶段，人际交往礼仪也在不断变化与发展。在日常的交往礼仪应用过程中，要顺应时代潮流，不断发展，充分结合交往礼仪工作的具体内容，将其不断丰富和更新。

🄔 **微视频**　职场基础礼仪——握手礼

（六）交往礼仪规范

1. 握手礼仪　握手，是人们日常社会交往中常见的礼节，是沟通思想、交流感情、增进友谊的重要方式，是现代交际和应酬的交往礼仪之一，多数用于见面致意和问候，也是对久别重逢或多日未见的友人相见或辞别的礼节。握手具有"和解"的象征意义，西方中世纪骑士格斗时，如果双方势均力敌，作为和解的表示，会把平时持剑的右手伸向对方，证明手中没有武器，相互握手言和，发展到后来，便演变为交往礼仪中的致意和问候形式。

握手，既是一种礼仪方式，又被理解为人际交往中表达意见一致的"次语言"。深情、文雅而得体的握手，往往蕴含着令人愉悦、信任、接受的契机。两人见面，若是熟人，不用言语，两手紧紧一握，传递热情；若是生人，一握之际，就是由生变熟的开端。因此，它已成为世界上通行的人们在日常交际中用的见面礼节。

在使用握手礼节时应根据时间、地点和对象的不同而区别对待。如与女性握手时应注意适度原则；与老人、长辈或贵宾握手，不仅是问候和致意，还是一种尊敬；如遇外交场合，应做到热情大方，遵守对方的交往礼节。

2. 介绍礼仪　介绍，是社会交往中人们互相认识、建立联系必不可少的手段。介绍和被介绍，都是交往礼仪中经常出现的形式。介绍最突出的作用，在于缩短人际距离。通过介绍，使新的朋友相识，新的友谊形成，加快彼此的了解，还可及时消除误会。

使用介绍礼节时，应注意介绍顺序，应让尊者优先了解对方情况。如应先将年轻人（或后辈）介绍给年长者（或前辈），以表示尊敬。如果向知名度高的人或德高望重者介绍，应优先将其他人介绍给前者。男性被介绍给女性，女士的名字应先被提到，然后再提男士的名字；如果男方年纪比女方大得多，则应先将女士介绍给这位男士，以示尊敬长者。

当被介绍后，通常的礼仪是握手，面露笑容并说一声"您好！"在需要表示庄严或特别客气时，还可以略施一躬。如见到某人特别高兴，则可以说："见到您真高兴。"

自我介绍是社交场合中常用到的交往礼仪，是向他人展示自己的一种方式，通常包括个人的基本信息、性格特点、技能特长、工作经验、兴趣爱好等方面的内容。在自我介绍时，需要简洁明了地表达出自己的优势和特点，同时也要注意语言表达的能力和仪态仪表的表现，通过得体的自我介绍，让他人更好地了解自己，从而建立起良好的人际关系和职业形象。

3. 交谈礼仪　"言为心声"，交谈是人们运用语言表达思想、沟通信息、交流感情的重要

方式，包括说话的内容、语气及伴随说话时的表情、动作等。它反映一个人的思想水平、知识修养、道德品质，也是礼仪形象的重要体现。交谈是社交活动必不可少的内容，更是一门艺术。交谈礼仪要求既要注意谈话时的态度、措辞，顾及周围的环境、场合，更要讲究所谈的内容。

交谈时，交谈双方应善于营造融洽的谈话气氛，在交谈时神态专注，双方都应正视对方，以示尊重。保持平等的谈话态度，以平和舒缓的状态说出自己的见解，并有意邀请对方谈谈有什么想法，既便于深入讨论问题，又是对交谈对方的尊重。掌握好交谈礼仪，不但有利于结识新朋友，还能通过思想的交流来增进彼此间的了解，逐步建立持久、深入的友谊。

"言贵精当，更贵适时"。要使交谈收到良好的效果，还应注意交谈中的忌讳，对于他人不愿谈及的事或容易引起悲痛伤心的事，应尽量回避，以免使对方情绪不快，如不得已而提及，语言也应婉转含蓄。避免提及他人隐私，容易使当事人产生反感、抵触等情绪。如果交谈中无意涉及的某些话题刺伤了对方，应立即道歉，请求原谅，这是社交中应有的风度。

4. 电话礼仪 电话作为现代通讯工具，由于具有传递迅速、使用方便和效率高的优点，已成为重要的社会交往方式。由于语言是电话交谈的唯一信息载体，而电话通信礼仪主要是指语言交往礼仪，因此应特别注意语言的文明使用，讲话的态度要诚恳，口齿要清晰，说话简洁明了，以示对对方的尊重。讲电话时不吃东西，不与身旁人谈话。

电话礼仪要注意时间的选择，包括选择打电话的时间和电话交谈所持续的时间。除紧急要事外，一般不宜在早上七点以前、三餐时、晚上十点半以后打电话。同时，还应注意各个国家和地区的时差，以便选择最佳时间进行电话联系。电话交谈所持续的时间以 3～5 min 为宜，如时间需 5 min 以上，应首先说出自己的需求，并征询对方意见。

二、公共场所礼仪

公共场所指的是可供社会成员进行各种活动的社会公用的公共活动空间，如街头、巷尾、楼梯、走廊、公园、车站、码头、机场、商厦、卫生间、娱乐场所、邮政设施、交通工具。公共场合最显著的特点，是其公用性和共享性，为全体社会成员服务，是社会成员进行社会活动的处所。

（一）公共场所礼仪的相关概念

公共场所礼仪（public politeness）是在公共场所需要遵守的礼仪规范，反映了一定的社会公德，是人类文明程度的集中体现，更是社会和谐的综合展现。在社会交往中，良好的公共礼仪可以使人与人之间的交往变得更加顺畅，更容易形成良好的人际关系，为社会公众创造一个高质量的生活环境；反之，不良的公共礼仪，会让身处此中的人们缺失信任，受累其中。

人是社会的人，除了个人生活、家庭生活之外，人们还要置身于公共场合，参与社会生活。公共礼仪的基本内容，就是人们在公共场合与他人和睦相处、礼让包容的有关行为规范。学习、应用公共礼仪，应当掌握好三条基本原则：①遵守社会公德；②不妨碍他人；③以右为尊。

（二）公共场所礼仪规范

公共场所礼仪需要我们注意生活中方方面面的细节。按照这些礼仪的规范处事，将是一个彬彬有礼的人；不按规范处事，那将是一个不知礼、不懂礼的人，也必然是一个不受欢迎的人。只有懂得相应的礼仪规则，在身处不同的公共场所时才能表现得体。

1. 行进礼仪 在行进过程中，应自尊自爱，以礼待人，自觉遵循有关礼仪规范，表现出良好的礼仪修养。路上行进时自觉走人行道，不走车行道，自觉让出专用盲道。无人行道时，应尽量走路边。与其他人保持适当距离，不要多人并排同行，在马路上不要多人携手并肩行走，以免造成堵路。在行走时，体现"女士优先"原则。

上下楼梯时，均应靠右单行行走，不应多人或并排行走；既要注意楼梯，又要注意与身前、身后的人保持一定距离，以防碰撞，不推挤他人，也不快速奔跑。为人带路上下楼梯时，走在前面。

2. 乘电梯礼仪 ①注意安全，电梯关门时，不扒门，不强行挤人。电梯人数超载时，不强行进入。②注意秩序，等电梯时，先按一下电梯口的上（下）按钮，然后站到电梯的一侧。电梯到达后，先出后进，不争先恐后，遵循"尊者为先"的原则，晚辈礼让长辈，男士礼让女士，职位低者礼让职位高者。在商场、机场或娱乐场所乘自动扶梯，一般应站在原地顺其行进方向上下，并自觉靠向右侧，留出快速通道。

3. 乘交通工具礼仪 交通已经成为现代社会人们日常生活的重要组成部分。无论乘坐轿车、公共汽车，还是乘坐火车、轮船、飞机，都应遵守一定的礼仪规范。乘坐私家交通工具时，应遵守乘车礼仪，遵循客人为尊、长者为尊、女士为尊的礼仪规则。通常来说，座位排位自高而低依次为后排右座、后排左座、后排中座、副驾驶座。若客人中有长辈，应扶持其先上车，自己后上。关门时切忌用力过猛。

乘坐公共交通时，应讲究文明礼貌，候车按先来后到顺序在站台上排队。车辆进站时，车停稳后依次上车，对妇女、儿童、老年人及病残者要照顾谦让。上车后不抢占座位，更不要把物品放到座位上替他人占座。遇到老、弱、病、残、孕及怀抱婴儿的乘客，应主动让座。乘车不大声谈笑，不做不文明动作。讲究乘车卫生，不随地吐痰或乱扔果皮、纸屑，不在车上吸烟。

4. 影剧院礼仪 在剧场、影院、音乐厅等，应自觉遵守有关礼仪，仪表整洁得体，自觉遵守剧场规则。观看演出时，应提前入场，按号码就座。演出进行中，关闭手机，不发出异响，以鼓掌、喝彩等形式向演员表示敬意，注意把握分寸。如有规定不能摄影，按剧院规定行事。演出结束后，起立向演员热烈鼓掌，对他人的劳动和精彩演出表示感谢。注意，在演员谢幕前便匆忙离去是对演员不礼貌的行为。

5. 体育比赛礼仪 不论是参加体育比赛，还是观看体育比赛，人们都应自觉遵守赛场秩序，遵守有关礼仪。如为参赛者，应严格遵守体育比赛的有关规定，自觉遵守赛场秩序，尊重裁判、服从裁判，充分发扬友谊第一、比赛第二的体育道德精神。不论是输还是赢，都应把比赛对手当成朋友。善待观众，支持记者工作。

如为观众观看比赛，应自觉遵守赛场秩序，拥戴偶像应适度，宣泄情感应文明。为运动员加油助威的标语口号内容应健康，对本方的运动员和另一方运动员都应加油助威，对精彩表演都应掌声鼓励。

6. 就医礼仪 医院是特殊场所，无论是门诊检查还是住院治疗，应讲究文明，自觉遵守有关礼仪。门诊看病应排队挂号，不在候诊室里喧哗吵闹、随意走动、大声呻吟、吸烟、随地吐痰、乱丢杂物等。就医的过程中，应尊重和信任医生，如对医生的诊断有怀疑，可委婉礼貌地向医生说明原因，并认真询问相关依据。如遇医疗责任事故等，不可纠集亲友聚众滋事，应通过正当途径解决问题。

7. 购物礼仪 购物是我们生活中极为普通的事情，在购物的过程中，应注意自己的举止，自觉遵守有关礼仪。购物时应礼貌客气地与营业员沟通交流，挑选商品时应事先考虑，不在选购时过分挑剔、换来换去。排队购物时不插队，对于老、弱、病、残及妇女儿童应有礼让精神。离开柜台时，对营业员所提供的服务应表示谢意。自助购物时，未选中商品要放回原处，不应乱放；选好商品以后，将其放在商场提供的容器里，主动到出口处付款。

8. **游园礼仪** 游园是一种常见的休闲形式，任何人在游园时都应讲究社会公德，遵守有关游园礼仪。自觉遵守园区规定，自觉排队，先来后到，服从工作人员管理。在拍照、摄像时应相互谦让，按照先后次序进行，不争路先行或争抢拍照景点，对文物建筑中不准拍照或不得使用闪光灯的规定，应严格遵守，对文物古迹应倍加爱惜，不乱写、乱刻、乱画。对公共设施和树木花草应爱护，不随意在树木雕塑建筑上攀高、乱摸、乱碰，肆意践踏破坏；对园林里放养的珍禽异兽，不应进行抓捕、恐吓。自觉保护园区环境卫生。

三、校园礼仪

中国素有"礼仪之邦"之称。孔子认为"不学礼，无以立"，孟子强调做人的基本道德规范是"仁、义、礼、智、信"，荀子认为："人无礼则不生，事无礼则不成，国无礼则不宁。"礼仪教育素来就是中华民族传统教育中的一部分，也是学校道德教育中不可缺少的内容，只有保持和发扬中华民族的传统美德，才能使学校德育教育找到渊源。注重校园礼仪规范，是提高学生文明礼貌修养，养成良好文明礼仪习惯，促进学生终身发展的基石，也是学校精神文明建设、德育教育等综合素质能力培育的重要方式。

（一）校园礼仪的相关概念

校园礼仪（school etiquette）指学生在校园内所应遵循的礼仪规范。校园礼仪的内容涵盖了学生在校园内的方方面面，要求学生注重自己的言行举止，养成良好的习惯，树立积极的形象，传递积极向上的正能量。这不仅是对个人素质的培养，也涉及对他人的尊重和团体的和谐发展。培养良好的校园礼仪，对学生的成长和发展具有重要的意义。

（二）校园礼仪的要求

1. **学生个人形象的塑造** 个人的形象是一种通过外在表象以及内在品质共同构成的综合能力。学生的礼仪文化教育，通过内在引导以及外在塑造的方式进行，强化其内在品质的提高。学生个人形象应仪表整洁、举止有礼、温文尔雅、善良坚韧，具有高昂的精神面貌，在强化自身形象的同时具备正确的价值观念，做到知行合一，通过自己的精神风貌以及形象彰显当代学生的礼仪形象。

2. **校园文明礼仪** 校园是学生成长以及学习的重要平台，也是对学生礼仪文化进行塑造与影响的关键载体。校园文明礼仪要求学生养成良好的学习习惯、健康的生活方式，积极参与各种校园活动，爱好环境，尊重他人，积极进取，尊重校园的各项规则与要求。良好的校园礼仪氛围，对学生礼仪素质的提高具有极强的感染力和引导力。营造校园礼仪文化氛围，可以帮助学生提高礼仪修养，提升综合素养。

3. **人际交往礼仪** 人际交往是学生自身综合素质能力的外在表现形式。在校园生活中，学生自身的素质能力在各个领域中均有彰显。学生的人际交往能力以及礼仪、言谈、举止等都是校园礼仪文化建设的重要内容。校园礼仪教育应紧紧围绕培育和弘扬社会主义核心价值观展开，建立礼仪文化自信，引导学生全面认识中华优秀传统礼仪文化的主要内容，在人际交往中充分继承和发扬优秀的礼仪文化，将其与我国社会主义精神文明建设融合，发挥校园礼仪的教育、引导、启发作用，使中华优秀传统礼仪文化在当代焕发新的生机。

（三）校园礼仪规范

1. **校园内礼仪规范** 学生应自觉保持校园整洁，不在教室、楼道、操场乱扔纸屑、果皮，不随地吐痰，不乱倒垃圾；不在黑板、墙壁和课桌椅上乱涂、乱画、乱抹、乱刻，爱护学校公共财物、花草树木，节约用水用电；按规定在校园内使用交通工具。

2. **图书馆礼仪规范**　进入图书馆要保持安静，不可高声谈笑，不可大声吵闹喧哗，要注意自身形象，衣着整齐干净，不穿拖鞋、背心；保持室内卫生，不乱扔纸屑，不随地吐痰；进入图书馆爱惜图书，不在书上乱涂乱画，无论书中的资料多么重要，都不得擅自撕下，更不能不经允许将图书带出馆外；查阅图书要轻拿、轻翻、轻放，阅读完的刊物要放回原处，借阅图书要及时归还。

3. **自习室礼仪规范**　自习课是指教师不做课程讲授的情况下，学生依靠自己的能力去获取知识、温故知新、寻求问题解决方法的一种学习方式。自习课要保持良好的环境，才能提高学习效率。进入自习室，动作要轻，保持安静。自习课是课堂教学的延续，任何与学习内容不相干的事情都不应在自习课中进行。自习室内尽量不要随意走动，说话、打闹、搞小动作都是与学习环境格格不入的失礼行为。离开自习室时，不要大声喧哗，出教室门时，更不要拥挤。

4. **食堂用餐礼仪**　在食堂用餐也要注意自己的言行，遵守用餐礼仪。节约粮食，文明就餐，不互相喂食。维护食堂秩序，按规定排队，互相谦让。维护食堂卫生，不随地吐痰，不乱扔杂物。尊重食堂工作人员的劳动，不与工作人员争吵。拾到他人的就餐饭卡应及时归还到存款处，不得随意挥霍他人钱财。

社交礼仪是个人素养的外在表现，是个人形象塑造的基本元素，也是公民的基本素质要求，更是现代人职场成功必备的技能。只有将正确的礼仪规范运用到实际学习、生活和工作中，生活才有滋有味。只有熟悉各种日常礼仪、交往礼仪的类型、方式、特点和注意点，不断学习、训练、实践，才能更好地在自身言谈举止中真正体现出礼仪，从而适应医院环境和护理工作，做一个合格的护理从业者。

第三节　求职礼仪

求职礼仪是求职者在求职过程中所展现出的礼貌和仪式感。它不仅是个体自我修养的展现，更是对他人尊重的表达。同时，得体的求职礼仪可以提升个人魅力，吸引他人注意，进而增加求职成功的机会。

一、书面求职礼仪

（一）求职信的写作

求职信（application letter）是求职者向招聘单位递交的一封自我推荐信，旨在全面展示求职者的实际能力、就业愿望和职业理想。在用人单位初步了解求职者的材料后，求职信往往成为决定面试人选的关键。通常，求职信的结构包括开头、主体和结尾3个部分。

1. **开头**　应明确阐述写信的目的，包括称呼、问候语、求职的原因和个人的职业愿望等。在称呼部分，务必使用招聘单位的全称，并特别关注招聘工作负责人的姓名与职务，力求准确书写。此外，撰写求职信时还需运用一些写作技巧，以提高信件的表达效果和吸引力。

（1）赞赏与肯定：在求职信中，对目标单位表示高度赞赏与肯定，如展现对招聘单位近期成就或重大变化的了解和赞誉，能够体现求职者对招聘单位的关注和兴趣。同时，明确表达自己渴望加入该单位的愿望，可以增加求职信的说服力。如果求职者能够提及所敬仰的一两位招聘单位内部的人，将更能引起招聘单位的注意和好感。

（2）陈述与展示：在求职信中，对自身能力进行客观陈述与展示，求职者应针对招聘单位所要求的技能，简洁明了地陈述自己的相关工作能力。通过具体说明自己在过去的工作或学习中所积累的经验和取得的成果，表明自己具备足够的能力胜任所申请的职位。

2. 主体　求职者应详细阐述自己的资格和能力，以充分展示自己与所申请职位的匹配度。

（1）聚焦优势，提升成功机会：求职信与简历各有侧重，求职信更应聚焦于与所申请职位相关的资格、工作经验、社会经历以及个人素质和能力等方面。通过强调自己在这些领域的专长和优势，帮助招聘单位更全面地了解求职者的实际情况，从而提高求职者获得面试机会的可能性。

（2）语言精练，凸显个人特点：在撰写求职信时，应使用简洁精练的语言明确表达个人的求职意愿和优势。通过突出个人特点，展现独特的竞争力，使求职信更加吸引人。同时，控制篇幅，力求短小精悍，确保信息传达高效和准确。

（3）合理定位，薪资要求合理：当招聘单位在招聘过程中明确要求求职者写明薪金待遇时，求职者应在求职信中予以明确。在确定薪金数目时，求职者应综合考虑自身的能力水平、所申请职位的市场行情以及行业的普遍薪资标准等因素，确保所提的薪金要求既不过高也不过低，既符合自身实际，又能体现对招聘单位的尊重和诚意。

（4）提醒查阅，全面展示能力：可以礼貌地提醒招聘单位查阅个人简历和附加材料，以便更全面地了解求职者的专业能力和个人特点。这样做不仅有助于加强招聘单位对求职者的关注，还能提高求职者在招聘过程中的竞争力。

3. 结尾　可以礼貌地表达自己对面试机会的渴望，同时保持自然和诚恳的语气，避免给招聘单位造成不礼貌或不适的感觉。

（二）个人简历的写作

1. 简述个人概况　在撰写个人简历时，应使用清晰明了的格式和简洁的语言，准确概述如下情况：①个人基本信息，包括姓名、性别、民族、政治面貌、籍贯、学历以及详细的通信地址和有效的联系方式等。在提供通信地址和联系方式时，务必确保这些信息在工作时间内方便招聘单位联系。②与目标职位相关的兴趣、爱好，以展现个人的职业倾向和潜力。③照片应为近期正面照，能够体现求职者的专业形象和端庄气质，避免使用过于随意的学生照或生活照，以免给招聘单位留下不专业的印象。

2. 明确求职目标　在个人简历中，求职目标的确定要注意以下几点：①突出专业优势与专长，应突出展现自己在特定领域或专业方向上的优势和专长。②明确职业目标与期望，如果可能的话可以将求职目标具体到某个科室或部门，以便让招聘单位更清楚地了解个人的职业期望。③目标描述简短精炼，在描述选择目标时，应使用一两句简短而清晰的话语，以期高效准确表达。

3. 陈述任职资格　在个人简历中，任职资格和工作能力的展示至关重要。在陈述时，应保持积极、坚定、客观和中肯的语气，同时结合具体事例来增强说服力。受教育经历、工作经历以及证明能力的相关资料是核心内容，需详细阐述。

（1）受教育经历：按时间顺序清晰列出从初中到目前最高学历的每个学习阶段，包括起止日期、学校名称、所学专业、证明人以及是否曾担任过学生干部等。

（2）工作经历：对于再就业者，工作经历是求职的主要优势。因此，在陈述工作经历时，应作为重点来展示，包括工作单位、起止时间、工作部门、具体岗位以及所取得的成果。

（3）竞聘优势：特别强调与目标岗位相关的教育、培训和成就。这些应与所申请的职位、专业或能力要求紧密相关，并醒目地展示在个人简历中。对于具备某些特长的求职者，应将特长与招聘目标相结合，并说明其对目标工作的具体作用。这有助于提升求职者在招聘过程中的竞争力。

（4）所获奖励和荣誉：详细列出在校期间和工作期间所获得的奖励和荣誉，如有必要，还可包括实习、兼职或社会实践等经历。这些都能为求职者的综合素质和能力提供有力支持。

4. 提供佐证资料支撑　为提升简历的真实性和可信度，建议在结尾附上一些有助于求职成功的相关证件和资料。这些附加材料能够进一步展示求职者的综合素质和专业能力。

（1）相关证件：毕业证、奖励证书、英语水平证书、计算机等级考试证书、资格证和培训证等证书是求职者专业技能水平的体现，能够证明求职者在相应领域的实力和能力，应积极展示。

（2）学术成就材料：学术成就材料能够突显求职者在专业领域的独特见解和创新能力，为其增添竞争力。求职者如有科研课题、专利证书、设计作品、发表的论文、撰写的论著以及科研成果等，应积极展示。

（3）实践材料：实践材料能够证明求职者在面对实际工作挑战时的应对能力、团队合作能力及适应能力。因此，求职者如有社会兼职、实践证明等材料，应整理、展示，以提高求职成功率。

（4）推荐信：推荐信能够为求职者的能力和品质提供有力支撑，增加其在招聘过程中的竞争力。如果有知名专家、教授、权威人士或原单位领导的推荐信，务必附在简历中。

5. 精心制作简历　制作个人简历时要考虑下列因素。

（1）长度与格式要求：个人简历应控制在两页 A4 纸以内，并使用计算机打印，并确保书写风格大方且自然。

（2）写作规范：在撰写求职信时，务必遵循书信的写作规范，包括称谓、开头语、正文、结尾、应酬语、祝颂词、署名及时间等部分，同时注意信件的结构、层次、顺序和书写格式，以体现礼节和礼貌。

（3）信纸与笔墨选择：在选择信纸时，建议使用质地优良的白色纸张，笔墨颜色以黑色或蓝色为佳，避免使用圆珠笔，以免给人不严肃的印象。

（4）内容要求与可读性：在书面求职材料中，务必确保词句准确、通顺，条理清晰、简洁，应避免冗长乏味的叙述，以提高阅读效率和吸引力。

二、面试礼仪

（一）面试前的准备

1. 充分准备　在求职之前，深入收集并了解招聘单位的资料至关重要，主要包括：①用人单位信息，如单位性质、规模、经济效益以及未来发展前景。此外，还需关注具体的招聘岗位和所需人数，以便更好地匹配个人职业规划。②用人条件信息，涉及招聘单位对求职者的性别、年龄、学历、工作经验、专业背景、技能水平和外语能力等方面的具体要求或限制。③用人待遇信息，包括预期的薪资待遇和各种福利待遇，有助于求职者全面评估职位的价值和个人的职业发展前景。④面试考核信息，需要掌握用人单位的面试方式和可能遇到的问题。

2. 调整心理　要面试前，要调整好个人心态。

（1）知己知彼，展现优势：在面试前应将自己的优点和不足分别列出来，以便在面试过程尽可能地展现自己的长处，同时对于不足之处也要有所意识，并尽量避免其影响。

（2）自我鼓舞，自信迎战：在面试前应充分了解和熟悉自己的各项资格和能力，做到心中有数。同时，不断提醒自己该目标岗位的重要性，可以强化自己求职的迫切心态，激发更大潜力。

（3）调整心态，缓解紧张：在条件允许的情况下，提前到面试地点熟悉环境是一个很好的方式，这有助于减轻面试时的紧张感。此外，面试前也可以通过一些简单的方法来放松心情，如散步解忧、开怀大笑或洗个热水澡等，有助于在面试中表现得更加从容和自信。

3. 修饰仪表　在人际认知理论中，当交往双方初次相遇时，首因效应发挥着显著的作用。因此，求职者在参加面试时必须高度重视自己的仪表仪态，展现较好的风采，确保给面试官留下积极、专业的第一印象。

（1）着装典雅显专业：面试着装须规范且得体。无论应聘何种职位，都应遵循朴素典雅的原则。女士的着装应大方得体，以西装套裙为代表，避免穿着过于暴露或紧绷的衣物；整体搭配应以简单朴素为主，展现出正统而不呆板、活泼而不轻浮的气质。男士则应选择正式的西装，领带要端正，并保持面部干净整洁；最佳搭配是黑色皮鞋和深色袜子，展现出专业和严谨的形象。

（2）仪容整洁展自信：面试前，求职者应精心准备自己的仪容，整体展示注意简约与得体、协调与和谐。男士需确保头发干净、清爽且整齐，避免有头皮屑；发型应简单、朴素，鬓角要短，不留长发，并修剪鼻毛和胡须；不涂脂抹粉或使用香水，以保持自然形象。女士发型应追求端庄、简约和典雅，避免滥用饰物；颜面部的修饰应清新、素雅，色彩和线条的运用要恰到好处，不宜过于浓重；选择香水时，应与个人气质相协调，香味宜淡雅，令人感到舒适。此外，无论男女都应保持体味清新，注意口腔卫生，避免饮酒和食用带有强烈异味的食物，必要时可使用口腔清新剂或咀嚼口香糖来减少口腔异味；保持双手清洁，指甲应修剪得当，无污垢，避免美甲。

4. 模拟演练　为了达到更好的效果，求职者可以邀请同学或亲友担任评委，参与模拟面试。在预演过程中，求职者应特别关注自己的仪表着装和语言表达能力，确保这两方面都达到最佳状态。此外，还可以预设几个针对性强的问题，以检验自己的临场应变能力和表达能力。必要时还可以向学长或师长请教，以获取更多的建议和指导。

（二）面试中的礼仪与技巧

招聘面试是求职过程中最为关键的一环，它直接决定着求职者能否成功获得心仪的职位。通过展现得体的举止和礼貌的态度，求职者不仅能够给面试官留下深刻的印象，还能更好地把握机会，实现自己的职业理想。

1. 言谈举止礼仪　得体的着装、高雅的谈吐能够充分展现求职者的良好文化修养、精神风貌、审美情趣以及性格特质，从而在招聘者心中留下深刻的第一印象。因此，在面试过程中，求职者必须注意：①语言表达规范，包括语音、语气、语调和语速，都要保持规范。②言谈内容恰当，遵循礼貌、标准、连贯、简洁的原则。此外，还应避免多余的手势和反复摆弄手指等不文雅的小动作，以保持整体形象的稳重和专业。

2. 守时礼仪　求职者准时到场，不仅是对招聘方的尊重，更是展现自己言而有信、严谨有序的一面。为了防止迟到带来的尴尬和负面影响，求职者最好提前 10～20 min 到达面试地点附近，这样不仅可以确保不迟到，还能给自己留出一些时间来调整心态，确保以最佳的状态进入面试环节。如因某些不可抗拒的原因导致无法准时到场，求职者应尽早通知面试方，并真诚地表示歉意。一旦真的发生迟到的情况，求职者应主动且简洁地解释原因，并向面试方

NOTE

诚恳道歉。

3. **见面礼** 通过下列细节，求职者可以展现出自己的专业素养和尊重他人的态度。

（1）礼貌敲门：当被邀请进入面试房间时，求职者应先礼貌地敲门，待被允许后再进入。即使房门已经半开或虚掩，也应轻轻叩击以示尊重。

（2）微笑问候：进入房间后，求职者应主动向面试者展示微笑，并点头致意，用如"您好"等礼貌用语进行问候。

（3）得体握手：当面试者主动打招呼并伸出手行握手礼时，求职者应积极回应并礼貌地回握。如果面试者没有先伸手，求职者应避免主动伸手。

（4）恭敬就座：求职者不应自行坐下，应等待面试者邀请后再入座。入座前，应表示感谢，并坐在指定的座位上。如果没有指定座位，应选择面试者对面的位置，以便进行交流。

（5）注意姿态：求职者应特别注重站姿和坐姿的正确性。在交谈时，身体应稍微前倾，以表示专注聆听。如果是异性，应避免过分前倾，以免给人不庄重或轻浮的感觉。

4. **自我介绍礼仪**

（1）充分准备：在面试前，求职者应精心准备讲稿，并熟记其中的内容，确保在面试中能够流畅自如地表达。

（2）表现自信：在面试过程中，求职者应展现出自信和落落大方的态度，同时保持诚恳的态度，以赢得面试官的信任和尊重。

（3）自然表达：在自我介绍时，求职者应保持语气平和、神态自然，展现出自尊自谦的良好形象。如果能够适时运用幽默语言，将有助于加深面试官对求职者的印象。

（4）内容充实：在自我介绍中，求职者应重点介绍与应聘岗位相关的内容，确保言之有物，避免空洞无物或过分炫耀自己。

5. **倾听与应答礼仪与技巧**

（1）礼貌与文雅：①礼貌应答。面试时要尽可能记住考官的姓名并礼貌称呼，与考官交谈时使用敬语，如"您""请"，不要随意打断考官的话或与考官争辩。回答问题时要全神贯注，适时作出积极反应，抓住重点，简洁明了。②文雅应答。在面试的交谈中，求职者应展现出温文尔雅的风度，语气平和、语调适中，使用文明、得体的语言。在必要时，可以运用专业术语来展示自己的专业素养。同时，应避免使用口头禅以及粗俗不雅的词汇，以保持自己谦逊、干练且彬彬有礼的形象。

（2）坦诚与谨慎：①坦诚应答。在面试中，对于每个问题都要有问必答，以谦虚诚恳的态度来回应。如果遇到一时无法回答的问题，可以从其他相关话题入手进行缓冲，并迅速寻找答案。如果确实无法找到答案，可以先回答自己了解的部分，然后坦率地承认有些问题还没有深入思考。这种诚恳坦率的态度反而容易赢得面试官的信任。在回答时，求职者可以运用机智幽默的语言，不要故意回避、含糊其词、沉默不语或牵强附会。②谨慎应答。在回答面试问题时，求职者应首先进行深思熟虑，确保自己的回答有逻辑、有条理。避免信口开河、夸夸其谈，确保言辞与问题紧密相关，言之有物。特别是当面试官要求发表个人见解时，求职者更应慎重考虑，以展现出自己深思熟虑的特质。

（3）重点与倾听：①重点应答。在面试中，求职者应避免长篇大论、言语重复，而应注重突出重点。对于面试官感兴趣的话题，可以详细阐述，以展示自己的专业知识和热情。对于简单的问题，可以边问边答，以展现自己的反应速度和简洁明了的表达能力。对于复杂的问题，可以边思考边答，以展示自己深入分析和解决问题的能力。②仔细倾听。在面试过程中，求职者应全神贯注地聆听面试官的问题或介绍。通过目光接触，展现出自己的专注和尊重。在适当的时候，可以通过点头或简单地插入如"是的""对"等话语，来回应面试官，这不仅能提高对方的谈话兴趣，还有助于获取更多信息。在整个交流过程中，保持和谐、融洽的氛围至关重要。求职者应避免在面试官发言时贸然打断，以免造成失礼和不必要的尴尬。

6. 告别礼仪

（1）适时礼别：在大多数情况下，面试并没有明确的时间限制。当求职者完成了所有必要且重要的交流后，应该适时地准备结束面试。当面试官表示"我们已经了解了你的情况，今天就到这里了吧"或"谢谢你的支持"时，这是一个明确的信号，表示面试即将结束。此时，求职者可以站起身，以微笑和握手的方式表达感谢，并礼貌地离开面试场所。

（2）感恩致谢：在面试结束时，求职者应该真诚地向面试官道谢，感谢他们给予的机会和时间。不必主动伸手握手，除非面试官先伸出手。如果面试前有其他工作人员协助接待，离开时也应一并向他们表示感谢。

（三）面试后的礼仪

面试结束后，及时反思和后续沟通对于求职者至关重要。通过深入分析自己的表现，发送专业的感谢信或邮件，求职者不仅可以为未来面试作好准备，还能加深与面试机构的联系，展现自己的专业素养和沟通能力，从而增加成功的机会。

1. 面试反思　面试结束后，求职者应当及时反思，分析自己在面试中的表现，以便在未来的面试中做得更好。

2. 致谢沟通　为了加深与面试机构的联系并表达感谢，最好在面试当天或一两天内写一封简洁而有力的感谢信。在信中，首先要提及自己的姓名、简单的背景以及面试的具体时间。接下来，可以提到在面试中印象深刻的具体细节，并对从中获得的启示和学到的东西表达诚挚的感谢。此外，要再次强调自己对这份工作的热情和对应聘单位的浓厚兴趣，让信的内容显得真诚而动人。在信的结尾部分，要表达出对获得这份工作的坚定信心，以及对未来可能的合作机会的期待。

三、网络求职礼仪

（一）求职信和简历的书写

1. 求职信的书写　在撰写网上求职信时，务必确保求职信和简历都简洁明了，突出重点。当通过电子邮件发送时，标题应明确标注"应聘某某职位"，以便招聘方一眼就能看出你的意图。求职信应直接在邮件正文中编辑，避免使用附件形式，从而方便招聘方查阅。同时，求职信的篇幅不宜过长，最好能够在不滚动屏幕的情况下一次性看完，以保持读者的阅读兴趣和注意力。简历应紧随求职信之后，方便招聘方浏览求职者的职业背景和技能。

2. 简历的制作　在制作简历时，务必按照招聘方的要求严格填写相关信息。在呈现学历和工作经历时，应遵循倒序原则，将最近的学历和工作经验置于简历的前部，以便招聘人员能够迅速了解应聘者目前的职业概况。这样的布局有助于凸显应聘者近期的职业发展和所取得的成就。同时，简历的排版应整洁有序，避免出现字词及语法错误，以确保整体的专业性和可读性。

3. 投递的礼仪　在投递简历时，最好将求职信和简历的内容放在邮件正文中，而非作为附件发送。防止招聘人员因无暇打开附件，或者出于安全考虑（如担心附件可能携带病毒），从而忽略了求职者的申请。通过人才网站投递简历时，应直接发送给招聘单位，避免通过多个渠道或方式发送，以免给对方造成不必要的困扰。避免在同一招聘单位申请多个职位，以免给对方留下职业规划不够明确的印象。

（二）视频面试礼仪

视频面试已成为现代招聘流程中不可或缺的一环，它借助网络视频技术，使得应聘者与招聘单位能够进行实时交流。这种方式不仅方便快捷，而且有效节约了双方的时间和成本，在一定程度上减轻了应聘者的紧张情绪和恐惧感，使应聘者能够在更加轻松的环境中展示自己的能力和才华。

1. 面试前准备　务必确保摄像头、麦克风和音箱等设备的应用效果达到最佳状态。①摄像头调整：调整好摄像头的位置和角度，以确保视频画面清晰、稳定。②环境选择：选择一个干净、整洁、美观的背景环境。确保光线明亮柔和，避免强光直射摄像头镜头，造成画面过曝或模糊。③麦克风和音响调试，避免麦克风对着音箱，以免产生回音或噪声干扰。务必事先调试好自己的声音，确保音质清晰、音量适中。

2. 面试中礼仪　在视频面试过程中，除了遵循常规的面试礼仪外，还需确保摄像头角度和光线适宜，背景整洁美观，语音通话清晰流畅。在面试过程中，应保持周围环境的安静，避免无关人员干扰，以体现对面试的尊重和重视。

ℯ 微视频　简历与自我介绍

第四节　护士职业礼仪

护士职业礼仪是护士在专业实践中应当遵循的行为准则和规范，它是护士内在素质的外在表现。优雅的护士职业礼仪有助于构建温馨、和谐且积极向上的医疗人文氛围，为患者带来心理上的安宁与舒适，进而提升整体护理服务质量。

一、护士职业礼仪的基本原则

护士职业礼仪应恪守遵守自律、敬人、宽容、平等、真诚、从俗、适度原则，尊重文化差异，适度表达，以建立和谐友好的人际关系。

（一）遵守与自律

在交际互动中，每一位参与者都应自发地遵守礼仪，用礼仪去规范自己的行为和语言。对于礼仪，不仅要深入学习、充分了解，更要将其切实融入生活中去实践。礼仪的规范包含了对待自我的个人要求和对待他人的行为准则两部分。自律，即对自己的严格要求和自我约束，它涵盖了自我控制、自我对照、自我反省以及自我检点等多个方面，是礼仪实践的基石和起点。

（二）敬人与宽容

在礼仪的两大组成部分中，对待他人的方式占据了举足轻重的地位，是礼仪的重点与精髓。尊重他人意味着我们需要时刻保持一颗谦逊和尊重的心，相互体谅、相互尊重，以友善和谐的态度相待，避免对他人尊严造成伤害，更不应侮辱对方的人格。宽容是要求我们要对他人展现出宽广的胸怀，应该学会容忍、体谅和理解他人，避免过于挑剔、苛求和咄咄逼人，从而建立起和谐友好的人际关系。

（三）平等与真诚

在运用礼仪的过程中，虽然交往对象各异，需要灵活应对，但在尊重他人、以礼相待的核心原则上，必须保持一致性，给予每一位交往对象同等程度的尊重和礼遇。平等原则要求务必避免任何形式的区别对待，以免厚此薄彼，确保礼仪的公正与平等。真诚原则要求要真诚待人，言行一致，表里如一。只有保持对交往对象的尊重和友好才能真正被对方理解和接受，从而与对方建立真诚而深入的联系。

（四）从俗与适度

在人际交往过程中，由于不同国家的国情、民族和文化背景的差异，交往双方应相互尊重对方的习俗，不应轻易否定他人与我们不同的做法，应遵循"入国问禁、入乡随俗、入门问讳"的原则，与大多数人的习惯做法保持一致，以促进和谐的人际交往。为了确保礼仪的运用能够达到预期效果，必须注重技巧和规范，把握好分寸。既要表现得彬彬有礼，不失尊重，又不应过于谦卑；既要展现出热情和大方，又不应过于轻浮或过分献媚，以维护个人的尊严和礼仪的庄重性。

二、护士仪容仪表礼仪

（一）仪容与仪表的基本概念

仪容指的是人的容貌，尤其是头部，包括面部和发型等。在人际交往中，仪容往往是他人首先注意到的，并会直接影响他人对自己的整体评价。仪表则涵盖了人外表的各个方面，包括仪容、服饰、体态以及举止等，它是一个人精神面貌的外在表现。

仪容与仪表之美可分为 3 个层次。首先是自然之美，它源于先天条件优越，天生丽质。尽管以外貌来评判一个人并不合理，但天生美好的容貌和姿态无疑能给人带来愉悦的感受。其次是修饰之美，它指的是根据规范和个人条件，对仪表与仪容进行恰当的修饰，以扬长避短，塑造出良好的个人形象，展现出自尊自爱和对他人的尊重。最后，也是最高层次，是内在之美，它源于持续学习和努力，以此来不断提高个人的文化、艺术素养以及思想道德水平，培养出高雅的气质和美好的心灵，使自己在外表和内在都达到完美统一。在这三者之中，内在美是最高的境界，而适度的修饰之美则是仪容与仪表礼仪关注的重点。对于护士而言，仪容与仪表修饰应遵循整洁、端庄、大方、得体的基本原则，以符合护理工作的场景和要求。

（二）护士仪表服饰的发展与变迁

不同年代、不同文化背景下，护士服饰有很多变化，折射出护理事业的发展，演绎着护理文化的发展，也体现了护理理念的传承与创新。

在南丁格尔开创现代护理学之前，护理工作主要由修道院中的女修道士承担。这些修女们身着统一的服装，以白色长袍为主，这种统一的白色长袍后来逐渐演变成为护理职业的象征。修女的服饰可以被视为现代护士服装的雏形。

19 世纪 60 年代，南丁格尔以"清洁、整齐并利于清洗"为原则，首创了护士的专用服装。1928 年，我国在第九届全国护士代表大会上采纳了林斯馨（1906—1991）提出的关于统一全国护士服装的提议。

自 20 世纪中期起，护理学的快速发展推动了护士服饰的演变。护士服饰的设计逐渐趋向更加实用、人性化，并突出了专业性。在色彩上，护士服装变得更加多元化和人性化，不再局限于传统的白色，而是根据工作环境的不同，增加了蓝色、粉色等色彩，以适应不同的护理场景。燕尾帽作为专业护士的象征，从礼仪角度看，佩戴燕尾帽体现了礼仪的规范性、装饰性和职业性。然而，由于在实际工作中燕尾帽容易掉落，可能成为传播感染的潜在因素，因此在当前的护理服务实践中，许多医疗机构已经取消了佩戴燕尾帽。

（三）护士服饰礼仪的原则

1. 着装的基本原则　深入学习服饰礼仪的基本原则，并不断提升个人的服饰礼仪修养，才能够将所学知识灵活应用于各种不同的场合中。常见的着装原则有 3 种。

（1）TPO 原则：是目前国际上公认的衣着标准，即着装要考虑到时间（time）、地点（place）、场合（occasion）这 3 个因素，以塑造出和谐且得体的形象。

1）时间：涵盖了早、中、晚不同时间段以及季节和时代的变迁，要求根据时间的变化来选择合适的服饰。

2）地点：涉及地方、场所和位置等，要求着装与环境相协调，不可一成不变，要遵循基本的礼仪规范。例如，在家里可选择休闲服，在公司则需着职业装，在外出时还需考虑当地的传统和风俗习惯。

3）场合：要求衣着与活动的性质和氛围相协调。例如，端庄典雅的服饰适合学术会议，便装适合聚会郊游，喜庆考究的服装适合亲友婚宴，冷色调服装适合追悼会。

通过遵循 TPO 原则，可以更好地在不同的时间和场合中展现出得体的形象。

（2）适应性原则：主要指根据个人特质进行服装选择，这些特质包括个人的性格、年龄、身材、兴趣爱好以及职业等。要通过服装来突显个人的优点，修饰或弱化不足，与个人的魅力和气质相适应，从而展现出最佳的自我形象。

（3）整体性原则：服饰的整体美感是由多种因素共同构成的，包括个人的身材、内在气质，以及服饰的款式、色彩、质地、工艺和穿着环境等。服饰的美感正是从这些因素整体的和谐统一中得以体现。

2. 着护士服的基本要求　由于医疗卫生行业的特殊性质及其对职业性的高要求，护士的服饰必须满足以下基本要求。

（1）端庄朴素显气质：护士的着装应展现出端庄实用、简约朴素的特点，同时线条流畅，展现出护士的活力与美感。

（2）干净整齐表专业：保持干净整齐是护士服的基本要求，这不仅是专业品质的体现，更是护士精神面貌的展示。

（3）合体适宜着服饰：在穿着护士服时，应确保服装的大小、长短和型号适宜，腰带应平整且松紧适度。此外，还需注意与其他服饰如护士帽和护士鞋等协调统一。

（4）规范着装保安全：在特定的医疗环境中，护士需要选择和搭配符合该环境要求的特殊服饰，如手术服、隔离服和防护服等，以确保工作安全并符合医疗标准。

（四）护士服饰礼仪规范

护士在工作时，其服饰的规范化不仅是对患者和专业的尊重，更是展示职业美感与礼仪修养的重要方式。

1. 护士服着装　合身得体，体现专业。穿着护士服时，应确保尺寸合适，腰带平整无皱，领扣、衣扣、袖扣均应系好。同时，内衣的领边、袖边、裙边不宜显露在工作服外部。在夏季穿着裙装时，建议选择浅色或与工作服同色的内衣，以保持整体着装的协调性和专业性。

2. 护士鞋袜选择　舒适防滑，清洁整洁。护士鞋的最佳选择是白色或乳白色的平跟或小坡跟软底鞋，具备防滑和舒适的特性。同时，袜子建议选择肉色，并保持鞋子和袜子的清洁整洁。

3. 饰物佩戴　简约大方，突出专业。在工作环境中，护士应避免佩戴过多非工作所需的饰品，以保持专业形象。除了正常应佩戴的胸卡、秒表等必需物品外，不应有过多装饰。胸卡应正面朝外，端正地佩戴在胸前，保持其表面干净，避免被药液污染或粘贴其他物品。

4. 护士帽佩戴 端正稳固，彰显身份。护士帽分为燕尾帽和圆帽两种类型。

（1）燕尾帽：专为女性护士设计。燕尾帽边缘的彩条通常为蓝色，象征着责任和尊严。佩戴燕尾帽时，短发应保持在眉毛以上、肩膀以下的位置，且不应遮住耳朵；长发则需整齐地盘在脑后，用发卡或头花固定，或直接戴上发网。燕尾帽应平整无皱，戴得端正且稳固，高度适中，距离发际线 3～5 cm。发夹的颜色应与头发或帽子的颜色相协调，并固定在帽子的后部。

（2）圆帽：适用于手术室、监护病房、隔离病区等特殊区域，以及根据疫情防控要求所规定的区域。男性护士通常佩戴蓝色或白色的圆帽。佩戴圆帽时，头发应完全置于帽子内部，确保眉毛不被遮挡，发梢不外露。帽子的边缝应置于脑后，边缘保持平整。

5. 口罩佩戴 严密防护，卫生为先。口罩是护士工作中至关重要的职业防护装备，同时也是护士服饰中不可或缺的一部分。在佩戴口罩前、摘下口罩后，护士应确保先清洁双手，以维护卫生。在佩戴时，应确保口罩的鼻夹侧朝上，皱褶口朝下。戴上口罩后，应进行鼻夹塑形，使口罩紧密贴合鼻面部，四周无空隙，从而确保有效的防护效果。

（五）护士仪容礼仪规范

护士的仪容仪表修饰应遵循整洁、端庄、大方、得体的基本原则，以符合护理工作的实际情境和要求。

1. 护士头饰规范 头饰礼仪涵盖了如下内容：①头发保养，其核心是包括保持头发的清洁与整齐，长度适中。②发型选择，从审美和工作的实际需要出发，女性护士在工作时应避免长发披肩，而是应将头发整齐地盘成发髻，展现出清爽利落的形象。对于男性护士，则不建议留鬓角，头发不应触及额头、耳朵或衬衫领口，同时尽量避免剃成光头。③发饰装扮，既要符合社会的普遍规范，又要体现职业的特色，做到得体不夸张，符合护士职业特色。

2. 护士面容修饰 应遵循端庄、简洁、注重保养的基本要求。在妆容上，建议以淡妆为主，追求自然柔和、得体大方的效果，以展现护士职业特有的端庄、稳重与沉静之美。

（1）眼部与眉毛的修饰：眼睛是心灵的窗户，因此保持眼部清洁至关重要，要及时清除眼部分泌物。在化妆时，眼线的描绘应纤细自然，避免过于粗重或浓黑。眼影的选择应以浅色为主，避免使用过于闪亮或重金属质感的色彩。眉笔以浅棕、咖啡或淡黑色调为主，避免使用过于粗重的蓝色或黑色，以保持自然得体的外观。

（2）鼻部与口部清洁保养：应经常保持鼻部的清洁，注意避免在公共场合进行吸鼻、擤鼻涕或挖鼻孔等行为。在特殊情况下需要清理鼻涕时，应使用手帕或纸巾进行辅助，并尽量控制声音，以免给他人带来不适。口部的清洁与保养包括认真刷牙和定期洁牙。在上班前，应避免食用气味过于刺激的食物，以保持口气清新。在妆容上，嘴唇的颜色应避免过于鲜艳或突出，以保持自然得体的形象。

（3）面部妆容与个人卫生：面部应保持洁净，腮红的选择应以浅粉色或浅桃色为主，避免使用深色或荧光色调。对于男性护士，应及时修剪胡须，避免留长胡须或蓄须，以维持整洁的职业形象。护士在选择香水时，应偏好清新淡雅的香水，避免使用气味浓郁或厚重的香水，以免给患者带来不适或干扰。

3. 护士肢体修饰 肢体修饰涵盖了手臂和腿部的整理。护士的双手应经常清洁，定期修剪指甲，避免留长指甲、涂抹指甲油和美甲，以确保清洁与卫生。在正式场合如工作时，男性护士的着装应避免暴露腿部，不宜穿短裤；而女性护士在穿着裙式护士服时，应避免光脚穿护士鞋，以保持整体形象的得体与专业。

三、护士言谈举止礼仪

言谈，即语言和表达，是护理工作中至关重要的沟通方式。沟通技巧对护理工作的质量与水平具有直接影响，因此，言谈礼仪成为每位护士不可或缺的工作技能。举止，即行为举止，是个体精神风貌的外在体现，通过活动或交往中的各种姿态，传递着个人的思想、情感和态度。对于护士而言，举止礼仪的基本要求在于展现文明、优雅、尊重和适度的态度。护士的体态美，尤其在护理工作中的站姿、坐姿、行走姿态往往展现在其护理操作中，不仅体现了专业素养，也对患者产生着积极的影响。

（一）言谈的基本礼仪

1. 言谈技巧

（1）语言规范：①文明礼貌。使用文明和礼貌的语言是言谈礼仪的核心要求，在交流中，应积极运用敬语、谦语和雅语，以赢得他人的好感、信任和理解；同时，应避免使用粗俗、不礼貌或怪异的言辞。②恰当准确。在言谈过程中，语言恰当准确有助于避免因误解而引发的纠纷。为此，要注意发音准确无误，语速快慢适中，语气谦和有力，内容简明扼要，以及语言通俗易懂。

（2）话题恰当：在与人交谈时，话题和内容的选择尤为重要，这能够体现一个人的身份、修养、爱好和受教育程度。①选择适宜的话题：包括预定话题、高雅格调话题、轻松愉快话题、对方擅长话题以及时尚流行话题等。②应避免的话题：包括涉及国家或行业秘密的话题，非议党和政府的话题，背后议论领导、同行或同事的话题，有争议的话题，以及涉及他人隐私或格调低俗的话题等。

（3）方法得当：言谈的方法应根据言谈的目的、场合及时间进行合理选择和运用。①互动交流。在进行交谈、讨论、咨询或电话沟通等互动谈话时，务必牢记"停、看、听"三字谈话原则。"停"意味着在未充分思考前不要轻率发言；"看"指的是在言谈中要敏锐观察对方的面部表情，以了解对方的情绪和态度；"听"是至关重要的，一个擅长言谈的人，首先应当是一个出色的倾听者，能够认真地聆听对方的观点。②正向传递。在进行汇报、演讲、讲解或口头通知等单向信息传递的言谈中，开场白应当具有吸引力，突出重点，条理清晰，明确交代事情的前因后果，并以巧妙的方式结束，以确保信息的有效传达和接收。

（4）掌握分寸：在言谈中，掌握说话的分寸至关重要，以下几点要注意：①说话形式的分寸，即在公共场合要保持文明的言谈举止，避免旁若无人地高声谈笑。②说话内容的分寸，对于不熟悉的人，特别是异性，应避免开过分的玩笑，以免显得不尊重他人。同时，应避免对他人出言不逊、背后议论、揭露短处或谈论隐私。③说话体态的分寸，双方谈话时应相互正视、倾听，避免用手指人，手势幅度也不宜过大。在言谈中切忌东张西望、答非所问、频繁看表或做出无关的小动作，这些都是不尊重他人的表现。

（5）善于赞美：赞美他人具有深远的意义，它能够化解矛盾，消除人与人之间的误解，激发他人的积极性，促进人与人之间的友好关系，并深化友谊。护士应当擅长发现并赞美患者的优点和长处，通过肯定和赞许来表达对患者的真诚关心。护士在工作中可通过以下多种方式来赞美患者：①直言夸奖：即以清晰、明确的语言直接表达对他人的肯定和赞赏，如"你今天的精神状态真是棒极了。"②肯定赞美：当某人经过艰苦努力终于取得成功时，非常渴望得到他人的赞美和肯定，如坚持治疗、保持健康好习惯等。在这些时刻，及时的赞美能够促使其继续努力。③反向赞美：将指责转化为赞美是一种巧妙的沟通方式，能够让对方在受到赞美的同时意识到自身的问题。④目标赞美：在赞美他人时，为其设定一个目标可以激发其信心，坚定其信念，并促使其朝着这一目标努力。例如，护士可以这样赞美和鼓励自己的患者："我坚信，凭借你的努力，你的手很快可以恢复到术前水平。"⑤意外赞美：出乎意料的赞美往往会带来惊喜，因为它打破了对方的预期，从而极大增强了对方的好感。卡耐基去邮局寄挂号信时通过赞美办事员美丽的头发，使其服务态度变得热情。这种出乎意料的赞美不仅改善了交流的氛围，还展示了赞美者细心观察和真诚赞赏的能力。

（6）其他言谈技巧：言谈艺术的表达技巧丰富多样，除了上述提及的技巧外，还有许多其他的言谈技巧，合理运用这些技巧能够实现事半功倍的效果。①洞悉心理，拉近距离：抓住对方的心理特征和喜好进行交流是一种有效的策略，能够拉近交谈双方的距离，确保交流顺畅进行。特别是在与女性交流时，采用"逢人减岁"的技巧，即将对方的年龄往年轻的方向说，能够让对方感到自己更显年轻，从而产生一种心理上的愉悦感。在交谈中，多从对方的角度思考，深入分析对方的性格特点，并善于观察对方的言谈举止，这些都会对交谈产生积极的帮助。②委婉交谈，尊重为先：委婉交谈法是一种通过间接、含蓄的语言表达本来意图的方法，旨在让对方在接收不同意见时感到被尊重，并从理智和情感上接受对方的建议和批评。实践表明，使用含蓄、委婉、动听的措辞，并留下一定的余地，善解人意，通常比直抒己见更为婉转、高雅，且成功率更高。③幽默为媒，调节氛围：幽默是一种高级的语言表达方式，通过诙谐、愉悦的语言组合，在特定的语境中传递信息并达到预期目标。幽默语言具有独特的功能，能够在言谈中活跃或缓和紧张的氛围，修饰和调节人际关系。正如恩格斯所言："幽默是智慧、教养和道德优越感的体现"。创造幽默语言意境的技巧包括正话反说、偷换概念等多种方式。无论采用哪种技巧，关键在于展现出机智、灵活和得体的特质，使听者听后能够感受到啼笑皆非或惊喜有加的效果，留下深刻的印象，同时富含深意。④暗示为桥，传达意图：暗示法是一种有效的言谈技巧，通过语言、手势、表情或情境等手段，向被暗示者传达某种意图或意见，以达到提示、教育或治疗的目的。暗示法可分为多种类型，包括点化暗示法、引发暗示法和图像式暗示法。点化暗示法通过提及与意图紧密相关的另一件事来引起被暗示者的反应，如公路拐弯处的标语牌提醒人们注意交通安全。引发暗示法通过引导和启发的方式，使矛盾双方受到启发并做出相应反应，以化解矛盾。图像式暗示法则通过图像来传达意图并引起反应，如妇幼保健院张贴的母亲给婴儿哺乳的宣传画，旨在暗示人们科学养育的重要性。

2. 交谈方式

（1）神态专注：在交谈过程中，应保持目光与对方平视，全神贯注地聆听，坐姿应保持端正，同时面带微笑。倾听的一方展现出专注的神态，是对说话者最大的尊重。通过下列方式可以体现交谈时的专注神态：①通过微笑、点头等动作表达支持、肯定或赞许对方提出精辟的观点或与自己相同的意见；②可以适时以"嗯"等声音作出回应，表明自己正在认真倾听；使用"没错""我有同感"等回应对交谈者的理解和支持；③当自己发言时，适当引用对方的观点及见解，或直接向对方请教，都能增进双方的共鸣感，促进愉快的合作。

（2）双向共感：社交礼仪强调在交谈中应遵循双向共感规则，这包含两个层面的意义。①双向交流，互动为要。在对话中，应注意互动，尽量让对话围绕对方展开，避免过度自我而忽视对方的存在；②共感核心，共鸣话题。这意味着交谈的核心内容应当是双方共同感兴趣、乐于接受、积极参与并能产生共鸣的话题。遵循这一规则是确保交谈成功的核心要素。

（3）礼让对方：在交谈过程中，我们应始终以对方为中心，尊重并礼让对方。为此，需要遵循"五不要"原则。一不要独白，给予他们充分的发言机会，而不是一味地自我表达；二不要打断，尊重他们的思考和表达过程，避免突然插入自己的意见；三不要质疑，应接受对方的观点；四不要急于补充，当他人发表意见时，最好的方式是倾听。如果需要补充，应等待对方表达完毕或在对方同意后再进行；五不要抬杠，即不要固执己见，强行争辩，而是要以理解和合作为主导，共同推进交谈的深入。

（4）适可而止：交谈需要适度控制，避免过度。在普通场合和小规模交流中，建议交谈时间控制在半小时以内，最长不应超过一小时。对于每个人的发言，建议每次在 3 分钟以内，最长不超过 5 分钟，以防止信息和情绪被稀释，影响交流效果。

（二）护理工作中的言谈礼仪

在护理工作中，言谈礼仪是护士与患者沟通时应当遵循的规范。医学之父希波克拉底曾强调，医生的治病之道在于药物与语言的双重作用。因此，护士在与患者交流时，应当运用恰当的语言技巧，根据患者的心理特点给予开导、启发、劝说和鼓励，以减轻或消除患者的精神负担和顾虑，促进患者康复。

1. 护士的语言技巧

（1）言语恰当：规范性语言的运用至关重要，以确保患者能够准确理解所传递的信息。称呼语作为护患交往的起点，其得体性对于建立良好的第一印象至关重要，为后续的交流奠定相互尊重、相互信任的基础。护士在称呼患者时，应遵循以下原则：①称呼恰当性原则：根据患者的身份、职业、年龄等因素选择恰当的称呼，力求准确、恰当；②避免直接称呼原则：避免直接称呼患者的名字，特别是在初次见面时，这样是不礼貌的；③不使用床号代替原则：不可仅仅使用床号来代替患者的称呼；④敬称使用原则：当谈及其配偶或家属时，应使用如"您夫人""您母亲"等敬称，以示尊重；⑤语言通俗易懂原则：护士在与患者交流时应考虑患者的文化程度和接受能力，尽量使用通俗易懂的语言。

（2）善于倾听：倾听是护士与患者交流时至关重要的技巧，它要求护士全心全意地接收并感受患者在对话中传递的所有信息，从而全面理解其意图。为确保有效的倾听，护士与患者之间应保持约 1 m 距离，身体轻微倾向患者，同时保持目光接触。以下是几种关键的倾听技巧：①预估时长，耐心倾听：给予患者充分的时间来表达，预估对话的时长，并耐心、专注、冷静且有分析性地聆听；②点头回应，展现关注：通过点头或回应（如"哦""是的"等）来展示对患者话语的关注和思考；③避免打断，全面理解：避免随意打断患者，让他们充分表达，从而全面理解其真实意图和情感；④专注对话，避免分心：护士应避免分散注意力的行为，如频繁看表或望向窗外；⑤观察非语言行为：如面部表情、手势和眼神，这些都是情感的真实反映，有助于护士更深入地理解患者的内心世界。

（3）运用核实：核实是倾听过程中的重要环节，它有助于确保双方对谈话内容的理解保持一致，避免误解和沟通障碍。通过核实，护士可以确认自己的理解是否准确，从而推动沟通朝着更加有效的方向发展。

（4）引导交谈：良好的开端对于成功的交流至关重要。因此，积累交流经验并掌握一些交谈技巧显得尤为重要。①建立情感联系，通过嘘寒问暖来与患者交流感情，这不仅能满足患者的心理需求，还能缩短彼此之间的距离。②注意插话技巧，在交谈过程中，护士需要细心倾听，避免随意打断患者，并抓住合适的时机，巧妙地插话和询问，以引导患者分享有关疾病的关键信息。③委婉引导话题，若患者的话题偏离了主题，护士不应急躁地改变话题，而应委婉地引导回正题，以避免患者感到不快。

（5）适当沉默：沉默是一种超越语言的沟通方式，其力量常常胜过千言万语。在护患交流中，适时的沉默为双方提供了一个宝贵的思考和调适的机会。其作用主要体现在以下几个方面：①安慰支持，特别是在患者感到焦虑、悲伤或哭泣时，沉默能够作为一种无声的安慰，发挥出意想不到的作用，给予患者温暖和支持。②缓和调节，沉默还能够缓和过激的言语和行为，化解紧张的氛围，为交流创造更加和谐的环境。③情感传达，在护理交谈中，沉默可以传达多种情感，既可以是对患者无言的赞许，也可以是对某些观点的无声抗议。④立场表达，它既可以表达欣然默许的态度，也可以表示保留己见的立场。

（6）巧妙提问：提问不仅是收集信息和核对信息的有效手段，更是护士必备的一项基本技能。提问可以是有明确方向和限制的封闭式提问，也可以是没有特定方向和限制的开放式提问，这两种方式在实际应用中常常相互交替，以便更好地获取所需信息。

（7）运用体态语：体态语是一种无声的伴随性语言，通过面部表情、姿态和动作来表达特定的语义和传递信息。在交流中，它是言谈的重要辅助手段。体态语能够补充和强化有声语言，有时甚至能够比有声语言更具表现力和感染力。其中，表情语是体态语中最关键的部分，特别是目光和微笑。

（8）把握节奏：每个患者的说话速度和反应快慢都有所不同。因此，护士在与患者交谈时，应根据患者的具体情况灵活调整交谈的节奏。特别是对于老年患者，他们的反应可能较慢，当他们表达不清时，护士应避免催促，而是要展现出耐心和理解，尽量使自己的说话速度与患者保持一致。

（9）选择时机：护士应避免在患者休息、用餐或接受治疗时与他们交谈，以免干扰他们的正常生活和治疗。在交谈前，护士应事先与患者沟通好交谈的时间，以确保交流的高效且不过于冗长。当需要结束谈话时，护士应选择一个合适的时机，如在患者谈话告一段落时，礼貌地提出休息的建议，以确保交流的自然和顺畅。

（三）举止礼仪

1. 立如松的稳重站姿 站姿是展现体态优雅与自信的基础。作为护士，站姿应该体现出稳重、朝气和专业的形象。站立时，要保持"挺、直、高、稳"的原则。①头颈挺，要保持头部正直，颈部挺直，目光温和且面带微笑，下颌微收。双肩放松并自然外展，两臂自然下垂，女士的双手可以轻贴于大腿两侧或相交于小腹前（插图1），而男士的双手则轻贴于大腿两侧（插图2）；②脊柱直，要尽量保持脊柱与地面的垂直，挺胸立腰，收腹夹腿，展现出挺拔的身姿；③重心高，身体的重心要适当提高，昂首提气，显得精神焕发。在迎接和送别患者时，微微欠身以表示谦虚和敬意；④身体稳，女士的足跟应并拢，足尖稍微分开，呈V字形，夹角为45°~60°，重心落在两脚之间，或呈T字形站立。男士的双脚则应平行，与肩同宽。在站立时，应避免不良姿态，如双腿抖动、倚墙而立、勾肩搭背或双手叉腰等。

2. 坐如钟的端庄坐姿 护士的坐姿应当彰显文雅、端庄、稳重和沉着的职业素养。正确坐姿是保持站立时的身姿，右脚后移半步，单手或双手抚平护士服的下摆，然后轻轻坐在椅子的1/2或2/3处，避免身体完全倚靠在椅背上。女性护士应将双膝并拢，两脚自然踏地，略向内收，双手可以交叉放在两腿之间或双手握拳置于腹前（插图3、插图4）。男性护士的双膝可以稍微分开，双手分别放在两膝之上（插图5、插图6）。坐下时，两眼应保持平视，头部端正，上身挺直。在入座时，要注意按照老幼尊长的顺序，讲究方位礼仪，入座时要保持安静，入座姿势得体，离座时也要谨慎。

3. 行如风的轻盈走姿

（1）护士日常行走时，应展现出昂首挺胸、步伐轻盈的姿态，传递出活力与柔美的感觉。

正确的走姿是在站立的基础上，行走时保持双肩平稳，目光直视前方，下颌微收，两臂自然摆动，幅度约为 30°（插图 7），步伐稳健，步幅均匀，行走直线。在紧急情况下，如抢救患者、处理急诊或回应患者的呼唤时，为了迅速响应和节约时间，护士可以采用快步行走代替奔跑。在快步行走中，护士应特别注意保持上半身的稳定，步伐紧张有序，快速而稳健，以展现出护士独特的动态美。

（2）护士引导患者行走时，可以将右手或左手抬至适当高度，五指并拢，掌心向上，以肘部为轴心，向目标方向伸出手臂。在行走过程中，护士的身体应稍微转向患者的一侧，采取侧前行的姿态。当需要退出病房时，护士应后退几步后再转身，以体现礼貌和尊重。在狭窄的走廊中与他人相遇时，护士应面向对方，点头致意，以示友好和尊重。

（3）护士在推治疗车行走时，应当追求自然、优美、平稳与安全的动作。前行时，双手应稳定地扶住治疗车的左右两侧扶手，肘部自然放松，形成钝角，身体略向前倾斜，保持治疗车距离身体前侧约 30 cm 的距离（插图 8），并平稳地推进。在进入病房之前，护士应停车，礼貌地敲门，然后用手轻轻推开门，推车进入室内。严禁用治疗车撞击房门，以确保患者和自身的安全。

4. **不失态的文雅蹲姿**　护士在采用蹲姿时，应注重姿势的文雅与美观，并遵循节省力量的原则。当需要捡拾物品时，护士应走到物品的侧后方，将右腿后退半步后再采取蹲下的动作（插图 9）。在蹲下过程中，应保持脊背的挺直，女士应注意将两腿紧靠，臀部向下，避免采取弯腰或翘臀的不良姿势。男士在蹲下时，两腿之间可以保持适当的距离（插图 10）。在下蹲的过程中，两腿应协同工作以稳定身体，防止滑倒。

5. **稳准规范地持物**　持物是护士日常工作中不可或缺的一部分，包括持治疗盘、记录本和病历夹等物品。

（1）持治疗盘时，护士应使用双手托住治疗盘的两侧，手指和手掌共同支撑盘面，同时双肘应紧贴身体两侧的腋中线，保持肘关节呈 90° 的屈曲状态。治疗盘应放置在距离胸骨柄前方约 5 cm 的位置，与腰部保持水平，重心稳定于上臂（插图 11）。

（2）持记录本或病历夹时，护士应用左手持握记录本或病历夹的边缘上方 1/3 或 1/2 处，将其放置在身体侧胸上部的 1/3 位置（插图 12），同时用右手托住记录本或病历夹的右下角。整个动作需要协调流畅，确保记录本或病历夹与身体之间形成一个小锐角，以便于随时查看和记录信息（插图 13）。

6. **体贴安全地递接**　在递送文件时，护士应将文件的正面朝向对方，并使用双手恭敬地递上。如果使用的是文件夹，应将文件夹的开口部分朝向对方，以便于对方取阅。在递送笔或剪刀等尖锐物品时，护士应将尖锐部分朝向自己，以确保对方的安全。当接受对方递来的物品时，护士应从座位上起身，使用双手去接收，并同时点头示意或表达感谢。

四、护理工作礼仪

（一）医院护理服务礼仪

1. **基本原则**　医院护理服务礼仪基本原则主要包括以下几方面。

（1）行为仪表端庄大方：护士在履行职责时，应将对职业和患者的尊重融入自己的行为和仪表之中，举止端庄大方。这不仅能够增加患者对护士的信任，还有助于建立一种相互尊重的护患关系。

（2）言语态度和蔼可亲：俗话说："良言一句三冬暖，恶语伤人六月寒"，护士的言语和态度在患者的治疗过程中起着至关重要的作用。一个言语得体、态度亲切和蔼的护士，能够给患者带来积极的影响，促进康复。

（3）操作技术轻柔娴熟：一位操作技术轻柔且娴熟的护士，不仅能够减少患者的痛苦和不适，更能赢得患者的深深信任和尊重。这种专业技能的展现，无疑会增加患者的安全感和舒适感，进一步促进护患关系的和谐与发展。

（4）护理服务主动周到：护士主动服务态度关乎患者的心理护理和治疗效果。因此，护士需要学会换位思考，将被动服务转变为积极主动的服务模式。这样才能为患者提供更具个性化和人性化的护理服务，真正满足患者需求。

（5）工作作风认真严谨：护理工作要求必须具备科学严谨的工作态度和慎独精神。护士的每一项护理行为，无论是简单的言语还是复杂的操作，都直接关系到患者的健康状况。因此，认真严谨的工作作风是护士做好本职工作的基石。

2. 护理操作中的礼仪规范

（1）操作前准备周全：护士应保持整洁的着装，帽子和衣服都要干净得体，同时确保操作环境安全、清洁并适宜进行护理。进入病房时，护士应友善地向患者打招呼，并适当地询问他们的病情、心情及需求；应使用通俗易懂的语言，向患者介绍操作的目的、需要他们做的准备以及操作中可能出现的感觉，这样做可以减少患者的恐惧感，并增加他们对护理操作的信任度和配合度。

（2）操作中轻柔规范：在护理操作中，护士的动作应该轻柔且符合规范。当涉及患者隐私时，护士应适时地进行遮挡并确保患者感到温暖。同时，护士应积极地与患者沟通，询问他们的感受，并以和蔼、真诚的态度对待每一位患者。

（3）操作后细致观察：护理操作完成后，护士应及时观察患者的反应，主动询问他们的感受和需求，并评估操作的效果。同时，护士还应为患者提供必要的安慰和嘱咐，确保他们了解相关的注意事项。为了患者的舒适和安全，护士应协助他们调整到合适的体位。对于可能给患者带来痛苦的操作，护士应给予及时的安慰和支持。对于患者的合作与信任，护士应真诚地表达感激之情。

护理操作中的礼仪规范并非一成不变，护士需要根据不同的患者、场景和情况，灵活地运用各种护理礼仪规范。通过不断地实践，护士应逐渐将"以尊重为核心"等礼仪原则内化为自身自然的护理行为习惯。

3. 护理情境下的礼仪规范 护理服务礼仪规范在各类护理场景中均有具体体现，而不同的场景对护理礼仪的要求也各不相同。因此，护士必须深入学习并掌握各种情境下的礼仪规范。

（1）接待患者：当接待非急危重症新入院的患者时，护士应遵循"3S"程序，包括迅速起身迎接患者，保持亲切的微笑，并确保目光与对方接触。在此基础上，护士可以通过"5个一"的方式进一步提供温馨服务：递上一杯温暖的水，表达一句关怀的话语，提供一张舒适的椅子让患者坐下，递上一张住院规则介绍，以及介绍一套入院须知。这些举措旨在迅速减轻患者的陌生感，增强其对医院的归属感和安全感。

（2）引领行走：当引导患者行走时，护士要做到以下几点：①尊重与观察，护士应确保患者行走在右侧或内侧，而自己则站在患者的左前方。这样的安排不仅体现了对患者的尊重，也便于护士随时观察患者的状态。②行走协调与安全，护士在行走过程中应避免左顾右盼，步伐应与患者保持一致，快慢得当。遇到转弯或台阶时，护士应适当减速，并提醒患者注意。在下台阶或经过光滑地面时，护士更要给予患者明确的警示，并在必要时提供必要的协助。③主动服务与关爱传递，当护士在病区通道中遇到患者时，应主动询问对方是否需要帮助，这一行为不仅体现了护士的主动服务意识，也传递了对患者的关爱。

（3）回答问题：在护理过程中，护士应保持与患者的目光接触，这不仅能够体现出对患者的尊重，还彰显了护患之间的平等关系。为了更好地交流，护士应确保自己的视线与患者保持在同一高度。在交谈时，护士与患者之间的距离应保持在 60 ~ 120 cm，这样既能保持适当的私密性，又便于双方进行交流。护士应耐心倾听患者的诉求，并详细解答他们的疑问。同时，护士还需要注意自己的语言和非语言行为，确保它们能够恰当地传达出关心和安慰。

（4）巡视病房：护士应积极巡视病房，主动询问患者的需求，并密切观察记录其病情变化。对于患者存在的护理问题，护士应及时评估并采取相应的护理措施，同时观察护理效果。此外，护士在每天清晨交接班时，应向患者问好，展现温馨的服务态度；在晚上熄灯前，护士也应向患者道晚安，确保他们在温馨的环境中安心休息。

（5）陪同乘梯：始终以患者的安全为首要任务。当使用无人管理的电梯时，护士应遵循先进后出的原则。进入电梯时，护士应用一只手按下电梯开关，同时用另一只手引导患者安全进入电梯。当电梯到达目的楼层时，护士应再次按下开关并让患者先行下电梯。在有人管理的电梯中，护士则应遵循后进后出的原则，以确保患者得到适当的关照和协助。

（6）送别患者：当患者出院时，护士应向他们表达真诚的祝贺，并感谢他们在住院期间对护理工作的支持与配合。同时，护士应积极征求患者对护理工作的意见和建议，以便不断提升服务质量。在患者离院前，护士还应耐心地为他们提供出院后的饮食起居、健康锻炼等方面的指导，并强调注意事项，如复查、咨询和随访等的重要性。护士应热情地护送患者至病区门口或电梯口，并嘱咐他们多保重身体，同时道一声真诚的"多保重"或"记得按时复诊"，让患者感受到医院的关怀与温暖。

（7）应对非常情况：护士应增强法律意识，依法执业并注重自我保护。在工作中，护士应保持冷静和克制的态度，有效应对各种情况。若发生错误，护士应主动道歉并承担责任。面对患者的情绪发泄，护士应等待其情绪稳定后，再做出温和的解释。若遭遇患者的不适当行为，护士应严肃对待，及时回避，并在必要时向安保部门报告，以确保患者和自身的安全与尊严。

（二）社区护理服务礼仪

除了与医院服务礼仪保持一致外，社区卫生服务中心的护士在深入家庭进行健康指导时，应特别注重服务礼仪。

1. 预约时间，避免打扰　如需进入患者家中提供健康指导服务，护士应提前电话联系患者，尊重对方的时间安排，并预约一个合适的探访时间。通常，下午或晚上是较为合适的选择，但需确保避开患者用餐或休息的时间。

2. 佩戴胸卡，明确身份　在进行社区家庭访视时，虽然不一定需要穿着正式的工作服，但护士必须正确且规范地佩戴胸牌或工作证，以确保患者及其家属能够轻易识别身份。在与患者及家属交流时，护士应注意使用恰当的称呼，并主动介绍自己，以建立信任关系。

3. 周全准备，提供便利　在进行家庭访视前，护士应提前了解户主及患者的相关情况，并准备好所需的物品和资料，以确保能够为患者提供便捷和高效的服务。

4. 尊重隐私，恪守礼仪　护士应根据主人的指示选择座位，并在与主人交谈时适当前倾身体，以展现专注和尊重。在访问过程中，护士应避免随意走动或挪动主人的物品。若需对环境进行评估，必须事先征得主人的同意和许可。

5. 掌握时间，礼貌告别　护士应密切关注患者的健康状况，避免在家庭访视中逗留过长

时间。同时，访视目的应明确，谈话内容应简洁高效，并在合适的时间礼貌地告辞，以确保患者的休息和舒适。

（三）电话回访礼仪

在延续护理中，责任护士或专职人员会主动对出院患者进行电话回访。

1. 回访前的准备　应充分了解患者出院时的病情和治疗情况，以及患者当前的身体状况和需求，同时要积极征求患者对护理服务的意见和建议，并提供必要的指导和帮助。

2. 回访沟通与记录　护士回访沟通时要做好沟通与记录，宜首先自我介绍，然后确认接电话者的身份，并明确说明致电的目的。在整个回访过程中，护士要保持热情、礼貌的态度，耐心听取患者的提问，并按照规范的语言表达方式进行回答。对于不清楚的问题，不得随意敷衍，应记录下来并及时反馈。同时，护士要详细记录电话回访的内容，以便在下次与患者或家属交流时能够更有针对性。

3. 回访结束的礼貌　护士回访结束时应礼貌地向患者或家属表示感谢，并等待对方先挂断电话后再挂断自己的电话，以体现尊重和礼貌。

（四）涉外护理工作礼仪

1. 涉外护理工作礼仪的原则　涉外护理应遵循以下基本原则。

（1）维护形象，不卑不亢：在护理外籍患者时，护士不仅要严格遵守护士礼仪规范，还需保持不卑不亢的态度。自尊自爱，积极维护国家、民族以及所在单位的形象，是每一位护士的责任和义务。

（2）尊重风俗，求同存异：在进行涉外护理时，护士应遵守国际惯例，同时尊重并了解患者所在国家的礼仪及习俗禁忌，从而避免在交往过程中出现误解或冲突，确保为患者提供贴心、专业的护理服务。

（3）热情有度，把握分寸：护士在与外籍患者交往时，应展现出热情友好的态度，同时要注意保持适当的距离和尺度，避免过于热情而引发误会。多数外国人更倾向于保持一种"君子之交淡如水"的交往方式，他们通常不习惯与交往对象过于频繁或亲密的互动。

2. 涉外护理常用的礼仪　在涉外护理工作中，除了遵循通用的国际礼仪规范外，护士还应特别关注东西方文化之间的差异，深入了解并遵守常用的涉外礼仪要求。

（1）称谓礼：在国际交往中，称谓习惯因国家而异。通常称呼男士为"Mr."，未婚女士为"Miss"，已婚女士为"Mrs."。然而，在熟悉的人之间，无论年龄大小，通常可以直接称呼对方的名字，这被视为一种表达亲密关系的方式。

（2）交谈礼：西方人在日常打招呼时，通常会说一声"Hello"或者根据时间段问好。护士在与外籍患者交往时，除了收集必要的治疗信息外，应尊重对方的隐私，避免询问关于婚恋、收入支出、信仰、政见等敏感话题。这样做有助于建立信任和尊重的护患关系，确保护理服务的顺利进行。

（3）致谢礼：当受到赞美时，西方人的常见回应方式是"肯定式"或"互酬式"。他们会直接肯定自己的优点，或者通过夸赞对方来表达自己的愉悦之情。常用的回答有"Thank you""Yes, it really is"或"Yes, I like it"，这些回应都体现了他们对赞美的接受和欣赏。在与外籍患者交流时，护士可以学习这种回应方式，以更加自然和恰当的方式表达自己的感激和喜悦。

思　考　题

1. 礼仪的基本原则有哪些? 在社会交往和工作中有哪些作用?
2. 护理礼仪有哪些作用? 如何才能更好地掌握护理礼仪?
3. 谈谈你对护士仪容仪表美的理解。
4. 护士应怎样提高自己的职业礼仪修养?

（郑洁、赵玲）

数字资源详见新形态教材网

🏛 学习目标　　✘ 思维导图　　🖥 拓展阅读　　📊 思政元素

🖥 微视频　　📝 自测题　　▶ 教学课件

参考文献

[1] 李晓玲，单伟颖.护理人际沟通与礼仪[M].2版.北京：高等教育出版社，2017.

[2] 刘义兰，翟惠敏.护士人文修养[M].3版.北京：人民卫生出版社，2022.

[3] 史瑞芬.护士人文修养[M].2版.北京：高等教育出版社，2014.

[4] 王晓莉，孙海娅，王淑芳.护理礼仪与人际沟通[M].北京：高等教育出版社，2021.

[5] 王亚宁，谌秘.护理礼仪与人际沟通[M].2版.北京：中国医药科技出版社，2019.

[6] 袁慧玲，赵全红.护理礼仪与人际沟通[M].北京：人民卫生出版社，2020.

[7] 李春梅.护理礼仪[M].成都：西南交通大学出版社，2019.

[8] 黄建萍.临床护理礼仪[M].北京：人民军医出版社，2007.

[9] 颜文贞.护理礼仪[M].北京：科学出版社，2020.

[10] 李小寒，马晓璐.护理中的人际沟通学[M].2版.上海：上海科技出版社，2017.

[11] 李功迎.医患行为与医患沟通技巧[M].北京：人民卫生出版社，2012.

[12] 付保芹.护理礼仪[M].长沙：中南大学出版社，2020.

[13] 刘芳印，田建丽.护理礼仪与人际沟通[M].2版.南京：江苏凤凰科学技术出版社，2019.

[14] 吴均林.医学心理学[M].3版.北京：高等教育出版社，2017.

[15] 刘义兰，翟惠敏.护士人文修养[M].3版.北京：人民卫生出版社，2022.

[16] 孟庆荣，陈万金.人际交往与沟通[M].2版.广州：暨南大学出版社，2021.

[17] 李元授.人际沟通艺术[M].武汉：华中科技大学出版社，2022.

[18] 雷雨，陶娟.老年服务礼仪与沟通技巧[M].北京：北京理工大学出版，2021.

[21] 刘哲宁，杨芳宇.精神科护理学[M].5版.北京：人民卫生出版社，2022.

[22] 史宝欣.护理心理学[M].3版.北京：人民卫生出版社，2018.

[23] 尹梅，王锦帆.医患沟通[M].2版.北京：人民卫生出版社，2020.

[24] 周宏珍，杨晓霖.叙事护理与人文素养[M].长沙：中南大学出版社，2021.

郑重声明

高等教育出版社依法对本书享有专有出版权。任何未经许可的复制、销售行为均违反《中华人民共和国著作权法》，其行为人将承担相应的民事责任和行政责任；构成犯罪的，将被依法追究刑事责任。为了维护市场秩序，保护读者的合法权益，避免读者误用盗版书造成不良后果，我社将配合行政执法部门和司法机关对违法犯罪的单位和个人进行严厉打击。社会各界人士如发现上述侵权行为，希望及时举报，我社将奖励举报有功人员。

反盗版举报电话　（010）58581999　58582371

反盗版举报邮箱　dd@hep.com.cn

通信地址　北京市西城区德外大街4号　高等教育出版社知识产权与法律事务部

邮政编码　100120

读者意见反馈

为收集对教材的意见建议，进一步完善教材编写并做好服务工作，读者可将对本教材的意见建议通过如下渠道反馈至我社。

咨询电话　400-810-0598

反馈邮箱　gjdzfwb@pub.hep.cn

通信地址　北京市朝阳区惠新东街4号富盛大厦1座　高等教育出版社总编辑办公室

邮政编码　100029

防伪查询说明

用户购书后刮开封底防伪涂层，使用手机微信等软件扫描二维码，会跳转至防伪查询网页，获得所购图书详细信息。

防伪客服电话　（010）58582300

插 图

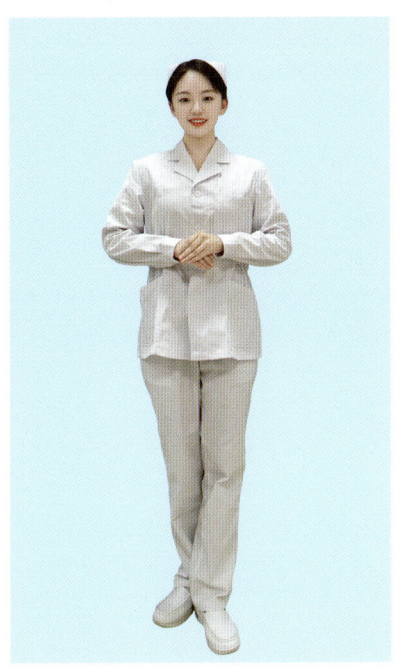

插图 1　女护士站姿

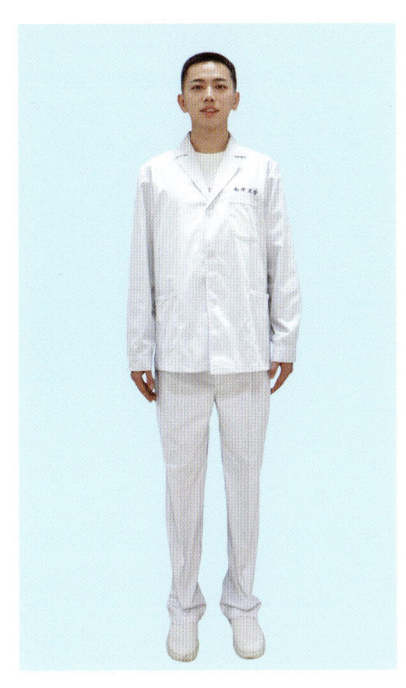

插图 2　男护士站姿

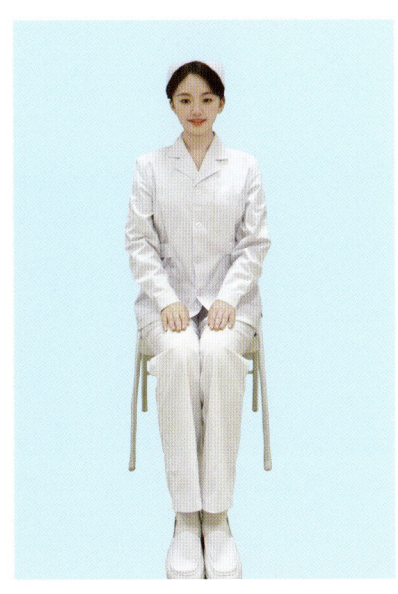

插图 3　女护士坐姿正面

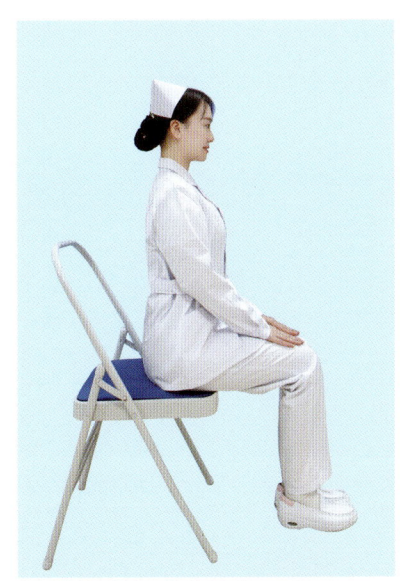

插图 4　女护士坐姿侧面

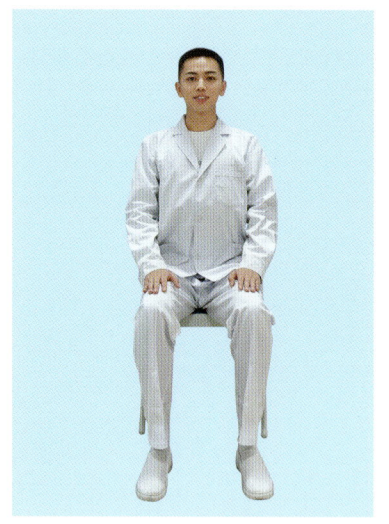

插图 5　男护士坐姿正面

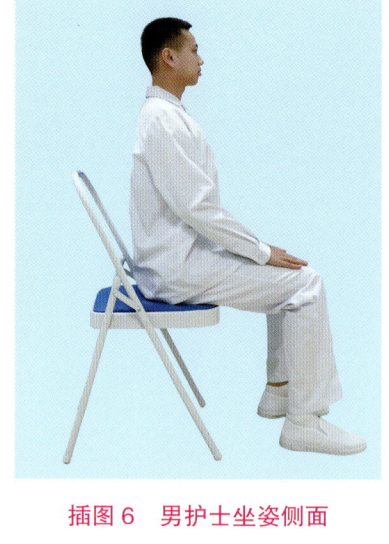

插图 6　男护士坐姿侧面

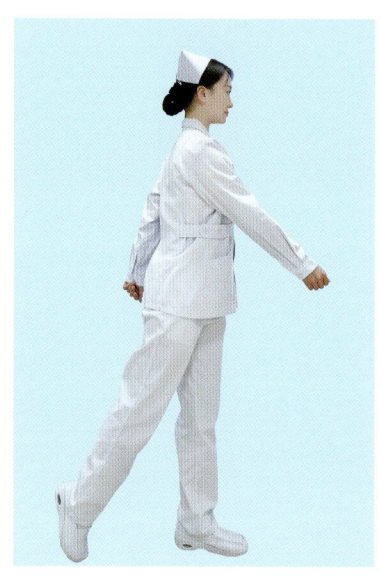

插图 7　走姿

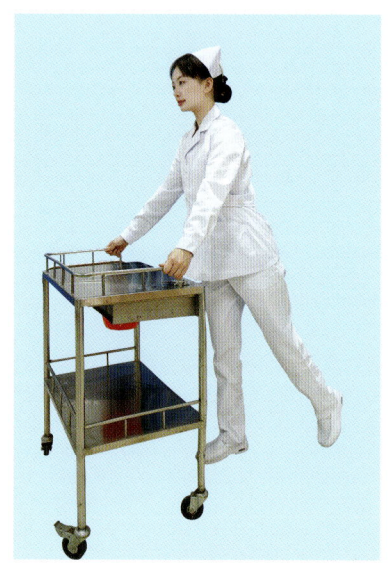

插图 8　推治疗车

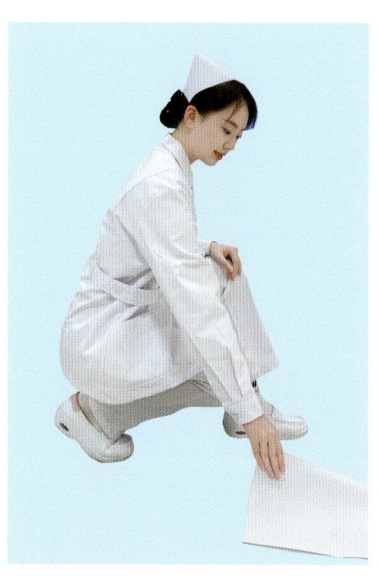

插图 9　女护士蹲下拾物

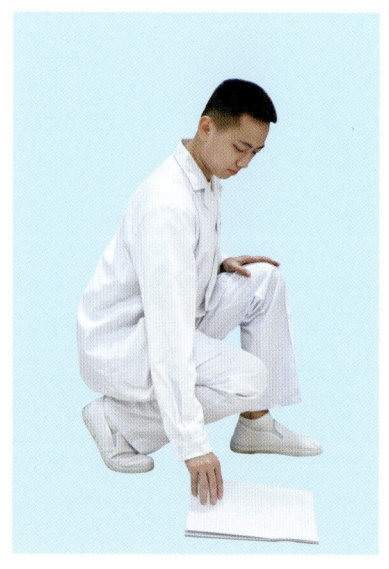

插图 10　男护士蹲下拾物

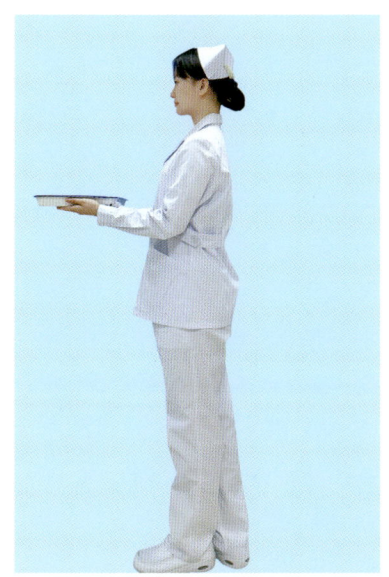

插图 11　端治疗盘

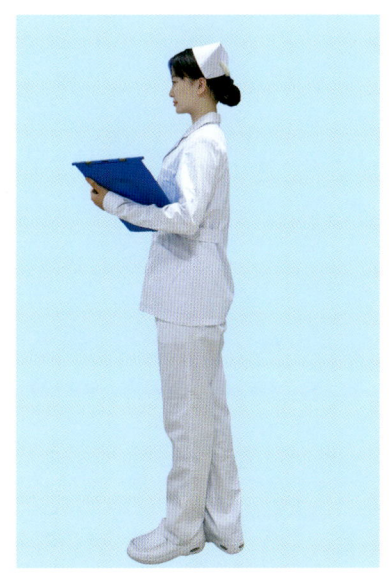

插图 12　持病历夹

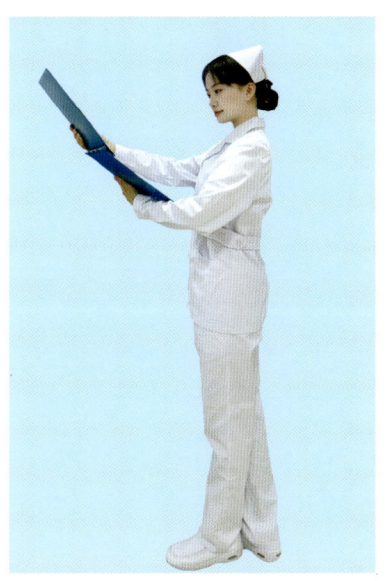

插图 13　翻阅病历夹

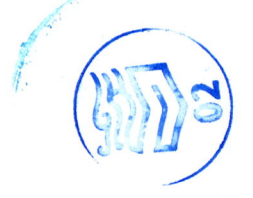